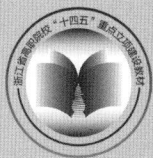

浙江省高职院校"十四五"重点立项建设教材
职业教育"工学结合、校企合作"新形态教材
浙江省高水平专业群建设项目成果

职业教育课程思政全覆盖体系建设成果

可供临床医学类、护理类、中医药学类、医学技术类、公共卫生与卫生管理类、健康管理与促进类专业及中职护理类专业使用

# 医学伦理与法规 （第二版）

## MEDICAL ETHICS, LAWS AND REGULATIONS

主　编 ◉ 徐浪静　史路平
副主编 ◉ 孟伯君　朱晓卓　余　洁
主　审 ◉ 饶和平

ZHEJIANG UNIVERSITY PRESS
浙江大学出版社
·杭州·

图书在版编目（CIP）数据

医学伦理与法规 / 徐浪静，史路平主编. -- 2 版.
杭州：浙江大学出版社，2025.7. -- ISBN 978-7-308
-26436-5

Ⅰ. R-052；D922.161

中国国家版本馆 CIP 数据核字第 202530PT35 号

医学伦理与法规(第二版)

主编 徐浪静 史路平

| | |
|---|---|
| **策划编辑** | 阮海潮(1020497465@qq.com) |
| **责任编辑** | 阮海潮 |
| **责任校对** | 王元新 |
| **封面设计** | 续设计 |
| **出版发行** | 浙江大学出版社 |
| | (杭州市天目山路 148 号　邮政编码 310007) |
| | (网址：http://www.zjupress.com) |
| **排　　版** | 杭州星云光电图文制作有限公司 |
| **印　　刷** | 杭州罗氏印刷有限公司 |
| **开　　本** | 787mm×1092mm　1/16 |
| **印　　张** | 14.5 |
| **字　　数** | 284 千 |
| **版 印 次** | 2025 年 7 月第 2 版　2025 年 7 月第 1 次印刷 |
| **书　　号** | ISBN 978-7-308-26436-5 |
| **定　　价** | 49.00 元 |

# 《医学伦理与法规》
## （第二版）
## 编委会

# 微课视频二维码索引

# 前　言

为贯彻《中华人民共和国职业教育法》和《高等学校课程思政建设指导纲要》(以下简称《纲要》)的精神,进一步发挥新形态教材在提高高等教育质量、促进医药卫生人才培养等方面的重要作用,依据《国务院关于推动现代职业教育高质量发展的意见》《"十四五"职业教育规划教材建设实施方案》《关于进一步推进职业教育信息化发展的指导意见》等教材建设要求,结合《纲要》关于在医学类专业课程教学中注重加强医德医风教育,着力培养学生"敬佑生命、救死扶伤、甘于奉献、大爱无疆"的医者精神,注重加强医者仁心教育,在培养精湛医术的同时,教育引导学生始终把人民群众的生命安全和身体健康放在首位,尊重患者,善于沟通,提升综合素养和人文修养,提高依法应对重大突发公共卫生事件能力的新要求,本教材编写组在《医学伦理与法规》第一版(徐浪静、魏自太主编,浙江大学出版社 2022 年出版)的基础上进行改革创新与修订,以更好地服务新时代课程建设与改革,增强学生的职业能力。

本教材编写组重视与行业企业合作开发,体现工学结合,在广泛调研的基础上,结合医药卫生人员职业岗位需求及医学伦理与法规最新课程标准,确定教材具体内容,力求体现启发性、实用性和创新性。本教材共分两章,第一章为医学伦理与法规基础,如医学伦理学与卫生法学概述等,仅做简明扼要的介绍;第二章是与医药卫生人员执业活动相关的法规及伦理规范,是本教材的重点,从概述、法规精髓、伦理规范精髓、执业考试提示等四个方面,对医疗机构管理、医师执业、护士管理、药品管理、医疗事故处理、医疗损害责任、人口与计划生育、母婴保健、献血、红十字会、精神卫生、突发公共卫生事件应急处理、传染病防治、食品安全、医疗废物管理、医学科研、医疗质量管理、医院管理等医药卫生领域的有关法律法规、执业要求及伦理规范等进行了系统阐述。附录包括教学设计及各专业教学内容选用方案,便于各专业学生使用本教材。

本教材通过二维码嵌入了丰富的微课视频、PPT等数字资源,全书微课视频有25个,PPT有20个,实现教材、课堂、教学资源三者融合,可以进一步激发学生的学习兴趣。为强化学习效果,本教材增设了案例分析、知识卡片、同步训练等栏目,培养学生的创新能力,拓宽学生的知识面,便于学生课后复习。

本教材为衢州职业技术学院医学院校企合作开发课程建设成果。教材内容紧扣行业要求,是一本工学结合的新形态教材,适用于高职高专临床医学类(包括临床医学、口腔医学、全科医学等)、护理类(包括护理、助产等)、中医药学类(包括药学、中医学、中药学、针灸推拿、康复医学、中药制药等)、医学技术类(包括医学影像技术、医学检验技术、医学美容技术、卫生检验与检疫技术、眼视光技术等)、公共卫生与卫生管理类(包括预防医学、公共卫生管理、卫生信息管理等)、健康管理与促进类(包括健康管理、医学营养、老年保健与管理等)专业及中职护理类专业,也可作为基层医疗卫生机构一线医务人员的继续教育培训教材。

由于编者能力和水平有限,教材中错误之处在所难免,敬请广大读者不吝赐教和批评指正。

编写组

2025 年 6 月

# 目　录

## 第一章　医学伦理与法规基础

## 第二章　医药卫生人员执业活动相关法规及伦理规范

# 第一章 医学伦理与法规基础

## 第一节 医学伦理学概述

### 一、伦理学相关概念

1. **伦理** "伦理"一词在中国最早见于《乐记》：乐者，是通伦理者也。美国《韦氏大辞典》对于伦理的定义是指一门探讨什么是好，什么是坏，以及讨论道德责任义务的学科。在通常的理解中，"伦理"与"道德""德性""习俗"是紧密联系在一起的，甚至是不分的。实际上，伦理与道德是有差异的。例如，康德认为道德与伦理是区分的，康德主义传统的道德哲学抬高道德价值而贬低伦理价值；而黑格尔认为道德与伦理是联系在一起的。在我国，人们对伦理的理解有很多种，有人认为伦理是指一系列指导行为的观念，也有人认为伦理是指被人们所认可的调节人与人之间关系和行为秩序的规范，或是指人与人相处时所应遵循的各种道德准则或道德标准等。当前，人们对伦理概念的理解，主要是指人与人相处时所应遵守的道理和准则，包括调整人们与

1

国家、社会、自然之间关系的一系列秩序规范;广义的伦理还包括做人的道理、人的情感和人生观等内容。在当今社会,伦理涉及的领域是广泛的,包括生活伦理、工作伦理、学习伦理、社会伦理、生态伦理等,从医药卫生工作领域来说,也涉及护理伦理、助产伦理、医学伦理、药学伦理、检验伦理、科研伦理和管理伦理等。

2. **伦理学** 伦理学是关于道德的起源、发展,人的行为准则和人与人之间的义务的学说。伦理学是对道德现象的系统研究,亦称道德哲学。在系统反思人类道德生活的基础上,伦理学逐渐形成了一套关于善恶、义务、行为准则、价值等范畴和概念的体系,实现了对道德观的理论化和系统化。西方很早就对伦理学进行了研究,如古希腊哲学家亚里士多德认为伦理学是一门关于人的道德品行的学问。康德哲学有两个伦理学概念,第一个同"物理学"相区别,把"自由的因果性"或"自由法则"置于思想的中心;第二个同"法权学"相区别,"不为行动立法,而只为行动的准则立法",因而是"德性论"的伦理学。后人往往遗忘康德第一个伦理学概念,而仅仅依据与法权学相对的第二个伦理学概念来言说康德,因而产生了许多误解。当下的伦理学更是建构一套包括原则、准则在内的道德规范体系,分析和评判现实生活中人们行为的正当与否、善恶对错,进而用于指导行为,使各种关系更加协调。

## 二、医学伦理学的含义及发展

医学伦理学是伦理学在医学领域的具体应用,是运用伦理学的原理和原则,研究医疗卫生实践和医学发展中的道德现象、道德关系和道德规范的学科。医学伦理学既包含社会公德的一般原则,又体现医学和医疗卫生职业的特殊要求,是人们在医学研究和医疗实践中正确处理医患关系、医务工作者之间关系、医学与社会关系的准则;它不仅是医务人员道德决策的依据,还是医疗质量保障和患者权益保护的重要手段。

古希腊时期的医生希波克拉底被称为西方"医学之父"和西方医德的奠基人,他在《希波克拉底誓言》中提出的"不伤害患者""保守患者秘密"被视为西方医学伦理的起点,并成为西方医德传统的核心。我国东汉时期的张仲景在《伤寒杂病论·自序》中提出医生应"精研方术"与"知人爱人"的观点,并特别批评了当时医界存在的不道德行径。唐代杰出的医学家孙思邈在《备急千金要方·大医精诚》中明确提出,作为一名优秀的医生不仅要有精湛的医术,还要有高尚的医德。"大医精诚"被誉为"东方的希波克拉底誓言",是中医医德的经典表述,是我国古代医学伦理思想形成的重要标志。1932年,由宋国宾撰写出版的《医业伦理学》,内容涵盖医德规范、医师人格、医患关系、医学与社会伦理等多个方面,是中国第一部较为系统的医学伦理学专著,是我国现代医学伦理学发展的重要里程碑。新中国成立后,特别是20世纪80年代以来,我国比较系统地开展了医学伦理学教学和科研,并陆续制定了一些医学伦理学的指导原则或准则。近些年,我国有关生命伦理学的讨论及与国际交流都陆续开展起来,一些中高等医药院校也都陆续开设了医学伦理学课程。

### 三、医学伦理学的研究对象

医学伦理学的研究对象主要包括医学领域中的道德现象、道德关系及道德规范。

**1. 医学道德现象** 包括在医疗实践中出现的各种道德行为、道德情感和道德意识。例如,医生在面对危重患者时,不顾个人安危,全力抢救的行为,这种行为体现了医生的职业道德;医生对患者充满同情和关爱的情感,以及他们内心对救死扶伤职责的认同感,都是医学道德现象的一部分;医学界普遍存在的道德风尚,如在抗击传染病疫情期间,众多医护人员主动请缨奔赴一线,这种群体性的道德行为和精神风貌也是医学道德现象的重要内容。

**2. 医学道德关系** 医学伦理学研究医学领域中人与人之间、人与社会之间以及人与自然之间的道德关系。人与人之间的关系中最重要的是医患关系,包括医生与患者之间的沟通、合作以及相互理解等道德层面的内容。例如,医生尊重患者的知情同意权,向患者详细解释病情、治疗方案和可能的风险,患者也理解医生的建议,积极配合治疗,这种基于尊重、信任和责任的互动关系就是医学伦理学关注的重点。当然医务人员之间的协作关系也是很重要的。人与社会之间的关系体现在医疗行为与社会利益的协调上。例如,对传染病患者进行隔离治疗,就涉及医疗机构与社会公共利益的道德关系。人与自然的关系在医学伦理学中也逐渐得到重视。比如,医学实验中对动物的使用,需要遵循伦理原则,既要考虑科学研究的需要,又要尊重动物的生命,减少对自然环境的负面影响。

**3. 医学道德规范** 医学伦理学研究医学领域中应当遵循的道德准则和规范。这些规范是医学伦理学的核心内容之一,是评价医学行为是否符合道德要求的标准。例如,尊重患者的知情同意与选择权,避免对患者造成不必要的伤害;以患者最佳利益为出发点,公平公正地分配医疗资源等。

### 四、医学伦理学的研究内容

医学伦理学的研究内容主要包括医学伦理学的理论基础、医学伦理学的基本原则和基本范畴、医学伦理学的基本问题、医学伦理学的实践应用等。

**1. 医学伦理学的理论基础** 包括:①对医学伦理学的定义、性质、研究对象、研究方法等基本问题的研究。例如,探讨医学伦理学是属于应用伦理学还是独立的学科,采用何种研究方法等。②需要对医学伦理学的历史发展进行梳理。从古代的希波克拉底誓言,到现代的《赫尔辛基宣言》等医学伦理文献,都反映了医学伦理学在不同历史时期的理论发展脉络。③还要研究医学伦理学的哲学基础,研究它与生命哲学、价值哲学等的关系。例如,生命哲学中对生命价值的探讨,为医学伦理学中关于生命保护和生命质量的伦理问题提供了理论依据;价值哲学中关于善恶、正义等价值观念的研究,也为医学伦理学中判断医疗行为是否符合道德要求提供了价值标准。

**2. 医学伦理学的基本原则和基本范畴** 医学伦理学的基本原则是医学伦理学研究的重要内容。这些原则是医学伦理学的核心,是评价医学行为是否符合道德要求的基本准则,主要包括尊重原则、不伤害原则、有利原则和公正原则。医学伦理学的基本范畴包括权利、义务、情感、良心、荣誉等。例如,医生的权利包括依法行医的权利、获得相应报酬的权利等,同时医生也有义务为患者提供优质的医疗服务、保护患者的隐私等。医生在医疗过程中产生的各种情感,如对患者的同情、对职业的热爱等,会影响医生的道德行为。医生的良心是其内心对自身行为的道德评价,荣誉则是社会对医生道德行为的肯定和赞誉。

**3. 医学伦理学的基本问题** 包括生命与健康的关系、医学目的与医学道德的关系、医学道德与医学科学的关系等。①生命与健康的关系是医学伦理学的重要问题之一。医学伦理学研究如何在保护生命的同时促进健康。例如,在临终关怀中,如何在尊重患者生命尊严的前提下,缓解患者的痛苦,提高患者的生命质量,这是生命与健康关系的重要体现。②医学目的与医学道德的关系也是医学伦理学的重要研究内容。医学的目的是防病治病、救死扶伤、促进人类健康。医学道德是实现医学目的的重要保障。例如,医生在追求医学目的的过程中,必须遵循医学道德规范,不能为了追求医学成果而违背道德原则。同时,医学道德也会对医学目的的实现产生影响。③医学道德与医学科学的关系也是医学伦理学的重要研究内容。医学科学是医学发展的基础,医学道德是医学科学发展的导向。例如,在医学研究中,医学科学的进步为医学道德提出了新的问题和挑战,如基因编辑技术的发展引发了关于人类生殖伦理的讨论。同时,医学道德也对医学科学的发展起到规范和引导作用,要求医学科学研究必须符合伦理原则,不能为了科学成果而违背道德规范。

**4. 医学伦理学的实践应用** 医学伦理学的实践应用是医学伦理学研究的重要目的,主要包括临床医学伦理、医学科研伦理、公共卫生伦理等方面。①临床医学伦理是医学伦理学在临床医疗实践中的应用。它主要研究医生在诊断和治疗等临床工作中应遵循的伦理原则和规范。②医学科研伦理是医学伦理学在医学研究中的应用。它主要研究医学研究中应遵循的伦理原则和规范。例如,在涉及人的生命科学和医学研究中,必须遵循知情同意原则,研究参与者要充分了解实验的目的、方法、风险等情况,并自愿参加实验。③公共卫生伦理是医学伦理学在公共卫生领域的应用。它主要研究公共卫生政策制定和实施中应遵循的伦理原则和规范。例如,在传染病防控中,政府要根据公共卫生伦理原则,采取合理的防控措施,既要保护公众的健康利益,又要尊重个人的自由和权利。

## 五、学习医学伦理学的方法

作为一门年轻的学科,目前医学伦理学的课程教学普遍存在一些问题,如学生学习热情不高、从事医学伦理学专门研究的师资较少等。因此,需采取措施整合和优化课程体系,改革传统的教学方法、教学模式来提高医学伦理学教学质量,如增加伦理学经典著作阅读、引入翻转课堂及增加第二课堂教学模式、加强医学伦理学师资队伍建设等。学习医学伦理学的主要方法有:

(1)掌握基本的医学伦理知识和技能,培养伦理决策意识和能力。

(2)把握医学专业知识与技能,践行"以患者为中心"的医疗实践。

(3)掌握医学伦理原则和准则,自律与他律相结合。

## 六、学习医学伦理学的意义

医学伦理学课程对提升医学生医德修养与综合素质具有重要意义,已经成为医学专业的基础课程。

(1)提高伦理意识,培养伦理分析能力,正确应对医学伦理问题。面对复杂多样的医学伦理难题,医学生并非束手无策,只要具备伦理学知识和技能,识别伦理问题和困境,就能应对未来执业中面临的伦理难题。

(2)增进职业伦理素养,实现医学道德理想,"从我做起",改善医患关系。医学是一项崇高的职业,医学生要不断提高自身的道德素养,完善自身的知识结构,为构建和谐的医患关系贡献自己的一份力量。

(3)有利于医学事业的健康发展。随着市场经济体制改革的深入推进,医疗市场的竞争也将更加激烈,具有高尚医德的医务人员能够忠于职守,以高度的责任心给患者创造良好的治疗和护理环境。

1-1　为什么要学习医学伦理与法规

## 七、执业考试提示

执业考试重点关注以下内容:

(1)医学伦理学的含义,对医学伦理学发展影响比较大的人物、文献及核心观点。

(2)医学伦理学的研究对象和主要研究内容,其中医学伦理学的基本原则是医学伦理学的核心,是评价医学行为是否符合道德要求的基本准则。要理解尊重、不伤害、有利、公正等基本原则的真正内涵。

## 【案例分析】

**【资料】** 一位晚期癌症患者明确拒绝进一步治疗,希望回家度过最后时光,但主治医生认为化疗可延长其数月生命,并试图说服家属强制治疗。

**【分析】** 要妥善处理患者的自主决策权(拒绝治疗)与医生的专业权威(主张延长生命的化疗)之间的伦理冲突,首先要通过标准化评估,确认患者的精神状态,排除决策能力缺陷可能;其次需要了解患者拒绝化疗的真正原因(如恐惧副作用、追求生活质量、宗教观念等),然后提出有针对性的建议和治疗方案。假如患者是清醒且具备完全行为能力的成年人,通过医患深度沟通后,患者仍然拒绝化疗,那么就算医生认为患者的选择不符合医学最佳利益要求,也不得强制治疗。因为"尊重患者的自主选择权"是医学伦理学原则之一,同时《中华人民共和国民法典》(以下简称《民法典》)第一千二百一十九条也明确规定"患者的知情同意权"。

## 【知识卡片】

### 《希波克拉底誓言》译文

医神阿波罗、阿斯克勒庇俄斯及天地诸神为证,鄙人敬谨宣誓,愿以自身能力与判断力所及,遵守此约。凡授我艺者敬之如父母,作为终身同世伴侣,彼有急需我接济之。视彼儿女,犹我弟兄,如欲受业,当免费并无条件传授之。凡我所知无论口授书传俱传之吾子、吾师之子及发誓遵守此约之生徒,此外不传予他人。

我愿尽余之能力与判断力所及,遵守为病家谋利益之信条,并检束一切堕落及害人行为,我不得将危害药品给予他人,并不做此项之指导,虽有人请求亦必不与之。尤不为妇人施堕胎手术。我愿以此纯洁与神圣之精神终身执行我职务。凡患结石者,我不施手术,此则有待于专家为之。

无论至于何处,遇男或妇,贵人及奴婢,我之唯一目的,为病家谋幸福,并检点吾身,不做各种害人及恶劣行为,尤不做诱奸之事。凡我所见所闻,无论有无业务关系,我认为应守秘密者,我愿保守秘密。倘使我严守上述誓言时,请求神祇让我生命与医术能得无上光荣,我苟违誓,天地鬼神共殛之。

### 《大医精诚》节选

#### 唐代·孙思邈

今以至精至微之事,求之于至粗至浅之思,其不殆哉。若盈而益之,虚而损之,通而彻之,塞而壅之,寒而冷之,热而温之,是重加其疾而望其生,吾见其死矣。故医方卜筮,艺能之难精者也,既非神授,何以得其幽微?世有愚者,读方三年,便谓天下无病可治;及治病三年,乃知天下无方可用。故学者必须博极医源,精勤不倦,不得道听途说,而言医道已了,深自误哉。

凡大医治病，必当安神定志，无欲无求，先发大慈恻隐之心，誓愿普救含灵之苦。若有疾厄来求救者，不得问其贵贱贫富，长幼妍媸，怨亲善友，华夷愚智，普同一等，皆如至亲之想。亦不得瞻前顾后，自虑吉凶，护惜身命。见彼苦恼，若己有之，深心凄怆。勿避险巇、昼夜寒暑、饥渴疲劳，一心赴救，无作功夫形迹之心。如此可为苍生大医，反此则是含灵巨贼。

## 日内瓦宣言

1948年，世界医学会在《希波克拉底誓言》的基础上制定了《世界医学会日内瓦宣言》，在1968年8月、1983年10月、1994年9月、2005年5月、2006年5月进行过5次修正。具体内容如下：

当我成为医学界的一员：

我郑重保证自己要奉献一切为人类服务。

我将会给予我的师长应有的尊敬和感谢。

我将会凭着我的良心和尊严从事我的职业。

我的病人的健康应是我最先考虑的。

我将尊重所寄托给我的秘密，即使是在病人死去之后。

我将会尽我的全部力量，维护医学的荣誉和高尚的传统。

我的同僚将会是我的兄弟姐妹。

我将不容许年龄、疾病或残疾、信仰、民族、性别、国籍、政见、人种、性取向、社会地位或其他因素的考虑介于我的职责和我的病人之间。

我将会保持对人类生命的最大尊重。

我将不会用我的医学知识去违反人权和公民自由，即使受到威胁。

我郑重地做出这些承诺，自主的和以我的人格保证。

### 【同步训练】

**一、名词解释**

1.伦理    2.伦理学    3.医学伦理学

**二、填空题**

1.古希腊时期的医生（　　　　）被称为西方"医学之父"和西方医德的奠基人，唐代杰出医学家孙思邈的（　　　　）是我国古代医学伦理思想形成的重要标志。

2.1932年由（　　　　）撰写出版的《医业伦理学》，是中国第一部较为系统的医学伦理学专著，内容涵盖医德规范、医师人格、医患关系、医学与社会伦理等多个方面。

**三、选择题**

1.伦理学的研究现象是 （　　　）

A.道德    B.法律    C.自然    D.政治

2.医学伦理学的研究对象不包括　　　　　　　　　　　　　　　( )

A.医学道德现象　　　　　　　　　　B.医学道德规范

C.医学道德关系　　　　　　　　　　D.医学技术提高

3.医学伦理学的基本原则是医学伦理学的核心,是评价医学行为是否符合道德要求的基本准则,以下不符合医学伦理学基本原则要求的是　　　　　( )

A.尊重患者权益　　　　　　　　　　B.尽可能维护医院利益

C.尽可能避免对患者的伤害　　　　　D.公平分配医疗资源

**四、简答题**

1.简述学习医学伦理学的意义。

**【参考答案】**

**一、名词解释:** 略

**二、填空题**

1.希波克拉底　《大医精诚》

2.宋国兵

**三、选择题**

1.A　　2.D　　3.B

**四、简答题:** 略

(徐浪静、王仁权)

# 第二节　卫生法学概述

**学习目标**

**1.知识目标**　理解卫生法律关系、卫生法律责任、卫生行政救济等概念;明晰卫生法特征和作用、卫生法律关系构成要素、卫生法律责任种类、卫生行政救济的方式。

**2.能力目标**　掌握卫生法学基本要求,学会运用卫生法知识指导医药卫生实践工作。

**3.素质目标**　提升卫生法律素养,增强以患者为中心、自觉维护生命健康的责任意识。

## 一、卫生法学相关概念

**1. 卫生法** 卫生法是指由国家制定或认可,并由国家强制力保证实施,旨在调整保护人体生命健康活动中形成的各种社会关系的法律规范的总和。关于卫生法的概念,也可简单地概括为调整卫生活动过程中所发生的社会关系的法律规范总和。以上两种提法的本质是一致的,具体表现在以下几个方面:①卫生法具有国家意志性。卫生法是国家专门机关制定、认可和解释的行为规范。卫生法与其他法律一样,以国家强制力保障实施,这与一般的社会道德规范是不同的。②围绕卫生活动,只调整关于保护人体生命健康权益方面的社会活动。与人体生命健康权益方面的医疗机构(如各级医院、社区卫生服务中心等)、各种人群(如患者、医生、护士、医院其他人员等)、卫生行政机构、其他卫生相关组织(如红十字会、医疗器械公司、医药公司、血站等),都是卫生法调整的对象。卫生的范围有狭义和广义之分,狭义的是指公共卫生、医疗保健和健康相关产品;广义的是指与卫生有关的事项,除了以上范围外,还包括环境卫生、环境保护、生产安全等。通常人们所说的卫生是指狭义的范畴。

**2. 卫生法渊源** 卫生法渊源是指卫生法的法源,即卫生法律规范的各种表现形式,归纳起来主要有以下几种:①《中华人民共和国宪法》对卫生健康的相关规定。宪法是国家根本大法,1982年版的宪法中加入了"国家发展医疗卫生事业……保护人民健康"等内容,这是新中国成立以后我国卫生立法方面的重大突破。《中华人民共和国宪法》有关卫生健康方面的条款有很多,如第二十一条指出:"国家发展医疗卫生事业,发展现代医药和我国传统医药,鼓励和支持农村集体经济组织、国家企业事业组织和街道组织举办各种医疗卫生设施,开展群众性的卫生活动,保护人民健康。"第二十五条指出:"国家推行计划生育,使人口的增长同经济和社会发展计划相适应。"第三十三条指出:"国家尊重和保障人权。"第三十八条指出:"中华人民共和国公民的人格尊严不受侵犯……"第四十五条指出:"中华人民共和国公民在年老、疾病或者丧失劳动能力的情况下,有从国家和社会获得物质帮助的权利。国家发展为公民享受这些权利所需要的社会保险、社会救济和医疗卫生事业。"②卫生法律。如《中华人民共和国基本医疗卫生与健康促进法》《中华人民共和国传染病防治法》《中华人民共和国药品管理法》《中华人民共和国母婴保健法》《中华人民共和国红十字会法》《中华人民共和国医师法》等,是由全国人民代表大会及其常务委员会制定的专门法律。③卫生法规。如《护士条例》《医疗事故处理条例》《艾滋病防治条例》《血液制品管理条例》《麻醉药品和精神药品管理条例》《医疗废物管理条例》《公共场所卫生管理条例》等。

此类法规数量较多,分行政法规和地方性法规两大类,前者由国务院根据宪法和法律的要求所制定,后者由各省、自治区、直辖市及其常务委员会在与宪法、法律和行政法规不相抵触的前提下,根据本行政区域的具体情况和实际需要所制定的适用于本行政区域的法规。④卫生行政规章。如《医疗事故技术鉴定暂行办法》《医院感染管理办法》《护士执业注册管理办法》《护士执业资格考试办法》《医疗机构传染病预检分诊管理办法》《药品不良反应报告和监测管理办法》《医疗机构临床用血管理办法》等。卫生行政规章分为部门规章和地方政府规章两类。部门规章是指国务院各相关部门根据法律和国务院的行政法规、决定、命令所制定的规定、办法、细则、规则等规范性文件的总称。地方政府规章是指由省、自治区、直辖市和较大市的人民政府根据法律和法规所制定的适用于本行政区域的规定、办法、细则、规则等规范性文件的总称。⑤卫生标准。包括各种技术规范和操作规范,由国家或地方行业管理机构或者行业协会制定,如《医疗事故分级标准(试行)》《静脉治疗护理技术操作规范》等卫生行业标准。⑥卫生国际条约。指我国与外国结缔或者加入并生效的国际规范性文件,如《国际卫生条例》(International Health Regulations,IHR)。

**3. 卫生法学**　卫生法学是研究卫生法律现象及其发展规律的一门法律学科,是自然科学和社会科学相互渗透的边缘交叉学科,这是适应生物—心理—社会医学模式转变的需要。卫生法律现象及其发展规律是卫生法学的研究内容。医务工作者学习掌握卫生法律、法规、规章等相关知识,加强对卫生法学研究,提升自己的卫生法律知识水平,有利于构建和谐的医患关系,提高医疗卫生工作质量,从而提升健康服务水平。

## 二、卫生法特征与作用

**1. 卫生法特征**　卫生法的根本宗旨是保护人的生命健康权。人的生命健康权是全人类共同关注的问题,这一根本宗旨决定了卫生法的特征(表1-1)。

表 1-1　卫生法的主要特征及其解释

| 特征分类 | 主要解释 |
|---|---|
| 保护人的生命健康权 | 体现生命健康至上,一切卫生法律、规定都围绕保护人的生命健康权,这是卫生法区别于其他法律的主要标志。卫生及健康问题不仅是卫生行政部门的工作,也是当今人们共同关注的问题,全人类有责任共同促进健康工作 |
| 体现自然科学技术要素 | 在卫生法制定中将大量技术规范法律化,使有关自然人生命健康安全的科学工作方法、程序、操作规范、卫生标准等以法律文本形式予以确定,更加体现卫生行业科学要求较高的特点,也体现了卫生法的科学性 |

续表

| 特征分类 | 主要解释 |
| --- | --- |
| 采用多种调节手段 | 卫生与健康不仅是卫生行政部门的事,其实质是一项社会工程。公民生命健康权与基本权利密不可分,决定了卫生法不像有些法律那样由于调整的社会关系相对单一而仅仅采用一种调节手段,卫生法实施中还会涉及行政监督、行政许可、行政复议、民事、经济、管理等调节手段,也会借用刑法、诉讼法等的调节手段 |

**2. 卫生法作用**　卫生法的作用可以归纳为以下几个方面:①保护人的生命健康权。从卫生法的概念和特征,我们可以清楚地发现人类对人的生命健康权的重视,一个国家如果有一整套科学完善的卫生法律制度并且得到很好的实施,将会更加有效地保护人的生命健康权益。②有利于保障国家卫生政策的实施。通过卫生法的制定,使国家的卫生政策得以具体化,以法律条文形式固定下来,卫生行政部门和司法部门可以根据卫生法律条文,依法行政,保障与人的生命健康相关的各方合法权益,实现卫生法治。③规范卫生行为。有了卫生法,使与人的生命健康相关的各方,如国家机关、企事业单位、社会团体、医疗卫生机构和公民、患者与医务人员,能够正确遵守卫生法律规定的义务,规范自己的行为,共同促进健康服务。④推动医学科学发展。只有通过卫生立法,才能确保医学科学新技术、新成果及时、规范、合法地应用到实际。同时也能激励和保障医务人员(包括护理人员)主动钻研业务,合法地开展科研工作,从而推动医学科学发展,推动医疗护理质量提高。⑤促进国际卫生合作与交流。随着经济全球化,国际合作交流中涉及卫生事务不断增加,由于健康是全人类共同的责任,要求我们重视国际合作与交流,如艾滋病、人感染禽流感等传染病的控制需要全球配合。因此,我国承认并加入《国际卫生条例》有利于促进人类健康。

## 三、卫生法律关系

### (一)卫生法律关系的概念和特征

卫生法律关系是指在医药卫生管理和医疗预防保健服务过程中,卫生法所调整的国家机关、企事业单位和其他社会团体之间、单位内部之间、单位与公民之间所形成的权利和义务关系。分析以上定义,卫生法律关系表现出以下几个特征:①卫生法律关系是根据卫生法律规范结成的法律关系,也可以说卫生法律关系是由卫生法律、法规、规章给予确认和调整的,可见卫生法律规范是卫生法律关系的前提。②卫生法律关系始终围绕人的生命健康权,基于人的健康这一宗旨,反映在医疗、预防与保健服务过程中。

### (二)卫生法律关系的种类

卫生法律关系包括卫生行政法律关系、卫生民事法律关系和卫生刑事法律关系三大类型(表1-2)。

表 1-2　卫生法律关系的种类及主要内容

| 种类 | 主要内容 |
|------|---------|
| 卫生行政法律关系 | 是指卫生法律关系主体之间是管理与被管理的关系。如卫生行政机关与医药卫生组织之间、各级卫生行政机构(或单位)与其工作人员之间。这是一种纵向的卫生法律关系,这种法律关系具有法律主体的恒定性、法律内容的法定性及不可自由处分性、法律关系双方地位的不对称性 |
| 卫生民事法律关系 | 是指卫生法律关系主体在地位平等的前提下所形成的法律关系。其主要特征是双方无隶属的平等关系、权利与义务是对等的,如医疗护理服务过程中患者与医务人员之间的关系,实质上是医疗卫生服务过程中所发生的以权利与义务为内容的法律关系 |
| 卫生刑事法律关系 | 卫生法律关系主体是国家与违反卫生刑事法律的行为人。客体是因严重违法行为(如医疗事故罪、非法行医罪)产生的刑事责任。如医生因重大过失导致患者死亡,构成医疗事故罪;非法销售假药触犯刑法等 |

### (三)构成卫生法律关系的要素

卫生法律关系主要由主体、内容与客体三大要素构成,三大要素必须同时存在,否则卫生法律关系就不可能形成(图1-1)。

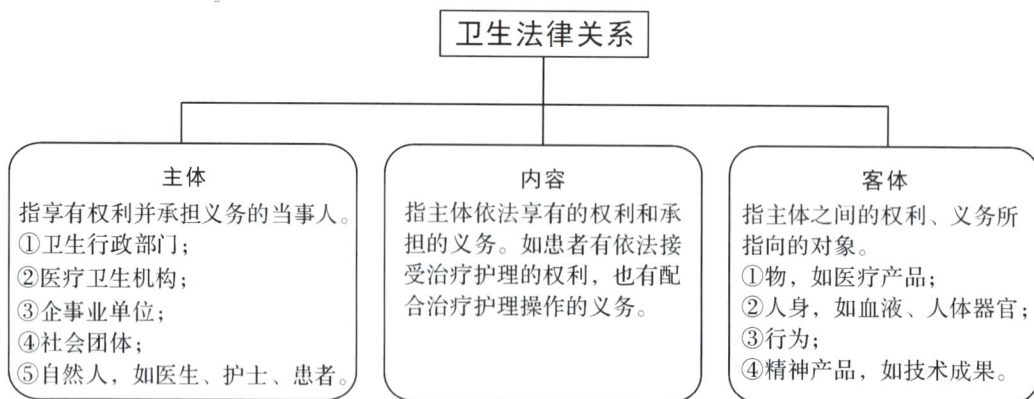

卫生法律关系三要素

**卫生法律关系**

**主体**
指享有权利并承担义务的当事人。
①卫生行政部门;
②医疗卫生机构;
③企事业单位;
④社会团体;
⑤自然人,如医生、护士、患者。

**内容**
指主体依法享有的权利和承担的义务。如患者有依法接受治疗护理的权利,也有配合治疗护理操作的义务。

**客体**
指主体之间的权利、义务所指向的对象。
①物,如医疗产品;
②人身,如血液、人体器官;
③行为;
④精神产品,如技术成果。

图 1-1　卫生法律关系三要素

### (四)卫生法律关系的变化与法律事实

卫生法律关系的变化包括卫生法律的产生、变更和消灭,这些变化在法理上统称为法律事实,法律事实是法律关系形成的直接前提条件。法律事实通常可分为法律行为和法律事件两类。

**1.法律行为**　法律行为是指在法律关系中与当事人意志有关的行为,分为合法行为与违法行为(或者分为作为与不作为行为)。合法行为(或作为)是指符合卫生法律规范、能够产生预期后果的行为,医护人员必须认真按照规定要求和程序规范实施医疗护理操作,这样的行为是合法的,是受我国法律保护的。违法行为(或不作为行为)是指违反法律规范、制度或程序而进行的操作行为,这样的行为是不被我国法律保护的。

**2. 法律事件**　法律事件是指在法律关系中不以当事人意志为转移的行为,分为自然事件(如因患者自然死亡而终止的医疗护理,或因战争、地震、失火、流行病暴发等自然灾害而临时被迫停止或影响的医疗护理)、社会事件(如对有争议的司法判决、行政处理决定、卫生政策的重大调整等)。这些事件均不以人的意志为转移,但其能引起卫生法律关系的产生、变更和消灭。

## 四、卫生法律责任

### (一)卫生法律责任的概念

卫生法律责任是指在对人的生命健康服务过程中,有关服务主体如果违反卫生法律法规,就必须承担规定的责任。卫生法律责任的主要内涵是:①主体行为出现了违法,有时出现了非医疗事故的损伤,虽然不是违法,但也需要承担民事责任。②是否违法在卫生法律中有明确的条文规定。③具有国家强制性(由国家强制力保证履行)。④由国家授权的专门机关(如卫生行政机关、司法机关)依法追究。

### (二)卫生法律责任的种类

根据责任主体违反卫生法律法规的性质和程度,卫生法律责任可分为行政责任、民事责任和刑事责任(表1-3),三种责任方式可以并存。卫生行政责任的构成要件有行为人实施了违反卫生法律法规的行为、行为人主观上有过错、法律明文规定违法行为造成的损害后果应当追究法律责任。卫生民事责任的构成要件有有损害事实、有违法行为、损害事实与违法行为之间存在因果关系、行为人主观上有过错。

表1-3　卫生法律责任种类

| 种类 | 定义 | 责任承担方式 |
| --- | --- | --- |
| 卫生行政责任 | 行为主体违反卫生法律法规但未构成犯罪 | 行政处罚(警告、通报、罚款、没收非法所得、没收非法财物、责令停产停业、暂扣或吊销许可证);行政处分(警告、记过、记大过、降级、降职、撤职、留用察看、开除) |

续表

| 种类 | 定义 | 责任承担方式 |
|---|---|---|
| 卫生民事责任 | 行为主体违反卫生法律法规而侵害了公民的民事权益 | 停止侵害、排除妨碍、消除危险、返还财产、恢复原状、修理重作更换、赔偿损失、支付违约金、消除影响、恢复名誉、赔礼道歉、精神抚慰金。民事责任承担方式可以合并使用 |
| 卫生刑事责任 | 行为主体实施了犯罪行为,严重侵犯了管理秩序和公民人身健康 | 刑罚(主刑如管制、拘役、有期徒刑、无期徒刑、死刑。附加刑如罚金、剥夺政治权利、没收财产) |

## 五、卫生行政救济

### (一)卫生行政救济的概念和特征

卫生行政救济是指公民、法人或其他组织认为卫生行政机关的行政行为侵犯自己的合法权益时,依法向有关国家机关申请审查该行政行为的合法性或适当性,并获得相应补救的法律制度。其主要目的是纠正违法或不当的卫生行政行为,并对受损的合法权益进行赔偿或恢复。卫生行政救济的主要特征:①以行政争议为前提,救济程序启动的前提是存在卫生行政争议,即行政相对人认为卫生行政机关的行政行为侵害了其合法权益;②依申请而启动(即不告不理),卫生行政救济必须由行政相对人主动申请才会启动;③是一种事后救济制度,救济程序通常是在行政行为作出后才启动,属于事后监督和补救方面的机制;④以保护行政相对人的合法权益为目的,卫生行政救济的核心功能是保障公民、法人或其他组织的合法权益,而非单纯监督行政机关。

### (二)卫生行政救济的方式

我国现有的卫生行政救济方式主要有申诉、复议、诉讼和赔偿。

**1. 卫生行政申诉** 卫生行政申诉是指当事人对卫生行政主体做出的卫生行政行为不服,认为需要纠正,向有关部门反映情况,提出纠正卫生行政行为的要求及建议。在医疗卫生服务过程中,这种情况常有发生,医护人员正确运用申诉手段,可以及时保护自身的合法权益。医护人员卫生行政申诉的渠道较多,如医院某科室发生医疗纠纷,医生、护士对医院做出的开除处理存在异议,认为事实不清,处罚错误,或处罚过重,可以向本院人事部门提出申诉,也可向当地卫生行政机关、劳动部门等提出申诉。

图 1-2 卫生行政救济方式

**2. 卫生行政复议** 卫生行政复议是指当事人认为卫生行政机关的具体卫生行为侵犯了自己的合法权益,按照法定程序和条件向做出该具体卫生行为的上一级卫生行政机关提出申请,上级卫生行政机关依法进行审查并做出复议决定的活动。卫生

行政复议机关作为第三方对下一级卫生行政行为进行复审,类似司法的复审行为,但由于卫生行政复议机关属于上一级机关,处于自己的管辖范围,因此它是一种自我审查纠错机制的体现,可以有效地对下一级卫生行政行为实施监督,及时纠正错误。

（1）卫生行政复议的受案范围（表1-4）

**表 1-4　卫生行政复议的受案范围**

| | |
|---|---|
| 受案范围 | ①对行政处罚不满;<br>②对强制性措施不服;<br>③认为侵犯合法经营自主权;<br>④认为不应拒绝颁发卫生许可证(照);<br>⑤侵犯了财产权;<br>⑥侵犯了人身权;<br>⑦认为行政机关不答复问题是不作为。 |
| 不受理范围 | ①不服行政处分及其他人事处理决定;<br>②不服对民事纠纷的调解和其他处理。 |

（2）卫生行政复议有关事项　①申请人。卫生行政复议必须是由作为行政相对人的公民、法人或者其他组织提起。②申请期限。一般自当事人知道具体卫生行政行为之日起60天内提出复议,如果出现不可抗拒的原因耽误法定期限,那么申请期限自障碍消除之日起计算。③审查时间与要求。卫生行政复议机关在收到复议申请后,应当在5天内进行审查,决定是否受理审查。对于不予接受的申请,应以书面形式告知申请人。④复议决定的做出。卫生行政复议机关应当自受理申请后的60天内做出复议决定,特殊情况下经批准可延长期限,延长时间不超过30天。⑤卫生行政复议期间原卫生行政行为的处理原则。卫生行政复议期间原则上原具体卫生行政行为不停止执行,但如果被申请人认为需要,或行政复议机关认为需要,或申请人申请停止执行而复议机关认为合理的,或法律规定停止执行的情形,那么可以停止执行。⑥严肃卫生处理决定。对于申请人不起诉又不履行卫生行政复议,或不履行最终裁决决定的,由卫生行政机关或申请人民法院强制执行。

（3）卫生行政复议的原则（表1-5）

**表 1-5　卫生行政复议的原则**

| 原则 | 基本要求 |
|---|---|
| 合法 | 复议机关和机构主体合法、复议依据合法、复议程序合法 |
| 及时 | 受理及时、复议及时、决定及时、复议后当事人执行情况及时处理 |
| 便民 | 经济、实用,不得收费 |
| 公正 | 复议受理、调查、审理、决定公正 |
| 公开 | 工作活动向当事人、公众和媒体公开 |
| 准确 | 尊重事实,严格按照法律法规,做到有错必纠 |

**3.卫生行政诉讼** 卫生行政诉讼是指当事人认为卫生行政机关的具体卫生行为侵犯了自己的合法权益,依法向人民法院起诉,人民法院依法进行审理和解决行政案件的活动。卫生行政诉讼的主要特点有:①行政诉讼期间具体行政行为不停止执行,即在未经人民法院变更、撤销以前,具体行政行为继续执行,但被告认为需要停止执行,或原告申请后法院认为可暂时停止执行或法律法规规定停止执行的例外。②法院主要审查具体卫生行政行为的合法性,不审查其合理性。③被告负有举证责任,这与一般的民事诉讼是不同的。④不适用调解,必须做出审判,但在涉及行政赔偿的内容上可以进行调解。⑤有关申请时间。对于卫生行政复议不服的,可在 15 天内向人民法院起诉。如果没有申请直接向人民法院起诉,那么应当在接到卫生行政处理决定 6 个月内向人民法院起诉,但法律另有规定的除外,如《传染病防治法》规定为 15 天内起诉。

**4.卫生行政赔偿** 卫生行政赔偿是指卫生行政机关及其工作人员违法行使职权,侵犯公民、法人和其他组织的合法权益并导致损害的,必须由国家承担赔偿。

(1)卫生行政赔偿的范围(表 1-6)

表 1-6 卫生行政赔偿的范围

| 属于国家赔偿 | 不属于国家赔偿 |
| --- | --- |
| ①违法实施卫生行政处罚的 | ①卫生行政机关工作人员与行使职权无关的个人行为 |
| ②违法采取强制措施的 | ②公民、法人和其他组织自身行为导致损害的 |
| ③违反国家规定,征收财物、摊派费用的 | ③法律规定的其他情形 |
| ④非法剥夺公民人身自由的 | |
| ⑤其他损害 | |

(2)卫生行政赔偿的程序、方式和标准(表 1-7)

表 1-7 卫生行政赔偿的程序、方式和标准

| | |
| --- | --- |
| 程序 | ①单独请求赔偿。先向卫生行政部门提出—2 个月内答复—如不满答复,可在 2 个月后 3 个月内向人民法院请求赔偿;<br>②申请复议和诉讼的同时附带请求赔偿。 |
| 方式 | ①支付赔偿金,这是主要方式;<br>②返还财产、恢复原状;<br>③导致名誉、荣誉权损害的,在一定范围内消除影响、恢复名誉、赔礼道歉。 |
| 标准 | ①侵犯人身自由的,按照国家上一年度职工日平均工资赔偿;<br>②造成身体受损的,支付医药费、误工费,最高额为上一年度职工平均工资的 5 倍;<br>③造成失能的,支付医药费、残疾赔偿金,造成全部失能的,外加支付其抚养无劳动能力人的生活费;<br>④造成死亡的,支付死亡赔偿金、丧葬费;<br>⑤造成财产权损害的,支付财产赔偿金。 |

## 六、执业考试提示

执业考试重点关注以下内容：

(1)卫生法的概念、渊源、特征及作用。

(2)卫生法律关系的概念、种类和构成要素。

(3)卫生法律责任的概念和种类。

(4)卫生行政救济的概念、特征和主要方式。

## 【案例分析】

### 卫生行政赔偿案

【资料】2018 年 1 月 19 日，李某因感冒至某卫生院就诊，医生开具处方。次日患者死亡。

【分析】经法院审判，医生在对患者李某的处置中没有详细查体和了解病史，存在盲目用药的情况，在使用有明显副作用的阿奇霉素时，没有使用预防阿奇霉素副作用的药物，存在治疗用药上的过失；患者生前患有急性出血性胰腺炎，胰腺坏死是死亡事件的根本原因；出血性胰腺炎期间合并恶心呕吐，阿奇霉素副作用所致的嗜睡乏力，呕吐物反流入气管致呼吸道阻塞、窒息是死亡事件的直接原因。医方在对患者的医疗行为中存在明显过失，患者的死亡与医疗过失存在因果关系，应承担死亡事件的大部分责任，最后被告某卫生院被判承担 $70\%$ 的赔偿责任。

## 【知识卡片】

### 卫生行政执法主体

卫生行政执法主体有：①卫生行政管理机关，如家卫生健康委员会，各省、自治区、直辖市卫生健康委员会，地（市）卫生健康委员会，县（县级市、区）卫生健康局。②国境卫生检疫机关。③市场监督管理机关，如国家市场监督管理总局，各省、自治区、直辖市市场监督管理局，地（市）市场监督管理局，县（县级市、区）市场监督管理局。④法律法规授权的其他组织，如疾病预防与控制机构、药品检验机构。

### 涉及卫生领域的罪名

涉及卫生领域的罪名有：①妨碍传染病防治罪。②妨碍国境卫生检疫罪。③非法组织卖血罪。④强迫卖血罪。⑤非法采集、供应血液罪。⑥医疗事故罪。⑦非法行医罪。⑧生产、销售假药罪。⑨生产、销售劣药罪。⑩生产、销售不符合标准的医疗器械罪。

## 【同步训练】

### 一、名词解释

1. 卫生法律责任　　　2. 卫生行政救济　　　3. 卫生法律关系

4. 卫生法　　　　　　5. 卫生法学

### 二、填空题

1. 根据责任主体违反卫生法律法规的性质和程度不同,卫生法律责任可分为(　　　　)(　　　　)和(　　　　),三种责任方式可以并存。

2. 构成卫生法律关系的三要素是(　　　　)、(　　　　)和(　　　　)。

3. 卫生行政救济的主要方式是(　　　)、(　　　)、(　　　)和(　　　)。

### 三、选择题

1. 卫生法最主要的特征是　　　　　　　　　　　　　　　　　(　　　)

A. 保护人的生命健康权　　　　　　B. 体现自然科学技术要素

C. 采用多种调节手段　　　　　　　D. 推动医学科学发展

2. 法律关系形成的直接前提条件是　　　　　　　　　　　　　(　　　)

A. 法律行为　　　　　　　　　　　B. 法律事件

C. 法律事实　　　　　　　　　　　D. 法律责任

3. 卫生行政复议的原则是　　　　　　　　　　　　　　　　　(　　　)

A. 合法、及时　　　　　　　　　　B. 便民、准确

C. 公正、公开　　　　　　　　　　D. 合法、及时、便民、公正、公开、准确

4. 一般自当事人知道具体卫生行政行为之日起(　　　)内提出复议,卫生行政复议机关在收到复议申请后,应当在(　　　)内进行审查,决定是否受理审查。　　(　　　)

A. 60 天,5 天　　　　　　　　　　B. 15 天,5 天

C. 30 天,15 天　　　　　　　　　　D. 15 天,10 天

5. 以下不属于卫生行政赔偿范围的是　　　　　　　　　　　　(　　　)

A. 违法实施卫生行政处罚的

B. 违法采取强制措施的

C. 非法剥夺公民人身自由的

D. 卫生行政机关工作人员与行使职权无关的个人行为

6. 卫生民事责任的构成要件有　　　　　　　　　　　　　　　(　　　)

①有损害事实;②有违法行为;③损害事实与违法行为存在因果关系;④行为人主观上有过错

A. ①②③④　　　　B. ①②③　　　　C. ②③④　　　　D. ①③④

7. 卫生法的作用包括　　　　　　　　　　　　　　　　　　　(　　　)

①有利于保障国家卫生政策的实施;②规范卫生行为;③推动医学科学发展;

④保护人的生命健康权

  A.①②③    B.②③④    C.①②④    D.①②③④

  8.构成卫生法律关系的三大要素是主体、内容与客体,三大要素必须同时存在,否则卫生法律关系就不可能产生,其中,主体包括    (  )

  ①卫生行政机关;②医疗卫生机构;③企事业单位;④社会团体;⑤自然人,如医生、护士、患者

  A.①②③④   B.①③④⑤   C.①②③④⑤   D.②③④⑤

  9.以下不是卫生民事责任的是    (  )

  A.停止侵害    B.排除妨碍    C.赔偿损失    D.刑罚

  10.卫生行政执法主体形式包括    (  )

  ①卫生行政管理机关;②国境卫生检疫机关;③市场监督管理机关;④法律法规授权的其他组织

  A.①②③④   B.①③④    C.①②③    D.②③④

  11.标志着我国卫生立法重大突破的是在宪法中加入了"国家发展医疗卫生事业……保护人民健康",请问在哪一年?    (  )

  A.1949年    B.1979年    C.1982年    D.1986年

  12.下列不属于卫生法调整对象的是    (  )

  A.卫生组织关系        B.卫生经济关系

  C.卫生管理关系        D.卫生服务关系

**四、简答题**

  1.简述法律事实分类及含义。

  2.简述卫生法律关系的特征。

**【参考答案】**

  一、名词解释:略

  二、填空题

  1.卫生行政责任  卫生民事责任  卫生刑事责任

  2.主体  内容  客体

  3.申诉  复议  诉讼  赔偿

  三、选择题

  1.A  2.C  3.D  4.A  5.D  6.A  7.D  8.C  9.D  10.A  11.C  12.B

  四、简答题:略

(徐浪静、王仁权)

# 第二章 医药卫生人员执业活动相关法规及伦理规范

## 第一节 医疗机构管理法规及伦理规范

## 一、概述

### (一)相关概念

**1. 医疗机构** 医疗机构是指以救死扶伤、防病治病、为公民健康服务为宗旨，依据《医疗机构管理条例》和《医疗机构管理条例实施细则》规定，经登记取得《医疗机构执业许可证》的机构，包括从事疾病诊断、治疗活动的医院、卫生院、疗养院、门诊部、诊所、卫生所(室)以及急救站等。

**2. 诊疗活动** 诊疗活动是指通过各种检查，使用药物、器械及手术等方法，对疾病做出判断和消除疾病、缓解病情、减轻痛苦、改善功能、延长生命、帮助患者恢复健康的活动。

### (二)立法情况

1994年2月26日，国务院颁布了《医疗机构管理条例》；2016年2月6日，根据

《国务院关于修改部分行政法规的决定》进行第一次修订;2022年3月29日,根据《国务院关于修改和废止部分行政法规的决定》进行第二次修订,于2022年5月1日起正式实施。

1994年8月29日,卫生部颁布了《医疗机构管理条例实施细则》;2006年11月1日,根据《卫生部关于修订〈医疗机构管理条例实施细则〉第三条有关内容的通知》要求进行第一次修订;2008年6月24日,根据《卫生部办公厅关于修订〈医疗机构管理条例实施细则〉部分附表的通知》要求进行第二次修订;2017年2月21日,根据《国家卫生计生委关于修改〈医疗机构管理条例实施细则〉的决定》进行第三次修订,自2017年4月1日起施行。此后,国家卫生行政部门又陆续颁布了《医疗机构监督管理行政处罚程序》《医疗机构设置规划指导原则》《医疗机构基本标准(试行)》《医疗机构诊疗科目名录》等规章。例如,为了指导各地科学规划医疗机构设置,优化医疗资源配置,推动医疗服务体系高质量发展,2022年1月12日国家卫生健康委员会制定发布了《医疗机构设置规划指导原则(2021—2025年)》。这一系列法律法规和规章制度的颁布实施,对科学设置医疗机构,规范医疗机构从业行为,保障医疗质量和医疗安全,维护人民群众身体健康起到了重要的作用,有效地促进了经济社会的发展。

## 二、法规精髓

### (一)医疗机构的规划布局和设置审批

设置医疗机构应当符合医疗机构设置规划和医疗机构基本标准。医疗机构不分类别、所有制形式、隶属关系、服务对象,其设置必须符合当地医疗机构设置规划。

申请设置医疗机构,应当提交下列文件:①设置申请书;②设置可行性研究报告;③选址报告和建筑设计平面图。

单位或者个人设置医疗机构,不设床位或者床位不满100张的医疗机构,向所在地的县级人民政府卫生行政部门申请;床位在100张以上的医疗机构和专科医院,按照省级人民政府卫生行政部门的规定申请。

在城市设置诊所的个人,必须同时具备下列条件:①经医师执业技术考核合格,取得医师执业证书;②取得医师执业证书或者医师职称后,从事五年以上同一专业的临床工作;③省、自治区、直辖市卫生行政部门规定的其他条件。在乡镇和村设置诊所的个人条件,由省、自治区、直辖市卫生行政部门规定。

不得申请设置医疗机构的六种情形见表2-1。

表 2-1　不得申请设置医疗机构的六种情形

| 情形 | 内容 |
| --- | --- |
| 1 | 不能独立承担民事责任的单位 |
| 2 | 正在服刑或者不具有完全民事行为能力的个人 |
| 3 | 发生二级以上医疗事故未满五年的医务人员 |
| 4 | 因违反有关法律、法规和规章,已被吊销执业证书的医务人员 |
| 5 | 被吊销《医疗机构执业许可证》的医疗机构法定代表人或者主要负责人 |
| 6 | 省、自治区、直辖市卫生行政部门规定的其他情形 |

## (二)医疗机构的登记与校验

**1. 医疗机构的登记**　医疗机构执业,必须进行登记并领取《医疗机构执业许可证》。诊所按照国务院卫生行政部门的规定向所在地的县级人民政府卫生行政部门备案后,可以执业。医疗机构的执业登记,由批准其设置的人民政府卫生行政部门办理;不需要办理设置医疗机构批准书的医疗机构的执业登记,由所在地的县级以上地方人民政府卫生行政部门办理。申请医疗机构执业登记的条件见表 2-2。申请医疗机构执业登记必须填写《医疗机构申请执业登记注册书》,并向登记机关提交有关材料(表 2-3)。

表 2-2　申请医疗机构执业登记的六项条件

| 条件 | 内容 |
| --- | --- |
| 1 | 按照规定应当办理设置医疗机构批准书的,已设置医疗机构批准书 |
| 2 | 符合医疗机构的基本标准 |
| 3 | 有适合的名称、组织机构和场所 |
| 4 | 有与其开展的业务相适应的经费、设施、设备和卫生技术专业人员 |
| 5 | 有相应的规章制度 |
| 6 | 能够独立承担民事责任 |

表 2-3　申请医疗机构执业登记需提交的七项材料

| 材料 | 内容 |
| --- | --- |
| 1 | 《设置医疗机构批准书》或者《设置医疗机构备案回执》 |
| 2 | 医疗机构用房产权证明或者使用证明 |
| 3 | 医疗机构建筑设计平面图 |
| 4 | 验资证明、资产评估报告 |
| 5 | 医疗机构规章制度 |
| 6 | 医疗机构法定代表人或者主要负责人以及各科室负责人名录和有关资格证书、执业证书 |
| 7 | 省、自治区、直辖市卫生行政部门规定提交的其他材料 |

医疗机构变更名称、地址、法定代表人或者主要负责人、所有制形式、服务对象、

服务方式、注册资金(资本)、诊疗科目、床位(牙椅)的,必须向登记机关申请办理变更登记。机关、企业和事业单位设置的为内部职工服务的医疗机构向社会开放,也必须按照规定申请办理变更登记。

因分立或者合并而保留的医疗机构应当申请变更登记;因分立或者合并而新设置的医疗机构应当申请设置许可和执业登记;因合并而终止的医疗机构应当申请注销登记。

医疗机构停业,必须经登记机关批准。除改建、扩建、迁建原因外,医疗机构停业不得超过1年。医疗机构非因改建、扩建、迁建原因停业超过1年的,视为歇业。医疗机构歇业,必须向原登记机关办理注销登记。经登记机关核准后,收缴《医疗机构执业许可证》。

**2. 医疗机构的校验**　《医疗机构执业许可证》不得伪造、涂改、出卖、转让、出借。《医疗机构执业许可证》遗失的,应当及时声明,并向原登记机关申请补发。床位不满100张的医疗机构,其《医疗机构执业许可证》每年校验1次;床位在100张以上的综合医院、中医医院、中西医结合医院、民族医医院以及专科医院、疗养院、康复医院、妇幼保健院、急救中心、临床检验中心和专科疾病防治机构,其《医疗机构执业许可证》每3年校验1次。医疗机构应当于校验期满前3个月向登记机关申请办理校验手续。

登记机关可暂缓医疗机构校验期的三种情形见表2-4。

表 2-4　登记机关可暂缓医疗机构校验期的三种情形

| 情形 | 内容 |
|---|---|
| 1 | 不符合《医疗机构基本标准》 |
| 2 | 限期改正期间 |
| 3 | 省、自治区、直辖市卫生行政部门规定的其他情形 |

### (三)医疗机构的名称

医疗机构的名称由识别名称和通用名称依次组成。

医疗机构的通用名称为医院、中心卫生院、卫生院、疗养院、妇幼保健院、门诊部、诊所、卫生所、卫生站、卫生室、医务室、卫生保健所、急救中心、急救站、临床检验中心、防治院、防治所、防治站、护理院、护理站、中心以及国家卫生行政部门规定或者认可的其他名称。

医疗机构可以下列名称作为识别名称:地名、单位名称、个人姓名、医学学科名称、医学专业和专科名称、诊疗科目名称和核准机关批准使用的名称。

医疗机构命名的六大原则见表 2-5。医疗机构不得使用的名称的七种情形见表 2-6。

表 2-5　医疗机构命名的六大原则

| 原则 | 内容 |
| --- | --- |
| 1 | 医疗机构的通用名称以前面所列的名称为限 |
| 2 | 前面所列医疗机构的识别名称可以合并使用 |
| 3 | 名称必须名副其实 |
| 4 | 名称必须与医疗机构类别或者诊疗科目相适应 |
| 5 | 各级人民政府设置的医疗机构的识别名称中应当含有省、市、县、区、街道、乡、镇、村等行政区划名称,其他医疗机构的识别名称中不得含有行政区划名称 |
| 6 | 国家机关、企业和事业单位、社会团体或者个人设置的医疗机构的名称中应当含有设置单位名称或者个人的姓名 |

表 2-6　医疗机构不得使用的名称的七种情形

| 情形 | 内容 |
| --- | --- |
| 1 | 有损于国家、社会或者公共利益的名称 |
| 2 | 侵犯他人利益的名称 |
| 3 | 以外文字母、汉语拼音组成的名称 |
| 4 | 以医疗仪器、药品、医用产品命名的名称 |
| 5 | 含有"疑难病""专治""专家""名医"或者同类含义文字的名称以及其他宣传或者暗示诊疗效果的名称 |
| 6 | 超出登记的诊疗科目范围的名称 |
| 7 | 省级以上卫生行政部门规定不得使用的名称 |

对含有外国国家(地区)名称及其简称、国际组织名称的,含有"中国""全国""中华""国家"等字样以及跨省地域名称的,各级人民政府设置的医疗机构的识别名称中不含有行政区划名称的医疗机构,由国家卫生行政部门核准。属于中医、中西医结合和民族医医疗机构的,由国家中医药管理局核准。

以"中心"作为医疗机构通用名称的医疗机构名称,由省级以上卫生行政部门核准;识别名称中含有"中心"字样的医疗机构名称的核准,由省、自治区、直辖市卫生行政部门规定。含有"中心"字样的医疗机构名称必须同时含有行政区划名称或者地名。

除专科疾病防治机构以外,医疗机构不得以具体疾病名称作为识别名称,确有需要的,由省、自治区、直辖市卫生行政部门核准。

医疗机构名称不得买卖、出借。未经核准机关许可,医疗机构名称不得转让。

### (四)医疗机构的执业规则

**1. 医疗机构执业活动原则**　①任何单位或者个人,未取得《医疗机构执业许可证》或者未经备案,不得开展诊疗活动。②医疗机构执业,必须遵守有关法律、法规和医疗技术规范。③医疗机构必须将《医疗机构执业许可证》、诊疗科目、诊疗时间和收费标准悬挂于明显处所。④医疗机构必须按照核准登记或者备案的诊疗科目开展诊疗活动。⑤医疗机构不得使用非卫生技术人员从事医疗卫生技术工作。⑥医疗机构应当加强对医务人员的医德教育。⑦医疗机构工作人员上岗工作,必须佩带载有本人姓名、职务或者职称的标牌。⑧医疗机构对危重病人应当立即抢救。对限于设备或者技术条件不能诊治的病人,应当及时转诊。⑨医疗机构对传染病、精神病、职业病等患者的特殊诊治和处理,应当按照国家有关法律、法规的规定办理。⑩医疗机构必须按照有关药品管理的法律、法规,加强药品管理。⑪医疗机构必须按照人民政府或者物价部门的有关规定收取医疗费用,详列细项,并出具收据。

**2. 医疗机构的告知规则**　医务人员在诊疗活动中应当向患者说明病情和医疗措施。需要实施手术、特殊检查、特殊治疗的,医务人员应当及时向患者具体说明医疗风险、替代医疗方案等情况,并取得其明确同意;不能或者不宜向患者说明的,应当向患者的近亲属说明,并取得

2-1　医疗机构的告知规则

其明确同意。因抢救生命垂危的患者等紧急情况,不能取得患者或者其近亲属意见的,经医疗机构负责人或者授权的负责人批准,可以立即实施相应的医疗措施。

**3. 医疗机构的证明规则**　医疗机构为死因不明者出具的《死亡医学证明书》,只作是否死亡的诊断,不作死亡原因的诊断。如有关方面要求进行死亡原因诊断的,医疗机构必须指派医生对尸体进行解剖和有关死因检查后方能作出死因诊断。未经医师(士)亲自诊查病人,医疗机构不得出具疾病诊断书、健康证明书或者死亡证明书等证明文件;未经医师(士)、助产人员亲自接产,医疗机构不得出具出生证明书或者死产报告书。

**4. 医疗机构需承担的义务**　医疗机构必须承担相应的预防保健工作,承担县级以上人民政府卫生行政部门委托的支援农村、指导基层医疗卫生工作等任务。发生重大灾害、事故、疾病流行或者其他意外情况时,医疗机构及其卫生技术人员必须服从县级以上人民政府卫生行政部门的调遣。

### (五)法律责任

违反医疗机构管理法律的常见情形及法律责任见表2-7。

表 2-7　违反医疗机构管理法律法规的常见情形及法律责任

| 情形 | 处理方式 |
| --- | --- |
| 情形1　未取得《医疗机构执业许可证》擅自执业或诊所未经备案执业的 | 依照《中华人民共和国基本医疗卫生与健康促进法》的规定予以处罚;或由县级以上人民政府卫生行政部门责令其改正,没收违法所得,并处 3 万元以下罚款;拒不改正的,责令其停止执业活动 |
| 情形2　逾期不校验《医疗机构执业许可证》仍从事诊疗活动的 | 由县级以上人民政府卫生行政部门责令其限期补办校验手续;拒不校验的,吊销其《医疗机构执业许可证》 |
| 情形3　出卖、转让、出借《医疗机构执业许可证》的 | 依照《中华人民共和国基本医疗卫生与健康促进法》的规定予以处罚 |
| 情形4　诊疗活动超出登记或者备案范围的 | 由县级以上人民政府卫生行政部门予以警告、责令其改正,没收违法所得,并可以根据情节处以 1 万元以上 10 万元以下的罚款;情节严重的,吊销其《医疗机构执业许可证》或者责令其停止执业活动 |
| 情形5　使用非卫生技术人员从事医疗卫生技术工作的 | 由县级以上卫生行政部门责令其限期改正,并可以处以 1 万元以上 10 万元以下的罚款;情节严重的,吊销其《医疗机构执业许可证》或者责令其停止执业活动 |
| 情形6　出具虚假证明文件的 | 由县级以上人民政府卫生行政部门予以警告;对造成危害后果的,可以处以 1 万元以上 10 万元以下的罚款;对直接责任人员由所在单位或者上级机关给予行政处分 |

## 三、伦理规范精髓

### (一)医疗机构设置的伦理要求

要以患者的生命和健康为本,将患者利益置于首位。如在医疗机构设置审批环节就明确了医疗机构设置的限制条件,提出不得申请设置医疗机构的六种情形,从源头抓好患者利益的保护。限制对象具体包括:不能独立承担民事责任的单位;正在服刑或者不具有完全民事行为能力的个人;发生二级以上医疗事故未满五年的医务人员;因违反有关法律、法规和规章,已被吊销执业证书的医务人员;被吊销《医疗机构执业许可证》的医疗机构法定代表人或者主要负责人;省、自治区、直辖市卫生行政部门规定的其他情形。

### (二)医疗机构执业活动的伦理要求

医疗机构开展执业活动,对患者采取任何干预措施,均应合乎伦理要求,诚信对待每一位患者,必须遵守有关法律、法规和医疗技术规范;必须将收费标准悬挂于明显处所;只能开展核准登记的诊疗科目;不能以自身的技术、信息优势等诱导患者,不得使用非卫生技术人员从事医疗卫生技术工作;不能过度收费,必须按照有关规定收取医疗费用。为了保护患者,预防和减少医院感染,医院需要制定消毒制度,并采取科学有效的措施处理污水和废弃物。在诊疗活动中,患者有权知晓所患疾病、参与医疗决策、恢复身心健康、节约医疗费用、获取人文关怀等。医疗机构应当保证患者对自己的病情、诊断、治疗的知情权,在实施手术、特殊检查、特殊治疗时,应当向患者作必要的解释,并征得患者或其家属或关系人同意并签字;因实施保护性医疗措施不宜向患者说明情况的,应当将有关情况通知患者家属,取得家属或者关系人同意并签字。

### (三)医疗机构的公益义务

医疗机构作为国家卫生政策的执行者,具有很大的公益性,必须承担全社会的预防保健工作,受县级以上人民政府卫生行政部门委托完成基层医疗卫生工作的指导。在发生重大灾害、流行性疾病时,医疗机构及其卫生技术人员必须服从国家卫生行政部门的调遣,积极完成任务。

## 四、执业考试提示

执业考试重点关注以下内容:

(1)申请设置医疗机构,应当提交的文件;在城市设置诊所的个人,必须具备的条件。

(2)医疗机构执业,必须进行登记,领取《医疗机构执业许可证》,其开展执业活动,必须遵守有关法律、法规和医疗技术规范;必须公示的内容及诊疗科目。

(3)需要实施手术、特殊检查、特殊治疗的,医务人员应当及时向患者具体说明医疗风险、替代医疗方案等情况,并取得其明确同意;不能或者不宜向患者说明的,应当向患者的近亲属说明,并取得其明确同意。因抢救生命垂危的患者等紧急情况,不能取得患者或者其近亲属意见的,经医疗机构负责人或者授权的负责人批准,可以立即实施相应的医疗措施。

(4)医疗机构不得出具疾病诊断书、健康证明书或者死亡证明书等证明文件的情形;医疗机构不得出具出生证明书或者死产报告书的情形。

(5)未取得《医疗机构执业许可证》擅自执业的处罚规定;出卖、转让、出借《医疗机构执业许可证》的处罚规定。

## 【案例分析】

### 行医资格跨村失效案例

【资料】李某向当地县级卫生行政部门申请办理了《医疗机构执业许可证》,在该县某乡镇的甲村开了家诊所,并申请注册了医师执业证书。因诊所每月前来就医患者较少,诊所收入微薄。为了增加收入,李某又到隔壁的乙村开办了一家"中西医药店",并为该药店办理了《药品经营许可证》和《个体工商户营业执照》,未办理《医疗机构执业许可证》。

某月的一个上午,患者王某来到李某在乙村经营的"中西医药店"就诊。经检查诊断后,李某为王某进行了静脉输液。输液结束后,王某向李某支付了医药费后回家。当天下午,王某病情加重,出现呕吐、全身发抖、出冷汗等症状,他的家人立即拨打了"120"电话,但王某最终因病情危重,经抢救无效死亡。事发后,王某家属向当地卫生行政部门举报。

【分析】经当地卫生行政部门调查,认定李某的行为违反了《医疗机构管理条例》第二十三条"任何单位或者个人,未取得《医疗机构执业许可证》或者未经备案,不得开展诊疗活动"的规定,已构成违法。在举行听证会后,当地卫生行政部门向李某下达了《行政处罚决定书》,责令立即停止执业活动,予以罚款人民币 7000 元整,没收非法所得。李某不服,向当地人民法院提起诉讼,最后经法院判决,仍认为李某在乙村"中西医药店"内的诊疗活动为"无证行医",维持当地卫生行政部门的行政处罚决定。

## 【知识卡片】

### 医疗广告的内容和表现形式规定

2006 年 11 月 10 日,国家工商行政管理总局和卫生部联合下发了第 26 号令,决定自 2007 年 1 月 1 日起施行《医疗广告管理办法》。

《医疗广告管理办法》规定,医疗广告内容仅限于以下项目:(1)医疗机构的第一名称;(2)医疗机构地址;(3)所有制形式;(4)医疗机构类别;(5)诊疗科目;(6)床位数;(7)接诊时间;(8)联系电话。其中 (1) 至 (6) 项发布的内容必须与卫生行政部门、中医药管理部门核发的《医疗机构执业许可证》或其副本载明的内容一致。

同时,《医疗广告管理办法》还规定,医疗广告的表现形式不得含有以下情形:(1)涉及医疗技术、诊疗方法、疾病名称、药物的;(2)保证治愈或者隐含保证治愈的;(3)宣传治愈率、有效率等诊疗效果的;(4)淫秽、迷信、荒诞的;(5)贬低他人的;(6)利用患者、卫生技术人员、医学教育科研机构及人员以及其他社会团体、组织的名义、形象作证明的;(7)使用解放军和武警部队名义的;(8)法律、行政法规规定禁止的其他情形。

## 【同步训练】

**一、名词解释**

1.医疗机构　　　2.诊疗活动

**二、填空题**

1.医疗机构执业,必须进行登记,领取(　　　　)。

2.医疗机构停业,必须经(　　　　)批准。

3.设置医疗机构的伦理要求,应坚持以患者的(　　　)为本,将患者利益置于首位,在医疗机构的设置环节限制条件,初步保证患者的利益。

4.医疗机构的门诊病历的保存期不得少于(　　)年;住院病历的保存期不得少于(　　)年。

### 三、选择题

[1—2题共用题干]《医疗机构管理条例》及其实施细则规定,对医疗机构的《医疗机构执业许可证》实行校验制度。

1.床位不满100张的医疗机构,其《医疗机构执业许可证》每几年校验1次?

(　　)

A.1年　　　　　　B.2年　　　　　　C.3年　　　　　　D.4年

2.床位在100张以上的医疗机构,其《医疗机构执业许可证》每几年校验1次?

(　　)

A.1年　　　　　　B.2年　　　　　　C.3年　　　　　　D.4年

[3—5题共用题干]《医疗机构管理条例》及其实施细则规定,医疗机构在诊疗活动中,应当尊重患者对自己的病情、诊断、治疗的知情权,在实施手术、特殊检查、特殊治疗时,应当向患者作必要的解释,因实施保护性医疗措施不宜向患者说明情况的,应当将有关情况通知患者家属。

3.医疗机构施行手术、特殊检查或者特殊治疗时,必须征得什么人同意?(　　)

A.患者　　　　　　　　　　　B.家属

C.医疗机构法人　　　　　　　D.主管医师

4.医疗机构施行手术、特殊检查或者特殊治疗时,无法取得患者意见时,应当取得什么人同意并签字?

(　　)

A.家属或者关系人　　　　　　B.医疗机构法人

C.主管医师　　　　　　　　　D.卫生行政管理部门

5.医疗机构施行手术、特殊检查或者特殊治疗时,无法取得患者意见又无家属或者关系人在场,或者遇到其他特殊情况时,经治医师应当提出医疗处置方案,在取得什么人的批准后实施?

(　　)

A.患者单位负责人　　　　　　B.卫生行政部门负责人

C.医疗机构专家组　　　　　　D.医疗机构负责人或被授权的负责人

[6—7题共用题干]医疗机构告知患者的伦理要求。

6.医疗机构在诊疗活动中,患者不具有下列哪些权利?(　　)

A.知晓所患疾病　　　　　　　B.参与医疗治疗

C.恢复身心健康　　　　　　　D.节约医疗费用

7.医疗机构施行手术、特殊检查或者特殊治疗时,无法取得患者意见时,应当取

得家属或者关系人同意并签字,不需要取得什么人的批准后实施? （　　）

A.家属　　　　　　B.亲戚　　　　　　C.医疗机构负责人　　　　D.关系人

**四、简答题**

1.《医疗机构管理条例》及其实施细则规定,单位或者个人设置医疗机构,应当提出设置申请。有哪些情形,不得申请设置医疗机构?

2.《医疗机构管理条例》及其实施细则规定,医疗机构使用名称,不得有哪些情形?

【参考答案】

**一、名词解释:略**

**二、填空题**

1.《医疗机构执业许可证》

2.登记机关

3.生命和健康

4.15　30

**三、选择题**

1.A　2.C　3.A　4.A　5.D　6.B　7.B

**四、简答题:略**

（魏自太）

# 第二节　医师执业法规及伦理规范

## 学习目标

**1.知识目标**　理解医师等相关概念;明晰医师法的重点内容、伦理规范;概述医师法的立法情况。

**2.能力目标**　能根据医师法的规定规范开展诊疗活动,尊重患者的权利。

**3.素质目标**　自觉遵守医师法,具备依法开展诊疗活动的法律知识和伦理意识,能在诊疗活动中关爱患者。

## 一、概述

### (一)相关概念

**1.医师** 医师是指依法取得医师资格,经注册在医疗卫生机构中执业的专业医务人员,包括执业医师和执业助理医师。医师应当坚持人民至上、生命至上,发扬人道主义精神,弘扬敬佑生命、救死扶伤、甘于奉献、大爱无疆的崇高职业精神,恪守职业道德,遵守执业规范,提高执业水平,履行防病治病、保护人民健康的神圣职责。

**2.医师执业注册** 国家实行医师执业注册制度,取得医师资格的,可以向所在地县级以上人民政府卫生健康主管部门申请注册。这是国家卫生行政部门对医师执业活动监督管理的一项重要制度。

### (二)立法情况

医师是我国卫生技术队伍的主体,加强医师队伍的建设,提高医师队伍的职业道德水平和整体素质,对保护人民健康起着至关重要的作用。1998 年 6 月 26 日,第九届全国人大常委会第三次会议审议通过了《中华人民共和国执业医师法》(简称《执业医师法》),自 1999 年 5 月 1 日起开始实施。《执业医师法》是中华人民共和国成立以来颁布实施的第一部有关医师执业的法律,对于医师考试与注册、执业规则、考核培训、法律责任等作了明确规定。为了贯彻实施《执业医师法》,国务院卫生行政部门成立了国家医师资格考试委员会,发布了《医师资格考试暂行办法》《医师执业注册暂行办法》《关于医师执业注册中执业范围的暂行规定》等配套规章制度,我国的执业医师管理走上了法治化、规范化的道路。《中华人民共和国医师法》(简称《医师法》)由中华人民共和国第十三届全国人大常委会第三十次会议于 2021 年 8 月 20 日通过,自 2022 年 3 月 1 日起施行,《中华人民共和国执业医师法》同时废止。《医师法》的适用对象是依法取得医师资格,经注册在医疗卫生机构中执业的专业医务人员,包括执业医师和执业助理医师。医师依法执业,受法律保护。医师的人格尊严、人身安全不受侵犯。每年 8 月 19 日为中国医师节,是广大医务工作者的共同节日。

## 二、法规精髓

### (一)医师资格考试

为了保证医师队伍的数量和质量,使医师的管理走上科学化、法治化的道路,《医师法》规定我国实行医师资格考试制度。

**1.医师资格考试的种类** 我国医师资格考试的种类,包括执业医师资格考试和执业助理医师资格考试两种,由省级以上人民政府卫生行政部门组织实施。考试类别分为临床、中医(包括中医、民族医、中西医结合)、口腔、公共卫生四类。考试方式分为实践技能考试和医学综合笔试两部分。

**2.医师资格考试的条件**(表2-8)

表 2-8 医师资格考试的条件

| 类别 | 具备条件 |
| --- | --- |
| 参加执业医师资格考试 | 条件一:具有高等学校相关医学专业本科以上学历,在执业医师指导下,在医疗卫生机构中参加医学专业工作实践满一年<br>条件二:具有高等学校相关医学专业专科学历,取得执业助理医师执业证书后,在医疗卫生机构中执业满二年 |
| 参加执业助理医师资格考试 | 具有高等学校相关医学专业专科以上学历,在执业医师指导下,在医疗卫生机构中参加医学专业工作实践满一年的,可以参加执业助理医师资格考试 |
| 其他人员参加医师资格考试 | 条件一:以师承方式学习中医满三年,或者经多年实践医术确有专长的,经县级以上人民政府卫生行政部门委托的中医药专业组织或者医疗卫生机构考核合格并推荐<br>条件二:以师承方式学习中医或者经多年实践,医术确有专长的,由至少两名中医医师推荐,经省级人民政府中医药主管部门组织实践技能和效果考核合格后,即可取得中医医师资格及相应的资格证书 |

**3.医师资格证书的取得**　参加医师资格考试成绩合格的,取得执业医师资格或者执业助理医师资格,发给医师资格证书。

### (二)医师执业注册

医师资格仅仅是一种资质证明。而医师执业注册是对取得医师资格的人,实际从事医师执业活动这一行为从法律上做出允许的决定。这是国家卫生行政部门对医师执业活动监督管理的一项重要制度。

**1.申请注册**

(1)注册程序　注册程序包括申请和注册两个环节。取得医师资格的,可以向所在地县级以上人民政府卫生行政部门申请注册。申请人应提交注册申请书、医师资格证书、健康体检表、身份证,以及医疗、预防、保健机构的拟聘用证明等相关材料。卫生行政部门应当自受理申请之日起二十个工作日内,作出是否准予注册的决定,准予注册的,将注册信息录入国家信息平台,并发给医师执业证书。

(2)重新注册　中止医师执业活动两年以上或者本法规定不予注册的情形消失,申请重新执业的,应当参加由县级以上人民政府卫生行政部门或者其委托的医疗卫生机构、行业组织举行的考核,合格后并依照本法规定重新注册。

(3)医师执业证书的法律效力　医师经注册后,可以在医疗卫生机构中按照注册的执业地点、执业类别、执业范围执业,从事相应的医疗卫生服务,其执业活动受法律保护。

医师的执业地点,是指医师执业的医疗、预防、保健机构及其登记注册的地点。执业类别是指医师从事医疗、预防、保健中具体的执业活动。执业范围是指医师执业的具体诊疗科目,包括内科、外科、妇产科、儿科、牙科、放射科等。

**2. 不予注册、注销注册、变更注册** 《医师法》规定,有如表 2-9 所示情形的,将不予注册,或注销、变更注册。

表 2-9 不予注册、注销注册、变更注册的情形

| 情形 | 处理方式 |
| --- | --- |
| 1. 无民事行为能力或者限制民事行为能力 | 不予注册 |
| 2. 受刑事处罚,刑罚执行完毕不满二年或者被依法禁止从事医师职业的期限未满 | 不予注册 |
| 3. 被吊销医师执业证书不满二年 | 不予注册 |
| 4. 因医师定期考核不合格被注销注册不满一年 | 不予注册 |
| 5. 法律、行政法规规定不得从事医疗卫生服务的其他情形 | 不予注册 |
| 6. 死亡 | 注销注册 |
| 7. 受刑事处罚 | 注销注册 |
| 8. 受吊销医师执业证书 | 注销注册 |
| 9. 医师定期考核不合格,暂停执业活动期满,再次考核仍不合格的 | 注销注册 |
| 10. 中止医师执业活动满二年 | 注销注册 |
| 11. 法律、行政法规规定不得从事医疗卫生服务或者应当办理注销手续的其他情形 | 注销注册 |
| 12. 医师改变执业地点、执业类别、执业范围等注册事项的 | 变更注册 |

**3. 个体行医** 个体行医是指执业医师以个人名义从事医疗、预防、保健业务活动的行为。根据《医师法》的规定,个体行医必须具备以下条件:①有执业医师资格;②注册后在医疗卫生机构中执业满 5 年;③依照《医疗机构管理条例》取得《医疗机构执业许可证》。

**(三)执业规则**

医师在执业活动中享有《医师法》给予的特定权利,同时也必须严格履行和遵守《医师法》规定的执业义务和执业规则。

**1. 医师执业权利** 医师执业权利是指取得医师资格,依法注册的医师在执业活动中依法所享有的权利。医师的执业权利包括:①在注册的执业范围内,按照有关规范进行医学诊查、疾病调查、医学处置,出具相应的医学证明文件,选择合理的医疗、预防、保健方案;②获取劳动报酬,享受国家规定的福利待遇;③获得符合国家规定标准的执业基本条件和职业防护装备;④从事医学教育、研究、学术交流;

⑤参加专业培训,接受继续医学教育;⑥对所在医疗卫生机构和卫生行政部门的工作提出意见和建议,依法参与所在机构的民主管理;⑦法律、法规规定的其他权利。

**2. 医师执业义务**　医师执业义务是指医师在执业活动中必须履行的责任。医师的执业义务包括:①树立敬业精神,恪守职业道德,履行医师职责,尽职尽责救治患者,执行疫情防控等公共卫生措施;②遵循临床诊疗指南,遵守临床技术操作规范和医学伦理规范等;③尊重、关心、爱护患者,依法保护患者隐私和个人信息;④努力钻研业务,更新知识,提高医学专业技术能力和水平,提升医疗卫生服务质量;⑤宣传推广与岗位相适应的健康科普知识,对患者及公众进行健康教育和健康指导;⑥法律、法规规定的其他义务。

**3. 医师执业规则**　在执业活动中,医师除了要履行法定的义务外,还应当遵守医师执业规则,具体见表 2-10。

表 2-10　医师执业十一项规则

| 序号 | 规则内容 |
| --- | --- |
| 1 | 医师实施医疗、预防、保健措施,签署有关医学证明文件,必须亲自诊查、调查,并按照规定及时填写病历等医学文书,不得隐匿、伪造、篡改或者擅自销毁病历等医学文书及有关资料。医师不得出具虚假医学证明文件以及与自己执业范围无关或者与执业类别不相符的医学证明文件 |
| 2 | 医师在诊疗活动中应当向患者说明病情、医疗措施和其他需要告知的事项。需要实施手术、特殊检查、特殊治疗的,医师应当及时向患者具体说明医疗风险、替代医疗方案等情况,并取得其明确同意;不能或者不宜向患者说明的,应当向患者的近亲属说明,并取得其明确同意 |
| 3 | 医师开展药物、医疗器械临床试验和其他医学临床研究应当符合国家有关规定,遵守医学伦理规范,依法通过伦理审查,取得书面知情同意 |
| 4 | 对需要紧急救治的患者,医师应当采取紧急措施进行诊治,不得拒绝急救处置。因抢救生命垂危的患者等紧急情况,不能取得患者或者其近亲属意见的,经医疗机构负责人或者授权的负责人批准,可以立即实施相应的医疗措施。国家鼓励医师积极参与公共交通工具等公共场所急救服务;医师因自愿实施急救造成受助人损害的,不承担民事责任 |
| 5 | 医师应当使用经依法批准或者备案的药品、消毒药剂、医疗器械,采用合法、合规、科学的诊疗方法。除按照规范用于诊断治疗外,不得使用麻醉药品、医疗用毒性药品、精神药品、放射性药品等 |
| 6 | 医师应当坚持安全有效、经济合理的用药原则,遵循药品临床应用指导原则、临床诊疗指南和药品说明书等合理用药。在尚无有效或者更好治疗手段等特殊情况下,医师取得患者明确知情同意后,可以采用药品说明书中未明确但具有循证医学证据的药品用法实施治疗。医疗机构应当建立管理制度,对医师处方、用药医嘱的适宜性进行审核,严格规范医师用药行为 |
| 7 | 执业医师按照国家有关规定,经所在医疗卫生机构同意,可以通过互联网等信息技术提供部分常见病、慢性病复诊等适宜的医疗卫生服务。国家支持医疗卫生机构之间利用互联网等信息技术开展远程医疗合作 |

| 序号 | 规则内容 |
|---|---|
| 8 | 医师不得利用职务之便,索要、非法收受财物或者牟取其他不正当利益;不得对患者实施不必要的检查、治疗 |
| 9 | 遇有自然灾害、事故灾难、公共卫生事件和社会安全事件等严重威胁人民生命健康的突发事件时,县级以上人民政府卫生健康主管部门根据需要组织医师参与卫生应急处置和医疗救治,医师应当服从调遣 |
| 10 | 在执业活动中有下列情形之一的,医师应当按照有关规定及时向所在医疗卫生机构或者有关部门、机构报告:发现传染病、突发不明原因疾病或者异常健康事件;发生或者发现医疗事故;发现可能与药品、医疗器械有关的不良反应或者不良事件;发现假药或者劣药;发现患者涉嫌伤害事件或者非正常死亡;法律、法规规定的其他情形 |
| 11 | 执业助理医师应当在执业医师的指导下,在医疗卫生机构中按照注册的执业类别、执业范围执业。在乡、民族乡、镇和村医疗卫生机构以及艰苦边远地区县级医疗卫生机构中执业的执业助理医师,可以根据医疗卫生服务情况和本人实践经验,独立从事一般的执业活动 |

另外,参加临床教学实践的医学生和尚未取得医师执业证书、在医疗卫生机构中参加医学专业工作实践的医学毕业生,应当在执业医师的监督、指导下参与临床诊疗活动。医疗卫生机构应当为有关医学生、医学毕业生参与临床诊疗活动提供必要的条件。有关行业组织、医疗卫生机构、医学院校应当加强对医师的医德医风教育。医疗卫生机构应当建立健全医师岗位责任、内部监督、投诉处理等制度,加强对医师的管理。

### (四)医师的培训和考核

国家制定医师培养规划,建立适应行业特点和社会需求的医师培养和供需平衡机制。国家采取措施,加强医教协同,完善医学院校教育、毕业后教育和继续教育体系;国家采取措施,完善中医西医相互学习的教育制度,培养高层次中西医结合人才和能够提供中西医结合服务的全科医生。

国家建立健全住院医师规范化培训制度,健全临床带教激励机制,保障住院医师培训期间待遇,严格培训过程管理和结业考核。县级以上人民政府卫生行政部门和其他有关部门应当制订医师培训计划,采取多种形式对医师进行分级分类培训,为医师接受医学继续教育提供条件。国家在每年的医学专业招生计划和教育培训计划中,核定一定比例用于定向培养、委托培训,加强基层和艰苦边远地区医师队伍建设。

医师考核是指医疗机构或有关组织对医师所进行的考核,其结果将成为卫生行政部门和医疗机构对医师进行奖惩、职务晋升、职称评定等管理的依据,它是对医师进行管理的一个重要环节。

《医师法》规定,县级以上人民政府卫生行政部门或者其委托的医疗卫生机构、行业组织应当按照医师执业标准,对医师的业务水平、工作业绩和职业道德状况进行考核,考核周期为三年。考核的形式是定期考核。考核的内容包括医师的业务水平、工作成绩和职业道德三个方面,考核标准是医师的执业标准。

考核机构应当将考核结果报告准予注册的卫生行政部门备案。对考核不合格的医师,县级以上人民政府卫生行政部门应当责令其暂停执业活动三个月至六个月,并接受相关专业培训。暂停执业活动期满,再次进行考核,对考核合格的,允许其继续执业。

### (五)保障措施

国家建立健全体现医师职业特点和技术劳动价值的人事、薪酬、职称、奖励制度,具体内容见表2-11。

表 2-11　医师八项保障措施

| 序号 | 内容 |
| --- | --- |
| 1 | 对从事传染病防治、放射医学等特殊岗位工作的医师,应当给予适当的津贴 |
| 2 | 国家加强疾病预防控制人才队伍建设,建立适应现代化疾病预防控制体系的医师培养和使用机制 |
| 3 | 国家采取措施,统筹城乡资源,加强基层医疗卫生队伍和服务能力建设,对乡村医疗卫生人员建立县乡村上下贯通的机制 |
| 4 | 国家鼓励农村医疗卫生机构医生通过医学教育取得医学专业学历,参加医师资格考试,依法取得医师资格 |
| 5 | 对医师有下列情形的,按照有关规定给予奖励:在执业活动中,医德高尚;在医学研究中有重大突破,做出显著贡献;遇有突发事件时,表现突出;长期在艰苦边远地区的县级以下医疗卫生机构工作;在疾病预防控制、健康促进工作中做出突出贡献 |
| 6 | 县级以上人民政府及其有关部门应当将解决医疗纠纷工作纳入社会治安综合治理体系,有效防范和依法打击涉医违法犯罪行为,保护医患双方合法权益 |
| 7 | 医疗卫生机构应当为医师提供职业安全和卫生防护用品,并采取有效的卫生防护和医疗保健措施;为医师合理安排工作时间,落实带薪休假制度,定期开展健康检查 |
| 8 | 国家建立完善医疗风险分担机制。新闻媒体应当弘扬医师先进事迹,引导公众尊重医师、理性对待医疗卫生风险 |

### (六)法律责任

如果医师在执业活动中违反《医师法》的有关规定,应承担相应的法律责任,包括行政责任、民事责任和刑事责任。常见情形见表2-12。

表 2-12  违反《医师法》的常见情形及其处理方式

| 常见情形 | 处理方式 |
| --- | --- |
| **情形 1**:在医师资格考试中有违反考试纪律等行为,情节严重的 | 一年至三年内禁止参加医师资格考试 |
| **情形 2**:以不正当手段取得医师资格证书或医师执业证书的 | 由发给证书的卫生健康主管部门予以撤销,三年内不受理其相应申请 |
| **情形 3**:伪造、变造、买卖、出租、出借医师执业证书的 | 由县级以上人民政府卫生健康主管部门责令改正,没收违法所得,并处违法所得两倍以上五倍以下的罚款,违法所得不足一万元的,按一万元计算;情节严重的,吊销医师执业证书 |
| **情形 4**:违反法律法规章或执业规范,造成医疗事故或其他严重后果的;或者执业活动中有违反医师执业规则 2、3、4、9、10 中任一条的 | 由县级以上人民政府卫生健康主管部门责令改正,给予警告;情节严重的,责令暂停六个月以上一年以下执业活动直至吊销医师执业证书 |
| **情形 5**:泄露患者隐私或个人信息的;开展禁止类医疗技术临床应用的;未按照注册的执业地点、执业类别、执业范围执业的;或者违反医师执业规则 1、5、8 中任一条的 | 由县级以上人民政府卫生健康主管部门责令改正,给予警告,没收违法所得,并处一万元以上三万元以下的罚款;情节严重的,责令暂停六个月以上一年以下执业活动直至吊销医师执业证书 |
| **情形 6**:严重违反医师职业道德、医学伦理规范,造成恶劣社会影响 | 由省级以上人民政府卫生健康主管部门吊销医师执业证书或者责令停止非法执业活动,五年直至终身禁止从事医疗卫生服务或者医学临床研究 |
| **情形 7**:非医师行医的 | 由县级以上人民政府卫生健康主管部门责令停止非法执业活动,没收违法所得和药品、医疗器械,并处违法所得两倍以上十倍以下的罚款,违法所得不足一万元的,按一万元计算 |
| **情形 8**:阻碍医师依法执业,干扰医师正常工作、生活,或者通过侮辱、诽谤、威胁、殴打等方式,侵犯医师人格尊严、人身安全,构成违反治安管理行为的 | 依法给予治安管理处罚 |
| **情形 9**:医疗卫生机构未履行报告职责,造成严重后果的 | 由县级以上人民政府卫生健康主管部门给予警告,对直接负责的主管人员和其他直接责任人员依法给予处分 |
| **情形 10**:卫生健康主管部门和其他有关部门工作人员或者医疗卫生机构工作人员弄虚作假、滥用职权、玩忽职守、徇私舞弊的 | 依法给予处分 |
| **情形 11**:构成犯罪或造成人身、财产损害的 | 构成犯罪的,依法追究刑事责任;造成人身、财产损害的,依法承担民事责任 |

## 三、伦理规范精髓

### (一)医德要求

2014年6月25日,中国医师协会正式公布了《中国医师道德准则》(以下简称《准则》)。《准则》分基本准则、医师与患者、医师与同行、医师与社会、医师与企业五个部分,共40条。在医师与患者关系方面,《准则》规定:"不因患者年龄、性别、婚姻状况、政治关系、种族、宗教信仰、国籍、出身、身体或精神状况、性取向或经济地位等原因拒绝收治或歧视患者。"在医师与企业方面,《准则》明确指出:"医师不得参与或接受影响医疗公正性的宴请、礼品、旅游、学习、考察或其他休闲社交活动,对于企业的公益资助、临床研究或学术推广应按规定申报和说明。"同时,《准则》明确医师不得因医药企业的资助而进行有悖科学和伦理的研究,不能为个人利益推销任何医疗产品或进行学术推广。《准则》规范了医师的道德底线,促使医师把职业谋生手段升华为职业信仰,要求医师遵从行业自律的要求,赢得社会的尊重。

《医师法》第三条明确规定:"医师应当坚持人民至上、生命至上,发扬人道主义精神,弘扬敬佑生命、救死扶伤、甘于奉献、大爱无疆的崇高职业精神,恪守职业道德,遵守执业规范,提高执业水平,履行防病治病、保护人民健康的神圣职责。"这是《医师法》关于医德的核心规定,强调了医师应当具备的崇高职业精神和道德标准。

### (二)医师的伦理权利与义务

与医师的执业权利和义务相比,医师的伦理权利和义务更加侧重于职业道德、与患者关系、专业责任等方面内容。

**1. 伦理权利**　医师的伦理权利是指医师在执业过程中基于职业道德和伦理准则所享有的权利,具体见表2-13。

2-2　医师的伦理权利与义务

表2-13　医师的伦理权利

| 伦理权利 | 具体内容 |
| --- | --- |
| 专业自主权 | 有权根据专业知识和临床经验,独立判断患者的诊疗方案,不受非医学因素(如行政干预、经济利益)的不当影响。例如,拒绝执行患者家属提出的违背医学原则的治疗要求 |
| 获得尊重与安全保障的权利 | 在执业过程中应受到患者、同行及社会的尊重,享有安全的执业环境。例如,面对暴力伤医行为,医师有权要求法律保护并暂停诊疗 |
| 学术发展与继续教育的权利 | 有权参与医学研究、学术交流及继续教育,提升专业能力。例如,医院应为医师提供培训机会,不得以工作繁忙为由剥夺其学习权利 |
| 合理获得报酬的权利 | 医师的劳务价值应得到合理体现,有权获得与其专业付出相匹配的合法收入。例如,反对医疗机构以"公益"名义克扣医师正常薪酬 |

**2.伦理义务**  医师伦理义务是指医师在执业过程中基于职业道德和伦理准则应尽的责任。医师的伦理义务见表2-14。

表2-14  医师的伦理义务

| 伦理义务 | 具体内容 |
| --- | --- |
| 尊重患者知情同意权 | 充分告知病情、治疗方案及风险,尊重患者知情同意权;对无行为能力者需取得法定代理人同意。例如,紧急抢救时可暂不履行知情同意程序(《民法典》第一千二百二十条) |
| 保护患者隐私 | 严格保密患者的病历信息、病史等隐私,未经允许不得向第三方披露(法律规定的传染病报告等特殊情况除外)。例如:不得在社交媒体讨论患者具体病情细节 |
| 避免伤害(不伤害原则) | 诊疗行为应以患者利益最大化为出发点,避免因疏忽或过度医疗导致身体或心理伤害。例如,禁止为经济利益开具不必要的昂贵检查项目或药品 |
| 公平对待患者(公正原则) | 不分性别、年龄、种族、经济状况等差异,平等提供医疗服务。例如,在急诊科按病情轻重而非患者身份分配救治优先级 |
| 诚实与诚信义务 | 如实记录病历,不伪造检查结果;对医疗差错应及时承认并采取补救措施。例如,手术中出现意外并发症需向患者家属充分说明 |
| 持续救助义务 | 在紧急情况下(如自然灾害、公共事件),医师有义务提供力所能及的医疗援助。例如,《医师法》第二十七条明确医师在紧急救治中的责任豁免 |

## 四、执业考试提示

执业考试重点关注以下内容:

(1)《执业医师法》的施行和废止时间;《医师法》通过及施行的时间、适用对象及主管部门。

(2)执业考试和注册的具体学历、实践与时间要求,包括执业助理医师资格考试、执业医师资格考试;以师承方式学习中医,或者经多年实践的报考要求及条件。

(3)执业规则中直接涉及医师的几种情形,如:医师实施医疗、预防、保健措施,签署有关医学证明文件的要求;不得利用职务之便索要或非法收受不正当利益;紧急情况下服从调遣;发现传染病、突发不明原因疾病、异常健康事件、医疗事故、不良反应、不良事件、假药或劣药、患者涉嫌伤害事件或非正常死亡等情形的报告制度要求等。

**【案例分析】**

**【资料】**张某是广州某医院的内科医生。某日,张某在家休息,接同乡王某电话,称其5岁女儿患病,请张某到家中诊治。张某即自带药物及诊疗器械到王某家中为王某女儿诊治。经查,患者有咳嗽症状,张某即开具处方头孢氨苄片剂适量给其服用,收取费用35元后离开。王某女儿服用药物半小时后面色发青,王某遂电话告知张某,张某得知后即赶到王某家中,看了一下,就说这是正常现象,叮嘱注意休息,让家属继续观察。大约20分钟后,患者出现休克,口吐白沫。张某紧急抢救,终因无效,患者死亡。

【分析】1.医师张某到王某家中为其女儿进行诊疗是违法的。《医师法》明确规定:医师经注册取得执业证书后,可按照注册的执业地点、执业类别、执业范围,从事相应的医疗、预防、保健活动。本案中医师张某到王某家中进行诊疗活动,是在执业地点以外,违反了医师执业注册管理规定。

2.张某的行为也不符合医师外出会诊的规定。卫生部制定的《医师外出会诊管理暂行规定》明确规定,医师外出会诊是指经所在医疗机构批准,为医疗机构特定的患者开展执业范围内的诊疗活动,不得擅自外出会诊。显然,本案中张某的行为也不符合医师外出会诊的规定。

3.张某的行为构成过失致人死亡罪。医师张某私自到患者家中为患者诊疗造成患者死亡,其主观上是过于自信的过失,客观上造成了患者死亡的后果,根据我国刑法的规定,应认定为过失致人死亡罪。

## 【知识卡片】

### 医师多点执业新政

2009年4月6日,《中共中央 国务院关于深化医药卫生体制改革的意见》出台,提出"稳步推动医务人员的合理流动,促进不同医疗机构之间人才的纵向和横向交流,研究探索注册医师多点执业",将医师多点执业提上议事日程安排,明确了多点执业的概念:医师多点执业是指医师按照规定,定时定期在两个以上医疗机构从事诊疗活动。

2012年,卫生部又发出通知,将医师多点执业试点地区扩大至全国所有省份,同时将申请多点执业医师的资格由副高级以上降为中级以上,上述措施的目的在于促进医疗资源合理流通,鼓励医师通过正当渠道获取更多收益,最大限度地发挥自身价值。

2014年11月17日,国家卫生和计划生育委员会等五部委联合印发了《关于推进和规范医师多点执业的若干意见》,希望能够推进医师合理流动,规范医师多点执业,确保医疗质量安全。意见明确了多点执业的医师应具备的主要条件:"应当具有中级及以上专业技术职务任职资格,从事同一专业工作满5年。"同时还规定:"医师多点执业实行注册管理,相应简化注册程序,同时探索实行备案管理的可行性。"

## 【同步训练】

### 一、名词解释

1.医师　　　　　2.医师执业注册　　　　　3.医师的伦理权利

### 二、填空题

1.医师资格考试分为(　　　　　　　)和(　　　　　　　　　)。

2.国家实行医师(　　　　　　　　)制度。

3.中止医师执业活动满(　　　　)年,卫生行政部门应当注销注册,收回医师执业证书。

4.医师在执业活动中,有权对所在(　　　　　)和(　　　　　　)的工作提出意见和建议,依法参与所在机构的民主管理,提出自己的建议和意见。

三、选择题

1.医生甲因犯盗窃罪被判处有期徒刑 2 年,缓刑 3 年,2009 年 6 月 27 日缓刑期满。自缓刑期满之日起,医生甲不予执业医师注册的期限是　　　　　　　(　　)

A.6 个月内　　　　B.12 个月内　　　　C.2 年内　　　　D.3 年内

2.张某注册登记的职业类别是外科医师。张某私下应某产妇家属请求,为产妇实施了剖宫产手术,造成产妇大失血而死亡。张某的行为属于　　　　　(　　)

A.医疗事故　　　　B.非法行医　　　　C.医疗不当行为　　　D.医疗差错

3.具有高等学校医学专业本科以上学历,在执业医师指导下,在医疗、预防、保健机构中试用满(　　)的,可以参加执业医师资格考试。　　　　　　(　　)

A.1 年　　　　　　B.2 年　　　　　　C.3 年　　　　　　D.5 年

4.医师在执业活动中,有权对所在(　　　　　　　　)的工作提出意见和建议,依法参与所在机构的民主管理,提出自己的建议和意见。　　　　　(　　)

A.医疗卫生机构和卫生行政主管部门　　　B.医院

C.卫生行政主管部门　　　　　　　　　　D.其他医疗机构

四、简答题

1.不予医师注册的情形有哪几种?

2.医师的伦理义务有哪几种?

【参考答案】

一、名词解释:略

二、填空题

1.执业医师资格考试　执业助理医师资格考试

2.注册

3.二

4.医疗卫生机构　卫生行政主管部门

三、选择题

1.D　2.B　3.A　4.A

四、简答题:略

(魏自太)

# 第三节 护士管理法规及伦理规范

**1. 知识目标** 理解护士注册条件、注册要求、护士权利与义务;明晰护理活动违反法律责任的情形及伦理规范。

**2. 能力目标** 能根据《护士条例》要求独立开展相关护理活动,尊重患者的权利。

**3. 素质目标** 自觉遵守《护士条例》,关爱生命与健康,具备规范开展护理活动的职业素养。

## 一、概述

自从有了人类,就有了护理工作的萌芽,护理贯穿于人的生老病死。随着经济社会的发展,人们对健康的要求也不断提高。护士是医疗卫生专业队伍的重要组成部分,护理工作直接关系着医疗安全和人体健康,而社会也对护理工作提出了更高的要求。为了维护护士的合法权益,规范护理行为,促进护理事业发展,保障医疗安全和人体健康,国家十分重视护士管理法律制度建设,同时也强调护理人员一定要学法、懂法、用法。1993 年 3 月 26 日,卫生部令第 31 号发布《中华人民共和国护士管理办法》,自 1994 年 1 月 1 日起实施,于 2010 年 12 月 28 日废止。该办法对促进护士队伍建设起到了积极的推动作用。为更好地适应时代的需要,2008 年 1 月 31 日中华人民共和国国务院令第 517 号通过《护士条例》,自 2008 年 5 月 12 日起施行,2020 年 3 月 27 日根据国务院令第 726 号决定进行修订,这标志着我国对护士管理走上了更高层次和更加规范化的道路。《护士条例》共六章三十五条,主要内容有护士执业注册、权利和义务、医疗卫生机构的职责、法律责任等。2008 年 5 月 6 日,卫生部令第 59 号发布《护士执业注册管理办法》,于 2008 年 5 月 12 日起施行。该办法根据 2021 年 1 月 8 日《国家卫生健康委员会关于修改和废止〈母婴保健专项技术服务许可及人员资格管理办法〉等 3 件部门规章的规定》进行修订。2010 年 5 月 10 日,《护士执业资格考试办法》由卫生部、人力资源和社会保障部令第 74 号颁布,自 2010 年 7 月 1 日起施行。

## 二、法规精髓

### (一)《护士条例》的宗旨、适用范围

《护士条例》的宗旨是维护护士的合法权益,规范护理行为,促进护理事业发展,保障医疗安全和人体健康。凡是经执业注册取得护士执业证书,依照法律规定从事护理活动,履行保护生命、减轻痛苦、增进健康职责的卫生技术人员都适用《护士条例》。

### (二)护士执业注册条件及有关要求

**1. 申请护士执业注册的条件** 护士经执业注册取得护士执业证书后方可按照注册的执业地点从事护理工作。申请护士执业注册的条件见表2-15。

表 2-15　申请护士执业注册的条件

| 序号 | 基本条件 |
| --- | --- |
| 1 | 具有完全民事行为能力 |
| 2 | 在中等职业学校、高等学校普通全日制3年以上的护理、助产专业课程学习,包括在教学、综合医院完成8个月以上护理临床实习,并取得相应学历证书 |
| 3 | 通过卫生行政部门组织的护士执业资格考试 |
| 4 | 符合《护士执业注册管理办法》规定的健康标准 |

**2. 护士执业注册申请的时限** 应当自通过护士执业资格考试之日起3年内提出;逾期提出申请的,应当在符合国务院卫生主管部门规定条件的教学、综合医院接受3个月临床护理培训并考核合格。

**3. 注册受理及注册有效期** 批准设立拟执业医疗机构或者为该医疗机构备案的卫生行政主管部门负责受理,并自收到申请之日起20个工作日内做出是否准予注册的决定,对符合条件者发给护士执业证书,对不符合规定条件的不予注册,并书面说明理由。护士执业注册有效期为5年。

**4. 护士执业记录内容** 县级以上人民政府卫生行政主管部门负责护士执业良好记录和不良记录。良好记录包括护士受到的表彰、奖励以及完成政府指令性任务的情况等内容,不良记录包括护士因违反《护士条例》以及其他卫生管理法律、法规、规章或者诊疗技术规范而受到行政处罚、处分的情况等内容。

**5. 申请护士执业注册,应当提交的材料**

(1)护士执业注册申请审核表;

(2)申请人身份证明;

(3)申请人学历证书及专业学习中的临床实习证明;

(4)医疗卫生机构拟聘用的相关材料。

**6. 申请护士执业注册的健康标准**

(1)无精神病病史;

(2)无色盲、色弱、双耳听力障碍;

(3)无影响履行护理职责的疾病、残疾或者功能障碍。

**7. 注意事项**

(1)护士变更执业地点的,应当向批准设立执业医疗机构或者为该医疗机构备案的卫生行政主管部门报告。

(2)护士执业注册有效期届满需要继续执业的,应当在护士执业注册有效期届满前30日内向批准设立执业医疗机构或者为该医疗机构备案的卫生行政主管部门申请延续注册。

### (三)护士队伍建设中医疗卫生机构的职责

(1)护士配备不得低于国务院卫生主管部门规定的护士配备标准。

(2)严格执行护士执业资格,不得允许未取得护士执业证书的人员或执业地点变更但未办理手续的护士或超过执业注册有效期限的护士在护士岗位执业。

(3)加强实习人员管理,护理临床实习人员应当在护士指导下开展有关工作。

(4)应当为护士提供卫生防护用品,并采取有效的卫生防护措施和医疗保健措施。

(5)应当执行国家有关工资、福利待遇等规定,保障护士的合法权益。

(6)在艰苦边远地区工作,或者从事直接接触有毒有害物质、有感染传染病危险工作的护士,所在医疗卫生机构应当按照国家有关规定给予津贴。

(7)应当制订、实施本机构护士在职培训计划,并保证护士接受培训。

(8)应当按照国务院卫生主管部门的规定,设置专门机构或者配备专(兼)职人员负责护理管理工作。

(9)应当建立护士岗位责任制并进行监督检查。

### (四)法律责任

护士在执业活动中的法律责任情形及处理方式见表2-16。

表 2-16 护理活动法律责任情形及其处理方式

| 情形 | 处理方式 |
| --- | --- |
| **情形1**：发现患者病情危急未立即通知医师的 | 执业活动中有其中一种情形的，由县级以上人民政府卫生主管部门依据职责分工责令改正，给予警告；情节严重的，暂停其 6 个月以上 1 年以下执业活动，直至由原发证部门吊销其护士执业证书 |
| **情形2**：发现医嘱违反法律、法规、规章或者诊疗技术规范的规定，未依照《护士条例》规定提出或者报告的 | |
| **情形3**：泄露患者隐私的 | |
| **情形4**：发生自然灾害、公共卫生事件等严重威胁公众生命健康的突发事件，不服从安排参加医疗救护的 | |

### (五)有关说明

(1)护士在执业活动中造成医疗事故的，依照医疗事故处理的有关规定承担法律责任。

(2)护士被吊销执业证书的，自执业证书被吊销之日起 2 年内不得申请执业注册。

(3)扰乱医疗秩序，阻碍护士依法开展执业活动，侮辱、威胁、殴打护士，或者有其他侵犯护士合法权益行为的，由公安机关依照治安管理处罚法的规定给予处罚；构成犯罪的，依法追究刑事责任。

## 三、伦理规范精髓

### (一)荣誉权

对在护理工作中做出杰出贡献的护士，应当授予全国卫生系统先进工作者荣誉称号或者颁发白求恩奖章，受到表彰、奖励的护士享受省部级劳动模范、先进工作者待遇；对长期从事护理工作的护士应当颁发荣誉证书。护士从事护理照顾患者的工作是高尚的，是对生命的挽救，工作细小而烦琐，辛苦而报酬不高，应该得到全社会的尊重，荣誉的获得是国家和社会对护士辛勤工作的褒奖。

### (二)伦理权利与义务

#### 1.护士的伦理权利

护士的伦理权利见表 2-17。

表 2-17 护士的伦理权利

| 伦理权利 | 具体内容 |
| --- | --- |
| 获得工资酬劳的权利 | 护士付出的辛勤劳动和工作应该得到相应的工资薪酬和福利待遇，这是对护士工作尊重的最好体现，也是护士生活的基本保障 |
| 获得职业防护的权利 | 护理是一个高危职业，有直接接触有毒有害物质和感染传染病的危险，医疗卫生机构应当按照国家有关规定给予相关的津补贴，对其工作场所做出相应的卫生防护；护士有定期按照规定接受职业健康监护的权利 |
| 继续学习和职称评定的权利 | 人类对于疾病的认识还不够全面，护士应该经常性地参加专业培训、开展学术研究，以提高自己的专业技能和专业水平；护士有获得相应职称评定的权利，这也是对护士专业能力认可的一种方式 |

**2.护士的伦理义务**

护士的伦理义务见表2-18。

2-3 护士的
伦理义务

表 2-18 护士的伦理义务

| 伦理义务 | 具体内容 |
| --- | --- |
| 遵守规章制度的义务 | 护士应当严格遵守法律、法规、规章和诊疗技术规范的规定;发现患者病情危急时,应当立即通知医师;在紧急情况下为抢救垂危患者生命,应当先行实施必要的紧急救护;发现医嘱违反法律、法规、规章和诊疗技术规范的规定的,应当及时向该医师所在科室负责人或者医疗卫生机构负责医疗服务管理的人员报告 |
| 尊重患者、保护患者隐私的义务 | 护士能够获知患者的症状、家庭史、病情、病历、疾病的严重程度、治疗情况等隐私和相关信息,护士应该尊重患者的隐私权,对患者的隐私和相关信息进行保密 |
| 参与公共卫生和疾病预防控制工作的义务 | 发生自然灾害、公共卫生事件等严重威胁公众生命健康的突发事件时,护士应当服从卫生主管部门或者所在医疗卫生机构的安排,积极参加医疗救护 |

## 四、执业考试提示

执业考试重点关注以下内容:

(1)对《护士条例》的施行时间、执业考试与注册学历、时间要求要重点把握。

《护士条例》自2008年5月12日起施行,根据2020年3月27日《国务院关于修改和废止部分行政法规的决定》做了修订。具有完全民事行为能力,完成普通全日制3年以上的护理、助产专业课程学习,包括在教学、综合医院完成8个月以上护理临床实习,并取得相应学历证书,通过国务院卫生健康主管部门组织的护士执业资格考试者可以申请注册。护士执业注册有效期为5年,届满需要继续执业的,应当在护士执业注册有效期届满前30日,向批准设立执业医疗机构或者为该医疗机构备案的卫生行政主管部门申请延续注册,延续执业注册有效期为5年。医疗卫生机构不得允许下列人员在本机构从事诊疗技术规范规定的护理活动:未取得护士执业证书的人员;未依照《护士条例》第九条的规定办理执业地点变更手续的护士;护士执业注册有效期届满未延续执业注册的护士。

(2)护士在执业活动中将受到处分或承担法律责任的有关情形

发现患者病情危急未立即通知医师的;发现医嘱违反法律、法规、规章或者诊疗技术规范的规定,未依照《护士条例》第十七条的规定提出或者报告的;泄露患者隐私的;发生自然灾害、公共卫生事件等严重威胁公众生命健康的突发事件,不服从安排参加医疗救护的。护士在执业活动中造成医疗事故的,依照医疗事故处理的有关规定承担法律责任。处理由县级以上人民政府卫生主管部门做出决定,处理方式有责令改正,给予警告;情节严重的,暂停其6个月以上1年以下执业活动,直至由原发证部门吊销其护士执业证书。

## 【案例分析】

【资料1】患者,女,70岁,农民,初步诊断为肝癌晚期,同时合并肺心病。某日早晨,患者突然感到呼吸困难,向护士求救,该护士立即通知医生,医生根据病情判断,患者需要立即进行呼吸机辅助呼吸。在征求患者儿子的意见时,患者儿子表示放弃使用呼吸机,原因为患者已是肝癌晚期,救治意义不大,再加上经济上无法承担。于是医护人员按照其儿子的意见没给患者使用呼吸机,结果患者因没有积极治疗而死亡。后来患者的女儿起诉了这家医院,认为医务人员不应该听儿子的意见,而应该按照患者的意见进行治疗,既然患者已经明确表示要求救治,医务人员就应该积极救治。

【分析】医务人员侵犯了患者的生命权。生命权是一项独立的人格权,是指自然人的生命安全不受侵犯的权利。公民的生命非经司法程序,任何人不得随意剥夺。患者的生命权是最宝贵的,应该不惜一切代价予以保护,特别是对急危重症患者的救治,首先要征得患者本人的治疗意见。医务人员没有征求患者本人的治疗意见,显然侵犯了患者的生命权。

【资料2】某厂矿医院的护士,在为厂里的职工体检过程中发现女同志甲有先天性阴道闭锁。该护士在下班回家的班车上就将甲先天性生殖器官缺陷告知了乙和周边的同志,结果很快这个消息在厂区内播散开了,后来甲了解到这个情况以后,就很害羞,最后一时没想开,自杀了。

【分析】该护士泄露患者隐私,侵犯了患者的隐私权。《护士条例》第十八条规定,护士应当尊重、关心、爱护患者,保护患者的隐私。隐私指的是患者个人内心与身体中存在的不愿让别人知晓的秘密。这些秘密包括:患者身体存在的生理特点或影响其社会形象、地位、从业的特殊疾病;患者既往的疾病史、生活史、婚姻史;患者的家族疾病史、生活史、情感史;患者的人际关系状况、财产及其他经济能力状况等。保护患者隐私,实际上是尊重患者的人格。医务人员必须为患者保守秘密。这些隐私资料的公开将严重侵犯患者的名誉权、人格权,给患者的政治生命、工作、家庭生活、爱情等方面造成经济上和精神上的损害。

## 【知识卡片】

### 南丁格尔奖

南丁格尔奖是红十字国际委员会为表彰在护理事业中做出卓越贡献人员的最高

荣誉奖,1907年在第八届国际红十字大会上设立,1912年在第九届国际红十字大会上首次颁发。该奖每两年颁发一次,每次最多颁发50枚奖章,奖给在护理学和护理工作中做出杰出贡献的人士,包括以身殉职的护士,表彰他们在战时或平时为伤、病、残疾人员忘我服务的献身精神。每年的5月12日是国际护士节,它是为了纪念护士职业的创始人、英国护理学先驱和现代护理教育奠基人弗洛伦斯·南丁格尔(Florence Nightingale)而设立的。弗洛伦斯·南丁格尔1820年5月12日生于意大利佛罗伦萨一个富裕家庭,后随父母迁居英国。1850年,她不顾家人反对,前往德国学习护理。1854年至1856年,英、法、土耳其联军与沙皇俄国在克里米亚交战,由于医疗条件恶劣,英军伤病员死亡率高达50%。南丁格尔率领护理人员奔赴战地医院,在健全医院管理制度、提高护理质量、降低死亡率方面做了大量工作。当地士兵亲切地称她为"提灯女神"。1991年红十字国际委员会规定,奖章可颁发给男女护士和男女志愿护理工作人员在平时管理工作或战时做出如下突出成绩者:具有非凡的勇气和献身精神,致力于救护伤病员、残疾人或战争灾害的受害者;如有望获得奖章的医疗从业者在实际工作中牺牲,可以追授奖章。

## 【同步训练】

### 一、名词解释

1.护士　　　　2.护士执业不良记录

### 二、填空题

1.(　　　　　),(　　　　　　),促进护理事业发展,保障医疗安全和人体健康是《护士条例》的宗旨。

2.护士执业注册有效期为(　　　　)年。

3.护士执业良好记录包括护士受到的(　　　　)、奖励以及完成(　　　)的情况等内容。

### 三、选择题

1.《护士条例》由国务院令第517号公布,并于(　　)正式实施。　　　　(　　)

A.2008年5月12日　　　　　　　　B.2008年1月23日

C.2009年5月12日　　　　　　　　D.2008年1月31日

2.以下不属于护士伦理权利的是　　　　　　　　　　　　　　　　(　　)

A.获得工资酬劳的权利　　　　　　B.获得职业防护的权利

C.继续学习和职称评定的权利　　　D.遵守规章制度

3.下列哪项不是护士获得工资酬劳的权利?　　　　　　　　　　　(　　)

A.获得工资报酬

B.获得相应的福利待遇

C.参加社会保险的权利

D.患职业病的护士有权获得赔偿

4.护士申请延续注册的时间应为 （ ）

A.有效期届满前半年 B.有效期届满前 30 日

C.有效期届满后 30 日 D.有效期届满后半年

5.申请注册的护理专业毕业生,应在教学或综合医院完成临床实习,其时限至少为 （ ）

A.6 个月 B.8 个月 C.10 个月 D.12 个月

6.逾期提出申请的,还应当在符合国务院卫生主管部门规定条件的医疗卫生机构接受（ ）个月临床护理培训并考核合格。 （ ）

A.3 B.6 C.9 D.12

7.下列关于申请护士执业注册的叙述,错误的是 （ ）

A.护士执业注册证书包含有效期

B.申请人向批准设立拟执业医疗机构或者为该医疗机构备案的卫生健康主管部门提出申请

C.护士执业注册的受理时限为 20 个工作日

D.护士执业注册证书不包含护士执业地点信息

8.护士发现医师医嘱可能存在错误,但仍然执行错误医嘱,对患者造成严重后果,该后果的法律责任承担者是 （ ）

A.开写医嘱的医师 B.执行医嘱的护士

C.医师和护士共同承担 D.医师和护士无须承担责任

9.申请护士执业注册,下列哪项不是应当提交的材料? （ ）

A.申请人身份证明 B.护士执业注册申请审核表

C.护士实习合格证明 D.医疗卫生机构拟聘用的相关材料

10.护士被吊销执业证书的,自执业证书被吊销之日起（ ）不得申请执业注册。 （ ）

A.1 年 B.2 年 C.3 年 D.4 年

11.护士执业注册被吊销,是指 （ ）

A.护士取得执业注册后从事违法活动,行政机关依法予以吊销执业注册

B.基于特定事实的出现,由卫生行政部门依据法定程序收回护士执业注册证书

C.不具备取得护士执业注册的条件而取得护士执业注册的,由有关行政机关予以吊销

D.具备取得护士执业注册的条件,但因执业注册所依据的法律、法规、规章修改或

废止,或客观情况发生重大变化,基于公共利益的需要,由有关行政机关予以吊销

12.下列哪项不是护士的伦理义务? （　　　）

A.遵守规章制度的义务

B.尊重患者隐私的义务

C.无违法、违规和执业不良记录

D.发生自然灾害、公共卫生事件等突发事件时服从安排参加医疗救护的义务

[13—15题共用题干]2014年1月5日上午9时30分左右,××县卫生局、××县卫生执法监督大队先后接到群众电话投诉,称"柳园镇某诊所输液致人死亡",要求调查处理。经调查发现:××县柳园镇某诊所负责人为王某某,其聘用李某在其诊所从事医疗卫生技术工作,李某未取得医师执业资格,只能提供某某医学院的毕业证书,李某在该诊所工作3个多月共从王某某处领取"工资"5260元。据死者的丈夫龙某证实,当日为死者接诊的人员为李某。

13.本案例中,违法主体是 （　　　）

A.××县卫生局　　　B.王某某　　　　　　C.李某　　　　　　D.王某某和李某

14.本案例中,下列哪项不是违法行为? （　　　）

A.王某某允许未取得医师执业资格的人员上岗执业

B.李某应聘时提供某某医学院的毕业证书

C.李某未取得医师执业资格而从事医疗工作

D.医疗活动中造成医疗事故导致患者死亡

15.护士执业活动中遇到下列情况,除哪项外均需追究法律责任? （　　　）

A.发现医嘱违反法律、法规、规章或者诊疗技术规范的规定,停止执行,向医生报告

B.泄露患者隐私

C.发现患者病情危急未立即通知医师

D.发生自然灾害、公共卫生事件等严重威胁公众生命健康的突发事件,不服从安排参加医疗救护

**四、简答题**

1.申请护士执业注册应具备哪些条件?

2.护士的伦理义务有哪些?

**五、讨论题**

一名胃癌晚期患者,并不知道自己的病情较严重且有可能死亡。家属担心患者压力太大,没有告诉患者病情,而患者比较焦虑,迫切希望了解自己的病情,以便安排自己的事情,并表示已经做好心理准备。结合案例讨论:面对伦理冲突,护士应该如何合理化处理?

【参考答案】

一、名词解释:略

二、填空题

1.维护护士的合法权益　规范护理行为

2.5

3.表彰　政府指令性任务

三、选择题

1.A　2.D　3.D　4.B　5.B　6.A　7.D　8.C　9.C　10.B　11.A　12.C　13.D　14.B　15.A

四、简答题:略

五、讨论题

[答题要点](1)患者享有的权利:患者是成年人且有自主意识,拥有知情权;(2)护理伦理的基本准则:尊重患者原则、对患者有利原则;(3)正确处理护士与患者之间、护士与患者家属之间的伦理冲突:①根据以上原则先与患者家属进行充分沟通,达成共识;②探索与患者合适的沟通方式(包括沟通实施者与场景选择等);③加强对患者开展医疗综合服务,进行心理指导。

(魏自太)

# 第四节　药品管理法规及伦理规范

## 学习目标

1.**知识目标**　理解药品、药品标准、仿制药品、处方药和非处方药、特殊药品、药品不良反应等概念;明晰药品管理的法规精髓和伦理精髓。

2.**能力目标**　能从法律角度辨别假药、劣药;能指导公众选择合格药品。

3.**素质目标**　养成良好的法治观念、药师职业伦理道德与行为准则;树立爱岗敬业的工作态度,遵守执业标准和业务规范。

## 一、概述

### (一)相关概念

1.**药品**　药品是指用于预防、治疗、诊断人的疾病,有目的地调节人的生理机能并规定有适应证或者功能主治、用法和用量的物质,包括中药、化学药和生物制品等。

**2. 药品标准** 药品标准是指国家对药品质量规格及检验方法所作的技术性规范,由一系列反映药品特征的技术参数和技术指标组成,是药品生产、经营、供应、使用、检验和管理部门必须共同遵循的法定依据。

**3. 医疗机构制剂** 医疗机构制剂是指医疗机构根据本单位临床需要经过批准而配制、自用的固定处方制剂。

**4. 新药** 新药是指未在中国境内外上市销售的药品。

**5. 改良型新药** 改良型新药是指在已知活性成分的基础上,对其结构、剂型、处方工艺、给药途径、适应证等进行优化,具有明显临床优势的药品。

**6. 仿制药品** 仿制药品是指与已上市原研药品或参比制剂在安全、质量和疗效上一致的药品。

**7. 处方药** 处方药是指必须凭具有处方资格的医师开出的处方才可调配、购买和使用,并须在医务人员指导和监控下使用的药品。

**8. 非处方药** 非处方药是指由国务院药品监督管理部门公布的,不需要凭执业医师处方,消费者可以自行判断、购买和使用的药品。

**9. 特殊药品** 这类药品具有特殊的药理、生理作用,管理、使用不当将严重危害患者的生命健康乃至社会的利益,包括麻醉药品、精神药品、医疗用毒性药品、放射性药品。

**10. 药品不良反应** 药品不良反应是指合格药品在正常用法和用量下出现的与用药目的无关的或意外的有害反应。

### (二)立法情况

由于药品的特殊性,我国政府特别重视药品的规范管理。早在 1950 年 11 月,经当时政务院批准,卫生部颁发了《麻醉药品管理暂行条例》,这是我国药品管理的第一个行政法规。1963 年,经国务院批准,卫生部等部门联合颁布了我国涉及药品管理的第一个综合性法规《关于加强药品管理的若干规定(草案)》,对药品的生产、经营、使用和进出口管理作了明确的规定。

改革开放后,人民生活水平逐步提高,社会主义市场经济日益发展,为了保证药品质量、增进药品疗效、强化药品监督管理、保障人体用药安全、维护人民身体健康,1984 年 9 月,第六届全国人民代表大会常务委员会第七次会议通过了《中华人民共和国药品管理法》(以下简称《药品管理法》),并于 1985 年 7 月 1 日施行。这是新中国成立后我国第一部药品管理法律,它把国家有关药品监督的方针政策和原则以法律的方式加以确定,将药品质量与安全置于国家和人民群众的严格监督之下,为公众用药的安全有效提供了法律依据。

随着我国经济的持续发展，社会的全面进步，药品管理中需要解决的新情况、新问题也逐渐凸显，并成为社会公众关注的焦点。对此，全国人民代表大会常务委员会先后于 2001 年 2 月 28 日和 2019 年 8 月 26 日两次对《药品管理法》进行修订。最新修订的《药品管理法》自 2019 年 12 月 1 日起施行，全面贯彻落实党中央有关药品安全"四个最严"的要求，明确了保护和促进公众健康的药品管理工作使命，确立了以人民健康为中心，坚持风险管理、全程管控、社会共治的基本原则，要求建立科学、严格的监督管理制度，全面提升药品质量，保障药品的安全、有效、可及。药品上市许可持有人制度是修订的重点，要求持有人对药品的全过程负责。

为了保证《药品管理法》的贯彻实施，2002 年 8 月 4 日，国务院批准和颁布了《中华人民共和国药品管理法实施条例》，自 2002 年 9 月 15 日起施行；随后该条例分别于 2016 年 2 月 6 日、2019 年 3 月 2 日和 2024 年 12 月 13 日进行了三次修订。另外，国务院还颁布了《麻醉药品管理办法》《医疗用毒性药品管理办法》《精神药品管理办法》《放射性药品管理办法》等行政法规；卫生部也制定了多个配套规章。2018 年 3 月 13 日，国家食品药品监督管理总局更名为国家药品监督管理局，统一行使对全国药品（含中药、民族药）、医疗器械和化妆品的执法和质量监督职能，负责药品研制、生产、流通和使用等环节的监督和检验，实行执法监督统一、技术监督集中、社会监督的全过程监督管理。国家药品监督管理局成立后相继发布了《新药审批办法》《新生物制品审批办法》《新药保护和技术转让的规定》《仿制药品审批办法》《药品生产质量管理规范》《戒毒药品管理办法》《药品经营许可证管理办法》《处方药与非处方药分类管理办法》《药品流通监督管理办法》《药品注册管理办法》《药品进口管理办法》《药物非临床研究质量管理规范》《药物临床试验质量管理规范》和《药品监督行政处罚程序》等规章。部分省级人民政府也制定了相应的地方法规，逐步形成了具有中国特色的药品监督管理法律体系。

### 二、法规精髓

#### （一）《药品管理法》的调整对象

凡在中华人民共和国境内从事药品研制、生产、经营、使用和监督的单位和个人都必须遵守《药品管理法》。

药品管理应当以人民健康为中心，坚持风险管理、全程管控、社会共治的原则，建立科学、严格的监督管理制度，全面提升药品质量，保障药品的安全、有效、可及；国家发展现代药和传统药，充分发挥其在预防、医疗和保健中的作用；国家保护野生药材资源，鼓励培育道地中药材；国家鼓励研究和创制新药，保护公民、法人和其他组织研究、开发新药的合法权益。

### (二)药品经营管理

**1. 从事药品经营活动的条件**　《药品管理法》第五十二条规定,从事药品经营活动应当具备以下条件:

(1)有依法经过资格认定的药师或者其他药学技术人员;

(2)有与所经营药品相适应的营业场所、设备、仓储设施、卫生环境;

(3)有与所经营药品相适应的质量管理机构或者人员;

(4)有保证药品质量的规章制度,并符合国务院药品监督管理部门依据本法制定的药品经营质量管理规范要求;

(5)合理布局,方便群众购药。

《药品管理法》第五十一条还规定:从事药品批发活动,应当经所在地省、自治区、直辖市人民政府药品监督管理部门批准,取得药品经营许可证。从事药品零售活动,应当经所在地县级以上人民政府药品监督管理部门批准,取得药品经营许可证。无药品经营许可证的,不得经营药品。药品经营许可证有效期为 5 年,到期重新审查发证。

**2. 药品经营质量管理**　药品是特殊商品,它有比一般商品更为严格的经营质量管理要求。《药品管理法》第五十三条至五十九条明确规定,从事药品经营活动,应当遵守药品经营质量管理规范,建立健全药品经营质量管理体系,保证药品经营全过程持续符合法定要求。药品经营企业购进药品,应当建立并执行进货检查验收制度,验明药品合格证明和其他标识,不符合规定要求的,不得购进。购销药品应当有真实完整的购销记录和详细规定的内容。

零售药品必须准确无误,并正确说明用法、用量和注意事项,调配处方必须经过核对,对处方所列药品不得擅自更改或者代用。对有配伍禁忌或者超剂量的处方,应拒绝调配;必要时,经处方医师更正或重新签字,方可调配。销售中药材应当标明产地。同时,药品的入库和出库应当执行检查制度。

### (三)医疗机构药事管理

**1. 医疗机构配制制剂的条件**

(1)实行许可证制度　《药品管理法》第七十四条规定,医疗机构配制制剂,应当经所在地省、自治区、直辖市人民政府药品监督管理部门批准,取得医疗机构制剂许可证。无医疗机构制剂许可证的,不得配制制剂。

医疗机构制剂许可证有效期为 5 年,有效期届满,需要继续配制制剂的,医疗机构应当在许可证届满前 6 个月,按照相关规定申请换发医疗机构制剂许可证。医疗机构终止配制制剂或者关闭的,医疗机构制剂许可证由原发证机关缴销。

(2)机构和人员要求　医疗机构制剂配制,应在药剂部门设制剂室、药检室和质量管理组织。机构与岗位人员职责要明确,并配备具有相应素质和数量的专业技术人员。制剂室和药检室负责人应具有大专以上药学或相关专业学历,具有相应管理的实践经验,对工作中出现的问题能做出正确的判断、有及时处理的能力。制剂室和药检室的负责人不能互相兼任。

(3)设施仪器的要求　医疗机构配制制剂,必须具备保证制剂质量的设施、管理制度、检验仪器和卫生条件。制剂室要远离各种污染源,必须有与所配制的制剂剂型和规模相适应的房屋面积。

**2. 医疗机构配制制剂的使用**　医疗机构配制的制剂,应当是本单位临床需要而市场上没有供应的品种,并须省级人民政府药品监督管理部门批准后方可配制。配制的制剂必须按照规定进行质量检验,合格的制剂凭处方在本医疗机构内使用。特殊情况下,经国务院或省级人民政府药品监督管理部门批准,医疗机构配制的制剂可以在指定的医疗机构之间调剂使用。医疗机构配制的制剂不得在市场上销售。

**3. 医疗机构的药品管理**　医疗机构必须配备依法经过资格认定的药学技术人员。非药学技术人员不得直接从事药剂技术工作。药剂人员调配处方,必须经过核对,对处方所列药品不得擅自更改或者代用。对有配伍禁忌或者超剂量的处方,应当拒绝调配;必要时,须经处方医师更改或者重新签字,方可调配。

医疗机构购进药品,应当建立并执行进货检查验收制度,验明药品合格证明和其他标识,不符合规定要求,不得购进和使用。医疗机构应当有与所使用药品相适应的场所、设备、仓储设施和卫生环境,制定和执行药品保管制度,采取必要的冷藏、防冻、防潮、防虫、防鼠等措施,保证药品质量。

### (四)药品管理

对于患者来说,药物是不可缺少的物资,使用不符合标准的药物会给人造成极大的危害,有的甚至会危及人的生命。

**1. 药品标准**　只有符合药品标准的药物,才可销售使用。我国实行药品标准制度。

我国药品监督管理部门颁布的《中华人民共和国药典》和药品标准为国家药品标准。国家药品标准包括药品标准品、对照品,是作为药品检验对照用的标准物质,是国家药品标准的物质基础,是控制药品质量必不可少的工具。由国务院药品监督管理部门的药品检验机构负责标定国家药品标准品、对照品。国家药品监督管理部门组织药典委员会,负责国家药品标准的制定和修订。

**2. 新药、仿制药的管理**

(1)新药　新药是社会生产过程中为人类健康服务的科学研究成果之一,它对诊疗疾病有着重要作用,并代表医药工业科研水平,国家鼓励研究创制新药,保护公民、法人和其他组织开发研究新药的合法权益。

研究新药必须按照国家规定如实报送研制方法、质量指数、药理及毒理结果等。新药在有关资料和样品被批准后方可进行临床试验。完成临床试验并通过审评的新药,经国家药品监督管理局批准并发给药品注册证书。

国家支持以临床价值为导向、对人的疾病具有明确或者特殊疗效的药物创新,鼓励具有新的治疗机制、治疗严重危及生命的疾病或者罕见病、对人体具有多靶向系统性调节干预功能等的新药研制,推动制药技术进步。国家鼓励短缺药品的研制和生产,对临床急需的短缺药品、防治重大传染病和罕见病等疾病的新药予以优先审评审批。

(2)仿制药品  仿制药审评审批要以原研药品作为参比制剂,确保新批准的仿制药质量和疗效与原研药品一致。通过质量一致性评价的,允许其在药品说明书和标签上予以标注。试行标准的药品及受国家行政保护的品种不得仿制。对已有国家标准且不在新药保护期内的化学药品,凡对工艺进行重大改变的,应按仿制药品申报。凡申请生产仿制药品的,经审批后由国家药品监督管理局对同意仿制的药品发给药品注册证书。

**3. 药品审评规定**  随着人类实践的不断深入,医学科学的快速发展,新药日益增加,老药品种繁多,且存在质量参差不一、疗效不实、副作用频发的缺陷,这就需要对老药进行再评价、对新药进行认真审评。为此,国务院药品监督管理部门组织药学、医学和其他技术人员,对新药进行审评,对已批准生产的药品进行再评价。新药审评结论通过的,批准药品上市,发给药品注册证书。申请人取得药品注册证书后,为药品上市许可持有人。根据对老药的再评价结果,可以采取责令修改药品说明书、暂停生产、销售和使用的措施;对疗效不明确,不良反应大或者其他原因危害人体健康的药品,应当撤销批准文号或进口药品注册证书。被撤销批准文号或进口药品注册证书的药品,不得生产或进口、销售和使用;已经生产或进口的,当地药品监督管理部门应进行监督处理或销毁。

**4. 药品分类管理制度**  为了加强药品监督管理,减轻国家在医疗方面的负担,方便群众,我国药品监督管理机构的重大改革之一,就是对药品进行处方药、非处方药分类管理。《药品管理法》第五十四条规定,国家对药品实行处方药与非处方药分类管理制度。

(1)处方药的管理  处方药的管理,涉及处方药的生产与批发、零售及医疗机构处方与使用等。①处方药的生产与批发。处方药的生产与批发由具有药品生产许可证、药品经营许可证的生产经营企业依法生产经营。进入流通领域的处方药,要求将"凭医师处方销售、购买和使用!"的警示语由生产企业印刷在药品包装或使用说明书醒目的地方,禁止以其他方式直接向患者推荐、销售处方药。②处方药的零售。处方药只能在有药品经营许可证并配有驻店执业药师或药师以上药学技术人员的社会药店、医疗机构药房凭医师处方零售；其他任何单位和个人不得零售处方药。处方药应该分柜单独摆放，不得采用开架自选销售方式。③ 医疗机构处方与使用。处方药必须有执业医师或执业助理医师的处方才可发药。医师处方必须遵循科学、合理、经济的原则并符合《处方管理办法》的规定。

（2）非处方药的管理　非处方药的说明书用语应当科学、易懂，便于消费者认知、判断、选择和使用，并必须经过国务院药品监督管理部门核准。其包装须印有国家规定的非处方专用标识。非处方药经审批可以在大众传播媒体进行广告宣传，医疗机构根据医疗需要可以推荐非处方药。具有药品经营许可证并配有驻店执业药师或药师以上技术人员的零售药店、医疗机构药房可不凭医师处方销售甲类非处方药。除了社会药店、医疗机构药房外，经过批准，普通商业企业也可以零售乙类非处方药。

**5. 禁止生产（包括配制）、销售、使用假药、劣药**　有如表 2-19 所示情形之一的，为假药；有如表 2-20 所示情形之一的为劣药。

表 2-19　假药的四种情形

| 情形 | 情形说明 |
|---|---|
| 1 | 药品所含成分与国家药品标准规定的成分不符 |
| 2 | 以非药品冒充药品或者以他种药品冒充此种药品 |
| 3 | 变质的药品 |
| 4 | 药品所标明的适应证或者功能主治超出规定范围 |

表 2-20　劣药的七种情形

| 情形 | 情形说明 |
|---|---|
| 1 | 药品成分的含量不符合国家药品标准 |
| 2 | 被污染的药品 |
| 3 | 未标明或者更改有效期的药品 |
| 4 | 未注明或者更改产品批号的药品 |
| 5 | 超过有效期的药品 |
| 6 | 擅自添加防腐剂、辅料的药品 |
| 7 | 其他不符合药品标准的药品 |

**6. 特殊药品管理的规定**　国家对麻醉药品、精神药品、医疗用毒性药品、放射性药品，实行特殊管理。特殊管理药品具有特殊的药理、生理作用，管理、使用不当将严重危害患者的生命健康乃至社会的利益。麻醉药品、精神药品容易使人产生依赖性、成瘾性，从而危及人体健康、家庭和睦和社会和谐。医疗用毒性药品本身毒性剧烈，放射性药品对环境具有放射性影响，也容易对社会公众带来危害。对此，国务院分别制定发布了《麻醉药品管理办法》《精神药品管理办法》《医疗用毒性药品管理办法》和

《放射性药品管理办法》等规章制度。

同时，特殊管理药品在管理上也有其特点：对特殊药品的供应计划、购用、进口、出口等环节设置了事前审查批准或事前审查发放准许证的方式；对特殊管理药品研究开发、生产、供应、储藏、运输、批发、零售、流通、广告、标识和使用的全过程实行特殊管理。对特殊药品的管理还需要药品监督、卫生、环保、国防科工、公安等部门依法协同管理，对此类违法行为给予更严厉的处罚。

### （五）药品价格和广告管理

**1. 药品价格管理**　自 2015 年 6 月 1 日起，除麻醉药品和第一类精神药品外，取消原政府制定的药品价格。麻醉、第一类精神药品仍暂时由国家发展改革委实行最高出厂价格和最高零售价格管理。国家完善药品采购管理制度，对药品价格进行监测，开展成本价格调查，加强药品价格监督检查，依法查处价格垄断、哄抬价格等药品价格违法行为，维护药品价格秩序。药品上市许可持有人、药品生产企业、药品经营企业和医疗机构应当遵守国务院药品价格主管部门关于药品价格管理的规定，制定和标明药品零售价格，禁止暴利、价格垄断和价格欺诈等行为；依法实行市场调节价的药品，应当按照公平、合理和诚实信用、质价相符的原则制定价格，为用药者提供价格合理的药品。

**2. 药品广告管理**　药品广告的内容应当真实合法，以国务院药品监督管理部门批准的说明书为准，不得含有虚假内容。不得含有表示功效、安全性的断言或者保证。不得利用国家机关、科研单位、学术机构、行业协会或者专家、学者、医师、药师、患者的名义或者形象做推荐、证明。非药品广告不得涉及药品的宣传。

### （六）药品不良反应报告制度

国家对药品不良反应实行逐级、定期报告制度。严重或罕见的药品不良反应须及时报告，必要时可越级报告。

药品生产、经营企业和医疗预防保健机构必须严格监测本单位生产、经营、使用的药品的不良反应发生情况。

药品生产企业对本企业上市 5 年以内的药品安全有效问题进行密切追踪。防疫药品、普查普治用药品、预防用生物制品出现的不良反应群体或个体病例须随时向有关部门报告。省级药品不良反应监测专业机构收到严重、罕见或新的不良反应报告，须进行调查、分析，提出关联性评价意见，并及时向国家有关机构报告。

### （七）法律责任

在药品生产、经营、销售、使用过程中出现违法行为的都要承担相应的法律责任。

《药品管理法》《药品管理法实施条例》《刑法》对违法行为都作了细致、具体、明确的规定。下面着重介绍违法者须承担的行政责任、民事责任和刑事责任。

**1. 行政责任** 《药品管理法》规定的行政处罚，由县级以上药品监督管理部门按照国家药品监督管理部门规定的职责分工决定；而吊销药品生产许可证、药品经营许可证、医疗机构制剂许可证、医疗机构执业许可证或者撤销药品批准证明文件的，则由原发证、批准的部门决定。

违反药品价格管理规定的，依照《中华人民共和国价格法》的规定处罚。《药品管理法》规定的应承担行政责任的主要行为有：

(1)生产、销售假药的，生产、销售劣药的；

(2)未取得药品生产许可证、药品经营许可证或者医疗机构制剂许可证生产药品、经营药品的；

(3)知道或应当知道属于假劣药品而为其提供运输、保管、仓储等便利条件的；

(4)伪造、变造、出租、出借、非法买卖许可证或者药品批准证明文件的；

(5)药品上市许可持有人、药品生产企业、药品经营企业、药物非临床安全性评价研究机构、药物临床试验机构等未遵守《药品生产质量管理规范》《药品经营质量管理规范》《药物非临床研究质量管理规范》《药物临床试验质量管理规范》等的；

(6)药品上市许可持有人、药品生产企业、药品经营企业或者医疗机构未从药品上市许可持有人或者具有药品生产、经营资格的企业购进药品的；

(7)进口已获得药品进口注册证书的药品，未按规定向允许药品进口的口岸所在地的药品监督管理部门登记备案的；

(8)药品上市许可持有人未按照规定开展药品不良反应监测或者报告疑似药品不良反应的；

(9)药品上市许可持有人为境外企业的，其指定的在中国境内的企业法人未依照本法规定履行相关义务的。

**2. 民事责任** 《药品管理法》第一百三十八条规定，药品检验机构出具的检验结果不实，造成损失的，应承担相应的赔偿责任。第一百四十四条规定，药品上市许可持有人、药品的生产企业、经营企业、医疗机构违反法律规定，给用药者造成损害的，依法承担赔偿责任。

**3. 刑事责任** 违反《药品管理法》有关规定构成犯罪的，依法追究刑事责任。

《刑法》第一百四十一条规定：生产、销售假药，足以严重危害人体健康的，处3年以下有期徒刑或者拘役，并处或者单处销售金额百分之五十以上二倍以下罚金；对人体健康造成严重危害的，处3年以上10年以下有期徒刑，并处销售金额百分之五十以上二倍以下罚金；致人死亡或者对人体健康造成特别严重危害的，处10年以上有期徒刑、无期徒刑或者死刑,并处销售金额百分之五十以上二倍以下罚金或者没收财产。

《刑法》第一百四十二条规定:生产、销售劣药,对人体健康造成严重危害的,处 3 年以上 10 年以下有期徒刑,并处销售金额百分之五十以上二倍以下罚金;后果特别严重的,处 10 年以上有期徒刑或者无期徒刑,并处销售金额百分之五十以上二倍以下罚金或者没收财产。

《刑法》第三百五十五条规定,依法从事生产、运输、管理、使用国家管制的麻醉药品、精神药品的人员,违反国家规定,向吸食、注射毒品的人提供国家规定管制的能够使人形成瘾癖的麻醉药品、精神药品的,处 3 年以下有期徒刑或者拘役,并处罚金;情节严重的,处 3 年以上 7 年以下有期徒刑,并处罚金。向走私、贩卖毒品的犯罪分子或者以牟利为目的,向吸食、注射毒品的人提供国家规定管制的能够使人形成瘾癖的麻醉药品、精神药品的,依照本法第三百四十七条的规定定罪处罚。

单位犯前款罪的,对单位判处罚金,并对其直接负责的主管人员和其他直接责任人员,依照前款的规定处罚。

### 三、伦理规范精髓

药物临床试验应当符合《世界医学大会赫尔辛基宣言》原则及相关伦理要求,研究参与者的权益和安全是考虑的首要因素,优先于对科学和社会的获益。伦理审查与知情同意是保障研究参与者权益的重要措施。伦理委员会是指由医学、药学及其他背景人员组成的委员会,其职责是通过独立地审查、同意、跟踪审查试验方案及相关文件,获得和记录研究参与者知情同意所用的方法和材料等,确保研究

2-4 药物临床试验中如何保障研究参与者的权益

参与者的权益、安全受到保护。知情同意是指研究参与者被告知可影响其做出参加临床试验决定的各方面情况后,确认同意自愿参加临床试验的过程。该过程应当以书面的、签署姓名和日期的知情同意书作为文件证明。

#### (一)《药品管理法》涉及的伦理规范

从事药品研制活动,应当遵守《药物非临床研究质量管理规范》《药物临床试验质量管理规范》,保证药品研制全过程持续符合法定要求。开展药物临床试验,应当符合伦理原则,制定临床试验方案,经伦理委员会审查同意;伦理委员会应当建立伦理审查工作制度,保证伦理审查过程独立、客观、公正,监督规范开展药物临床试验,保障研究参与者合法权益,维护社会公共利益。实施药物临床试验,应当向研究参与者或者其监护人如实说明和解释临床试验的目的和风险等详细情况,取得研究参与者或者其监护人自愿签署的知情同意书,并采取有效措施保护研究参与者合法权益。

### （二）《药品注册管理办法》涉及的伦理规范

药物临床试验分为Ⅰ期临床试验、Ⅱ期临床试验、Ⅲ期临床试验、Ⅳ期临床试验以及生物等效性试验。药物临床试验应当经批准，其中生物等效性试验应当备案。根据药物特点和研究目的，研究内容包括临床药理学研究、探索性临床试验、确证性临床试验和上市后研究。获准开展药物临床试验的，申办者在开展后续分期药物临床试验前，应当制定相应的药物临床试验方案，经伦理委员会审查同意后开展，并在药品审评中心网站提交相应的药物临床试验方案和支持性资料。对于药物临床试验期间出现的可疑且非预期严重不良反应和其他潜在的严重安全性风险信息，申办者应当按照相关要求及时向药品审评中心报告。

### （三）《药物临床试验质量管理规范》涉及的伦理规范

伦理委员会应当对临床试验的科学性和伦理性进行审查。实施非治疗性临床试验（即对研究参与者没有预期的直接临床获益的试验）时，若研究参与者的知情同意是由其监护人替代实施，伦理委员会应当特别关注试验方案中是否充分考虑了相应的伦理学问题以及法律法规。若试验方案中明确说明紧急情况下研究参与者或者其监护人无法在试验前签署知情同意书，伦理委员会应当审查试验方案中是否充分考虑了相应的伦理学问题以及法律法规。伦理委员会的审查意见有：同意；必要的修改后同意；不同意；终止或者暂停已同意的研究。审查意见应当说明要求修改的内容，或者否定的理由。伦理委员会有权暂停、终止未按照相关要求实施或者研究参与者出现非预期严重损害的临床试验。

## 四、执业考试提示

执业考试重点关注以下内容：

（1）执业药师是 2012 年人力资源和社会保障部在对全国职业资格进行清理规范后予以核准并公告的第一批职业准入类职业资格。人力资源和社会保障部、国家药品监督管理局共同负责国家执业药师职业资格制度的组织、管理等相关工作。截至 2020 年年底，全国已有约 128 万人通过执业药师职业资格考试；截至 2021 年 11 月底，取得执业药师职业资格并注册的执业药师有 63.8 万人。执业药师队伍在推动我国医药事业发展、指导公众合理用药、保障公众用药安全有效、促进公众健康等方面发挥了重要作用。

2-5　药学伦理案例分析

（2）执业药师是指经全国统一考试合格，取得《中华人民共和国执业药师职业资格证书》并经注册，在药品生产、经营、使用和其他需要提供药学服务的单位中执业的药学技术人员。执业药师职业资格考试分为药学、中药学两个专业类别。药学类考试科目为药学专业知识（一）、药学专业知识（二）、药事管理与法规、药学综合知识与

技能。中药学类考试科目为中药学专业知识(一)、中药学专业知识(二)、药事管理与法规、中药学综合知识与技能。考试以四年为一个周期,参加全部科目考试的人员须在连续四个考试年度内通过全部科目的考试。考试合格,由省(区、市)人力资源和社会保障部门颁发执业药师职业资格证书。

(3)申请参加执业药师职业资格考试的条件中关于学历和岗位工作年限的要求需重点关注。本节涉及的药品管理法律制度内容主要是在药事管理与法规科目中考核。药事管理与法规作为执业药师考试的公共考试科目,每年的考试内容都会做出调整,所以较其他科目变动大一些,但是也会有重难点的区分;主要内容包括执业药师与"健康中国"战略、药品管理立法与药品监督管理、药品研制和生产管理、药品经营管理、医疗机构药事管理、中药管理、特殊规定的药品管理、药品安全法律责任等。

(4)执业药师职业资格实行注册制度。资格证书持有者应按有关规定,通过全国执业药师注册管理信息系统向所在地注册管理机构申请注册。经批准注册者,由执业药师注册管理机构核发国家药品监督管理局统一样式并加盖当地药品监督管理部门印章的执业药师注册证。严禁执业药师注册证挂靠,持证人注册单位与实际工作单位不符的,由发证部门撤销执业药师注册证。买卖、租借执业药师注册证的单位,按照相关法律法规给予处罚。以欺骗、贿赂等不正当手段取得执业药师注册证的,由发证部门撤销执业药师注册证,三年内不予执业药师注册;构成犯罪的,依法追究刑事责任。

**【案例分析】**

**【资料】** 罗某 2006 年 12 月 6 日分娩 1 名女婴。同月 28 日,罗某痔疮发作,其夫夏某便到药房购买治痔疮的药,该药房老板邱某向夏某推荐非处方药"化痔栓",夏某遂购买 1 盒。在罗某使用前,夏某阅读该药说明书发现注明"儿童、孕妇及哺乳期妇女禁用",遂又到药房找邱某,说明罗某是正在哺乳的产妇,婴儿尚未满月,问能否使用该药。邱某答复,因是外用于母亲身上,应该没有问题。罗某在使用了 2 粒"化痔栓"后即感身体不适,出现腹痛、腹胀。夏某告知邱某后,邱某答复停用此药。同月 30 日,女婴也出现呕吐、腹胀症状。罗某等即将女婴送至县妇幼保健院、县人民医院就诊,县医院接诊后认为女婴病情严重,建议转上级医院就诊。2007 年 1 月 1 日,女婴在就诊途中死亡。对女婴的死因,卫生行政部门不能做出认定。原告所购"化痔栓"的外包装有"OTC"标识,证明该药为非处方药。原告罗某、夏某认为,罗某在使用该药物前向邱某进行了咨询,而其答复可以使用,因此,邱某对于女婴之死应当承担法律责任,遂将邱某告上法庭,要求被告承担赔偿责任。

**【分析】** 法院审理后认为,罗某因患痔疮,根据邱某建议购买和使用了"化痔栓",使用后母女出现不良反应,女婴在就诊途中死亡的事实是客观存在的。

原告购买的系非处方药,在使用前阅读了说明书并发现该药的禁忌内容,应该知道禁用就是禁止使用。虽然原告向被告反映了患者的情况,但并没有尽到充分注意义务,应承担主要过错责任。

被告邱某明知患者是哺乳期妇女,认为外用药用在母亲身上应该不会有问题,其建议违反该药品说明书禁忌内容,故对女婴死亡存在过错,应承担相应的过错责任。

## 【知识卡片】

### 药品生产质量管理规范（GMP）

GMP 是英文 Good Manufacturing Practice 的缩写,中文含义是"药品生产质量管理规范",它是一套适用于制药行业的强制性标准,要求企业从原料、人员、设施设备、生产过程、包装运输、质量控制等方面按国家有关法规达到卫生质量要求,形成一套可操作的作业规范帮助企业改善卫生环境,及时发现生产过程中存在的问题,确保药品质量的安全性、稳定性和均一性。我国新版《药品生产质量管理规范》自 2011 年 3 月 1 日起施行。新版 GMP 中不仅引入了质量风险管理新理念,强调在实施 GMP 中要以科学和风险为基础,还引入了质量管理体系的新理念,要求制药企业应当建立全面、系统、严密的质量管理体系,并且必须配备足够的资源。

### 药品经营质量管理规范（GSP）

GSP 是英文 Good Supply Practice 的缩写,即良好供应规范,我国习惯称为药品经营质量管理规范,是针对计划采购、购进验收、储存、销售及售后服务等环节而制定的保证药品符合质量标准的一项管理制度。其核心是通过严格的管理制度来约束企业的行为,对药品经营全过程进行质量控制,保证向用户提供优质的药品。现行《药品经营质量管理规范》自 2016 年 7 月 20 日起施行。

## 【同步训练】

### 一、名词解释

1.医疗机构制剂　　　　2.处方药

### 二、填空题

1.国家对药品实行（　　　　　）与（　　　　　）分类管理制度。

2.不需要凭执业医师或执业助理医师处方即可自行判断、购买和使用的药品是（　　　　　）。

### 三、选择题

1.《药品管理法》规定,医疗机构配制的制剂应当是本单位　　　　　　　（　　　）

A.临床需要而市场供应不足的品种

B.临床需要而市场没有供应的品种

C.临床需要而市场没有或供应不足的品种

D.临床、科研需要而市场没有供应或供应不足的品种

2.下列说法错误的是 （ ）

A.患者可自行判断使用非处方药

B.非处方药专有标识为椭圆形背景下 OTC 三个字母

C.处方药不可以做广告

D.非处方药可以做广告

3.特殊管理的药品是指 （ ）

A.麻醉药品、放射性药品、毒性药品、抗肿瘤药品

B.麻醉药品、戒毒药品、精神药品、毒性药品

C.麻醉药品、放射性药品、毒性药品、精神药品

D.麻醉药品、生物制品、放射性药品、戒毒药品

4.因药品缺陷向患者赔偿属于 （ ）

A.民事责任　　　B.刑事责任　　　C.行政处罚　　　D.行政处分

**四、简答题**

《药品管理法》规定哪些情形属于假药？哪些情形属于劣药？

**【参考答案】**

**一、名词解释:**略

**二、填空题**

1.处方药　非处方药

2.非处方药

**三、选择题**

1.B　2.C　3.C　4.A

**四、简答题:**略

（江大为）

# 第五节 医疗事故处理法规及伦理规范

**学习目标**

**1. 知识目标** 理解医疗事故和医疗纠纷的法律内涵、医疗事故的构成要件；明晰医疗事故争议的处理方式和医疗事故的法律责任。

**2. 能力目标** 能区别医疗事故和医疗纠纷；能开展医疗事故的预防与处置，在医疗事故争议中既能依法保护患者的合法权益，也能依法行使自己的权利。

**3. 素质目标** 树立医疗责任及规范意识，爱岗敬业，关爱服务对象，具备构建和谐医患关系的基本素养。

## 一、概述

### (一)相关概念

**1. 医疗事故** 医疗事故是指医疗机构及其医务人员在医疗活动中，违反医疗卫生管理法律、行政法规、部门规章、诊疗护理规范和常规，过失造成患者人身损害的事故。

**2. 医疗纠纷** 医疗纠纷是指医患双方因诊疗活动引发的争议。医疗纠纷通常是由医疗过错引起的，也可能是因患者缺乏基本的医学知识，对正确的医疗处理、疾病的自然转归和难以避免的并发症以及医疗中的意外事故不理解而引起的，甚至是由于患者的毫无道理的责难而引起的。医疗事故是引发医疗纠纷的原因之一。

### (二)立法情况

1987年6月29日，国务院颁布了我国第一个处理医疗事故的专门法规《医疗事故处理办法》。1997年3月14日，第八届全国人大第五次会议修订通过的《中华人民共和国刑法》对发生严重医疗责任事故的医务人员做出了刑事处罚规定。1998年6月29日，第九届全国人大常委会第三次会议通过的《中华人民共和国执业医师法》（以下简称《执业医师法》），对造成医疗责任事故的医师做出了明确的行政处罚规定。

2001年12月6日，最高人民法院审判委员会会议通过《关于民事诉讼证据的若干规定》，明确规定了医疗行为侵权纠纷赔偿适用举证倒置原则，该项规定称："因医疗行为引起的侵权诉讼，由实施危险行为的人就其行为与损害结果之间不存在因果关系承担举证责任。"

2002年4月4日,国务院颁布了《医疗事故处理条例》,自2002年9月1日起施行,《医疗事故处理办法》同时废止。

2002年8月,卫生部又分别颁布了《医疗机构病历管理规定》《医疗事故技术鉴定暂行办法》《医疗事故分级标准(试行)》《医疗事故争议中尸检机构及专业技术人员资格认定办法》《中医、中西医结合病历书写基本规范(试行)》《重大医疗过失和医疗事故报告制度的规定》《医疗事故技术鉴定专家库学科专业组名录(试行)》等配套法规。

2018年7月31日,国务院颁布了《医疗纠纷预防和处理条例》,自2018年10月1日起施行。

## 二、法规精髓

### (一)医疗事故分级

根据给患者人身造成的损害程度,将医疗事故分为四级。

一级医疗事故:是指造成患者死亡、重度残疾的医疗事故。

二级医疗事故:是指造成患者中度残疾、器官组织损伤导致严重功能障碍的医疗事故。

三级医疗事故:是指造成患者轻度残疾、器官组织损伤导致一般功能障碍的医疗事故。

四级医疗事故:是指造成患者明显人身损害的其他后果的医疗事故。

### (二)医疗事故的构成要件和不属于医疗事故的情形

#### 1. 医疗事故的构成要件

(1)医疗事故是在医疗活动过程中发生的。没有医疗活动内容的事故,不能称为医疗事故。因此,在日常工作中应严格禁止医务人员在非紧急情况下在不合法的执业场所实施医疗活动,否则将涉嫌非法行医,因此而造成的人身伤害,就不能构成医疗事故,而有可能是过失伤害,甚至构成故意伤害罪或过失致人重伤罪等。

(2)医疗事故是违法违规的过失行为造成的。医疗事故必须是医疗行为违反了医疗管理法律、法规、规章和诊疗护理规范,而且这种行为必须是过失所造成的。所谓过失,是指行为人行为时的主观心理不是故意伤害患者,即行为人在行为时,决不希望或追求损害结果的发生,但由于自己的行为违法,造成了人身损害后果,包括疏忽大意的过失和过于自信的过失两种,因此医疗事故也就排除了由故意行为所造成的医疗损害情形。当然,意外事件和不可抗力所造成的医疗损害情形也可排除在外。

(3)医疗事故是由医疗机构及其医务人员直接造成的。国家对有权开展医疗活动的医疗机构和从事医疗活动的医务人员,规定了严格的许可制度。医疗事故的主体必须是依法取得执业许可或执业资格的医疗机构及其工作人员。未取得《医疗机构执业许可证》的单位和组织,未取得执业医师或护士资格的人,他们只能是非法行医的主体。非法行医造成患者人身损害的或患者自身过错造成人身损害后果的,均不属于医疗事故。

(4)医疗事故造成患者人身损害的严重后果。也就是说,只有造成患者死亡、残疾、器官组织损伤导致功能障碍或者其他明显人身损害等后果的,才可以认定为医疗事故。轻微的损伤或疾病的自然转归等不构成医疗事故。

(5)医疗过失行为和患者的人身损害后果之间必须有直接的因果关系。医疗过失违法行为和患者人身损害后果之间存在因果关联,是判定医疗事故成立的关键因素。在某些时候,虽然医务人员存在过失行为,甚至也的确存在损害结果,但如果该损害结果与过失行为之间不存在因果关联,那么医疗事故就不能成立。

**2. 不属于医疗事故的情形**(表2-21)

表 2-21　不属于医疗事故的情形

| 情形 | 情形说明 |
|---|---|
| 1 | 在紧急情况下为抢救垂危患者生命而无法按照常规采取急救措施造成不良后果的 |
| 2 | 在诊疗过程中由于病情异常或者患者体质特殊而发生医疗意外的 |
| 3 | 出现现有医学科学技术无法预料、防范的不良后果的 |
| 4 | 无过错输血感染造成不良后果的 |
| 5 | 因患方原因延误诊疗导致不良后果的 |
| 6 | 因不可抗力造成不良后果的 |

### (三)医疗事故的预防与处置

#### 1. 医疗事故的预防

(1)医疗机构及其医务人员在医疗活动中,必须严格遵守医疗卫生管理法律、行政法规、部门规章和诊疗护理规范、常规,恪守医疗服务职业道德。

2-6　如何避免医疗事故

(2)医疗机构应当对其医务人员进行医疗卫生管理法律、行政法规、部门规章和诊疗护理规范、常规的培训和医疗服务职业道德教育。

(3)医疗机构应当设置医疗服务质量监控部门或者配备专(兼)职人员,具体负责监督本医疗机构医务人员的医疗服务工作,检查医务人员执业情况,接受患者对医疗服务的投诉并提供咨询服务。

(4)做好病历资料的书写和保管。医疗机构应当按照国务院卫生行政部门规定的要求,书写并妥善保管病历资料。因抢救急危患者,未能及时书写病历的,有关医务人员应当在抢救结束后 6 小时内据实补记,并加以注明。严禁涂改、伪造、隐匿、销毁或者抢夺病历资料。患者有权复印或者复制其门诊病历、住院志、体温单、医嘱单、化验单(检验报告)、医学影像检查资料、特殊检查同意书、手术同意书、手术及麻醉记录单、病理资料、护理记录以及国务院卫生行政部门规定的其他病历资料。患者按规定复印或者复制病历资料的,医疗机构应当提供复印或者复制服务并在复印或者复制的病历资料上加盖证明印记。复印或者复制病历资料时,应当有患者在场。

(5)在医疗活动中,医疗机构及其医务人员应当将患者的病情、医疗措施、医疗风险等如实告知患者,及时解答其咨询;但是,应当避免对患者产生不利后果。

(6)医疗机构应当制定防范、处理医疗事故的预案,预防医疗事故的发生,减轻医疗事故的损害。

**2. 医疗事故的报告**

(1)内部报告  医务人员在医疗活动中发生或者发现医疗事故、可能引起医疗事故的医疗过失行为或者发生医疗事故争议的,应当立即向所在科室负责人报告,科室负责人应当及时向本医疗机构负责医疗服务质量监控的部门或者专(兼)职人员报告;负责医疗服务质量监控的部门或者专(兼)职人员接到报告后,应当立即进行调查、核实,将有关情况如实向本医疗机构的负责人报告,并向患者通报、解释。

(2)向卫生行政部门报告  发生医疗事故的,医疗机构应当按照规定向所在地卫生行政部门报告。发生下列重大医疗过失行为的,医疗机构应当在12小时内向所在地卫生行政部门报告:①导致患者死亡或者可能成为二级以上医疗事故的;②导致3人以上人身损害后果;③国务院卫生行政部门和省、自治区、直辖市人民政府卫生行政部门规定的其他情形。

**3. 医疗事故争议发生后有关证据的收集**

(1)病历资料和现场实物的封存  发生医疗事故争议时,死亡病例讨论记录、疑难病例讨论记录、上级医师查房记录、会诊意见、病程记录应当在医患双方在场的情况下封存和启封。封存的病历资料可以是复印件,由医疗机构保管。

疑似输液、输血、注射、药物等引起不良后果的,医患双方应当共同对现场实物进行封存和启封,封存的现场实物由医疗机构保管;需要检验的,应当由双方共同指定的、依法具有检验资格的检验机构进行检验;双方无法共同指定时,由卫生行政部门指定。

疑似输血引起不良后果,需要对血液进行封存保留的,医疗机构应当通知提供该血液的采供血机构派员到场。

(2)尸检及尸体的处理  患者死亡,医患双方当事人不能确定死因或者对死因有异议的,应当在患者死亡后48小时内进行尸检;具备尸体冻存条件的,可以延长至7日。尸检应当经死者近亲属同意并签字。尸检应当由按照国家有关规定取得相应资格的机构和病理解剖专业技术人员进行。承担尸检任务的机构和病理解剖专业技术人员有进行尸检的义务。医疗事故争议双方当事人可以请法医病理学人员参加尸检，也可以委派代表观察尸检过程。拒绝或者拖延尸检，超过规定时间，影响对死因判定的，由拒绝或者拖延的一方承担责任。

患者在医疗机构内死亡的，尸体应当立即移放太平间。死者尸体存放时间一般不得超过 2 周。逾期不处理的尸体，经医疗机构所在地卫生行政部门批准，并报经同级公安部门备案后，由医疗机构按照规定进行处理。

### (四)医疗事故技术鉴定

**1. 医疗事故的技术鉴定机构与鉴定的提起**　医疗事故的技术鉴定工作由医学会负责。设区的市级地方医学会和省、自治区、直辖市直接管理的县(市)地方医学会负责组织首次医疗事故技术鉴定工作。省、自治区、直辖市地方医学会负责组织再次鉴定工作。中华医学会仅负责组织在全国有重大影响的、复杂和疑难的医疗事故的鉴定。

启动医疗事故技术鉴定程序的方式有三种：一是卫生行政部门接到医疗机构发生重大医疗过失行为的报告或医疗事故争议当事人要求处理争议的申请后，对需要进行医疗事故技术鉴定的，由卫生行政部门移交医学会组织专家鉴定组鉴定；二是医患双方协商解决医疗事故争议，需要进行医疗事故技术鉴定的，由双方当事人共同委托医学会组织专家鉴定组鉴定；三是人民法院受理医患纠纷相关案件后，应当事人的请求或自行决定委托医学会对涉案医疗行为进行医疗事故的技术鉴定。

**2. 专家鉴定组的产生和回避**　负责组织医疗事故技术鉴定工作的医学会应当依法建立专家库。专家库由具备一定条件的医疗卫生专业技术人员组成：①有良好的业务素质和执业品德；②受聘于医疗卫生机构或者医学教学、科研机构并担任相应专业高级技术职务 3 年以上。符合规定条件并具备高级技术任职资格的法医可以受聘进入专家库。医学会依照规定聘请医疗卫生专业技术人员和法医进入专家库，可以不受行政区域的限制。

医学会组织专家鉴定组进行医疗事故技术鉴定。参加医疗事故技术鉴定的相关专业的专家，由医患双方在医学会主持下从专家库中随机编号、等量抽取，专家组人数为单数，涉及的主要学科的专家一般不得少于鉴定组成员的 1/2；涉及死因、伤残等级鉴定的，应当从专家库中随机抽取法医参加专家鉴定组。组长一般由组员推荐或者由最高专业技术职务者担任。在特殊情况下，医学会根据医疗事故技术鉴定工作的需要，可以组织医患双方在其他医学会建立的专家库中随机抽取相关专业的专家参加鉴定或者函件咨询。

符合规定条件的医疗卫生专业技术人员和法医有义务受聘进入专家库，并承担医疗事故技术鉴定工作。

专家鉴定组成员有下列情形之一的,应当回避,当事人也可以以口头或者书面的方式申请其回避:①是医疗事故争议当事人或者当事人的近亲属的;②与医疗事故争议有利害关系的;③与医疗事故争议当事人有其他关系,可能影响公正鉴定的。

**3.医疗事故技术鉴定的内容**

(1)医疗过失行为是否违反了医疗技术标准和规范。

(2)医疗过失行为与医疗事故争议的事实之间是否存在因果关系。

(3)医疗过失行为在医疗事故中的责任程度。

**4.医疗事故技术鉴定应当提交的材料** 负责组织医疗事故技术鉴定工作的医学会应当自受理医疗事故技术鉴定之日起5日内通知医疗事故争议双方当事人提交进行医疗事故技术鉴定所需的材料。当事人应当自收到医学会的通知之日起10日内提交有关医疗事故技术鉴定的材料、书面陈述及答辩。医疗机构提交的有关医疗事故技术鉴定的材料应当包括下列内容:

(1)住院患者的病程记录、死亡病例讨论记录、疑难病例讨论记录、会诊意见、上级医师查房记录等病历资料原件。

(2)住院患者的住院志、体温单、医嘱单、检验单(检验报告)、医学影像检查资料、特殊检查同意书、手术同意书、手术及麻醉记录单、病理资料、护理记录等病历资料原件。

(3)抢救急危患者,在规定时间内补记的病历资料原件。

(4)封存保留的输液、注射用物品和血液、药物等实物,或者依法具有检验资格的检验机构对这些物品、实物做出的检验报告。

(5)与医疗事故技术鉴定有关的其他材料。

在医疗机构建有病历档案的门诊、急诊患者,其病历资料由医疗机构提供;未在医疗机构建立病历档案的,由患者提供。

医患双方应当依照规定提交相关材料。医疗机构无正当理由未依照本条例的规定如实提供相关材料,导致医疗事故技术鉴定不能进行的,应当承担责任。

**5.医疗事故技术鉴定的结论** 负责组织医疗事故技术鉴定工作的医学会应当自接到当事人提交的有关医疗事故技术鉴定的材料、书面陈述及答辩之日起45日内组织鉴定并出具医疗事故技术鉴定书。医疗事故技术鉴定书应当包括下列主要内容:

(1)双方当事人的基本情况及要求。

(2)当事人提交的材料和负责组织医疗事故技术鉴定工作的医学会的调查

材料。

（3）对鉴定过程的说明。

（4）医疗行为是否违反医疗卫生管理法律、行政法规、部门规章和诊疗护理规范、常规。

（5）医疗过失行为与人身损害后果之间是否存在因果关系。

（6）医疗过失行为在医疗事故损害后果中的责任程度。

（7）医疗事故等级。

（8）对医疗事故患者的医疗护理建议。

医疗事故鉴定结果及相应材料，医学会至少存档 20 年。

**6. 医学会可以不受理医疗事故技术鉴定的情形**（表 2-22）

表 2-22　医学会可以不受理医疗事故技术鉴定的情形

| 情形 | 情形说明 |
| --- | --- |
| 1 | 当事人一方直接向医学会提出鉴定申请 |
| 2 | 医疗事故争议涉及多个医疗机构，其中一个医疗机构所在地的医学会已经受理 |
| 3 | 医疗事故争议已经由人民法院调解达成协议或判决 |
| 4 | 当事人已经向人民法院提起民事诉讼（司法机关委托的除外） |
| 5 | 非法行医造成患者身体健康损害 |

### （五）医疗事故的处理方式

根据相关法律法规规定，医疗事故争议的解决途径包括医患协商解决、申请行政调解、向人民法院提起诉讼和申请人民调解。

**1. 医患协商解决**　医疗事故争议可以协商解决，就是医患双方以互解互谅精神，通过平等协商自主解决医疗事故争议。协商解决可以缓解矛盾，减少误会，消除分歧，寻找到解决问题的方法。需要解决的问题主要包括两个方面：一是事实，即是否造成了不良后果，不良后果是不是由医疗行为所致；所致不良后果的医疗行为是否违反了医疗管理法律、法规、规章和诊疗护理规范、常规。二是承担责任的方式，即医疗机构对其过失造成的医疗不良后果，应当以何种形式承担责任以及责任大小。一般以经济赔偿形式为主，由医患双方共同协商确定一个赔偿数额，但有的也可以采用赔礼道歉的形式。协商不成的，当事人可以向卫生行政部门或者医疗纠纷人民调解委员会提出调解申请，也可以直接向人民法院提起民事诉讼。

**2. 申请行政调解**　医疗事故争议发生后，医患双方不愿协商解决，或者自主协商解决不成时，可以向卫生行政部门申请行政调解。卫生行政部门收到申请后，应当及时进行审查，对符合规定的申请应当及时处理；对不符合规定的，则不予受理，并书面告知申请人。已确定为医疗事故的，卫生行政部门依据医疗事故争议双方当事人的请求,可以进行医疗事故赔偿调解。调解时,应当遵循当事人双方自愿原则,并依法确定赔偿数额。经调解,双方当事人就赔偿数额达成协议的,制作调解书,双方当事人应当履行;调解不成或协议后一方反悔的,卫生行政部门不再调解。当事人可以在规定的期限内,向人民法院提起民事诉讼。

**3. 向人民法院提起诉讼** 医疗事故争议发生后,当事人可以直接选择诉讼途径解决,也可以在自主协商解决不成后,或者对卫生行政部门或医疗纠纷人民调解委员会的处理不服后,再选择诉讼解决。

**4. 申请人民调解** 卫生部公布的《关于公立医院改革试点的指导意见》提出建立医疗纠纷的人民调解机制,各地先后成立医疗纠纷人民调解委员会作为完全独立的第三方参与医疗纠纷处理,调解作为其他三种处理途径(医患协商解决、申请行政调解和司法诉讼)的补充。

### (六)医疗机构及其医务人员的法律责任

医疗机构发生医疗事故的,由卫生行政部门根据医疗事故等级和情节,给予警告;情节严重的,责令限期停业整顿直至由原发证部门吊销执业许可证,对负有责任的医务人员依照刑法关于医疗事故罪的规定,依法追究刑事责任;尚不够刑事处罚的,依法给予行政处分或者纪律处分。对发生医疗事故的有关医务人员,除依照上述规定处罚外,卫生行政部门可以责令暂停6个月以上1年以下执业活动;情节严重的,吊销其执业证书。

医疗机构有如表2-23所列情形之一的,由卫生行政部门责令改正;情节严重的,对负有责任的主管人员和其他直接责任人员依法给予行政处分或者纪律处分。

表 2-23  卫生行政部门处理医疗机构的相关情形

| 情形 | 情形说明 |
|---|---|
| 1 | 未如实告知患者病情、医疗措施和医疗风险的 |
| 2 | 无正当理由,拒绝为患者提供复印或者复制病历资料服务的 |
| 3 | 未按照国务院卫生行政部门规定的要求书写和妥善保管病历资料的 |
| 4 | 未在规定时间内补记抢救工作病历内容的 |
| 5 | 未按照规定封存、保管和启封病历资料和实物的 |
| 6 | 未设置医疗服务质量监控部门或者配备专(兼)职人员的 |
| 7 | 未制定有关医疗事故防范和处理预案的 |
| 8 | 未在规定时间内向卫生行政部门报告重大医疗过失行为的 |
| 9 | 未按照规定向卫生行政部门报告医疗事故的 |
| 10 | 未按照规定进行尸检和保存、处理尸体的 |

医疗机构或者其他有关机构违反规定,有下列情形之一的,由卫生行政部门责令改正,给予警告;对负有责任的主管人员和其他直接责任人员依法给予行政处分或者纪律处分;情节严重的,由原发证部门吊销其执业证书或者资格证书:

（1）承担尸检任务的机构没有正当理由，拒绝进行尸检的；

（2）涂改、伪造、隐匿、销毁病历资料的。

### （七）医疗事故的赔偿

**1. 医疗事故的赔偿范围**　医疗事故的赔偿属于民事法律责任。赔偿项目一般分为医疗费、误工费、住院伙食补助费、陪护费、残疾生活补助费、残疾用具费、丧葬费、被扶养人生活费、交通费、住宿费和精神损害抚慰金等。

**2. 医疗事故赔偿标准**　应考虑医疗事故的等级、医疗过失行为在医疗事故损害后果中的责任程度、医疗事故损害后果与患者原有疾病状况之间的关系等因素确定具体赔偿数额。不属于医疗事故的，医疗机构不承担赔偿责任，但也应考虑患者的实际损失、一般医疗机构的赔付能力和其他类似损害赔偿的状况等因素。

**3. 医疗事故赔偿方式**　我国对医疗事故受害者实行一次性结算经济赔偿原则。经确定为医疗事故的，由医疗机构按照医疗事故等级、造成医疗事故的情节和患者的情况等，给予受害者一次性经济赔偿。由于部分医疗事故的受害者存在后续治疗及费用问题，法院不能解决尚未发生的损失做出赔偿判决，因此，在处理这部分患者的相关费用时，应综合、客观地予以考虑。

## 三、伦理规范精髓

### （一）医患关系的概念与特征

医患关系有狭义和广义之分。狭义的医患关系特指医师与患者之间的关系。广义的医患关系指以医师为中心的群体与以患者为中心的群体，在诊治或缓解患者疾病过程中所建立的关系。作为一种特殊的人际关系，医患关系具有以下特征：

**1. 明确的目的性和目的的一致性**　在医患交往中，尽管形式多种多样，但其目的只是为了诊治疾病。患者就医，目的是减轻自身的痛苦或同时治愈疾病；医务人员为其提供诊治服务，根本目的也是减轻患者的痛苦或治愈疾病。因此，医患交往不仅有明确的目的性，而且表现出高度的一致性。

**2. 利益的相关性和价值实现的一致性**　医疗实践活动中，医务人员之所以能够以救死扶伤为己任，相互合作，在于他们有共同的利益，并形成统一的医学道德原则和规范，以此来约束和制约不同个体的医疗行为，确保医疗集体的共同信誉，赢得患者的信任。医患之间也正是存在协调一致利益关系才能彼此配合，共同维护医患和谐。医患双方的利益关系是社会整体利益的反映，具有一致性，即消除疾病、维持人类的健康发展。但是，由于医患双方受其他利益的影响，有时也会发生医患某些方面利益的不一致性。

**3. 人格权利的平等性和医学知识的不对称性**　在医患关系中，医患双方的人格尊严、权利是平等的,若遭遇不尊重或者侵犯,都会受到医学道德的谴责,甚至法律的制裁。但是,医务人员拥有专业的医学知识和技能,而大多数患者对医学不懂或一知半解。因此,医患双方在医学知识和能力的拥有上存在着不平等性。从这个意义上说,患者处于脆弱和依赖的地位,而医务人员则处于主导地位,由此对其医德和医术的要求也应该更高。

**4. 选择的不对等性和情感的中立性**  救死扶伤,防病治病,是医疗工作对医务人员提出的道德要求,医方应当平等地对待所有的患者,不应该挑拣患者。但是,患者却可以选择不同的医务人员。在医疗过程中,医务人员有权了解患者的心理活动及与疾病有关的隐私,而患者则无权要求了解医务人员的心理活动及隐私,这是信息知情上的不对等性。医务人员对患者应当充满感情,但是如果医务人员对患者的情感过于强烈,也会产生一定的副作用。所以,医务人员应当将自己的感情与患者的感情分开,在情感上保持中立,在接受患者的真实感情时,不应当让其了解自己负面的真实情感,尤其不能让患者了解自己对不良诊治信息的心理反映。

**5. 医患冲突的敏感性和不可避免性**  在医患关系中,尽管医患双方具有目的的一致性、利益价值的趋同性等特征,但由于医患双方对医学知识的理解、价值观念、医疗期望等方面存在差异,加之社会对医疗卫生保健经费投入不足、医疗单位管理水平参差不齐等原因,发生矛盾或冲突在所难免。然而,这种矛盾或冲突可以通过社会及医患双方的共同努力来缓解和减少,并建立和谐的医患关系。

### (二)医患关系的性质

医患关系是以诚信为基础的具有契约性质的信托关系。

首先,医患关系是以诚信为基础的。战胜疾病、促进健康是医患双方的共同目标,该目标的实现需要医患之间的密切配合以及相互支持和鼓励,因此,就离不开彼此之间的信任。诚信是医患关系的基石。一方面,医者要对患者诚信,拒绝过度医疗、防御性医疗,要尽力提供最优化的诊治方案;另一方面,患者也要对医者诚信,如实告知病情甚至包括相关隐私等信息。

其次,医患关系具有医疗契约的性质。所谓契约,是在两个或两个以上的当事人之间,为设立、变更或终止法律权利和义务而达成的协议。而医疗契约是医患双方为设立、变更或终止法律权利和义务而达成的协议。这种协议的达成包括患者的要约与医者的承诺两个方面,即患者到医疗机构挂号就医是求诊的要约,而医疗机构收取挂号费且交付挂号单是对患者的承诺,由此医患双方的医疗契约便得以确立。这种契约关系与一般的契约关系不完全相同,这种契约没有订立一般契约的相关程序和条款,承诺内容未必与要约内容完全一致,契约对患方没有严格的约束力,医者负有更重的义务,如注意义务、忠实义务、披露义务、保密义务以及急危重症时强制的缔约义务等。

再次,医患关系是一种信托关系。信托关系,是指患者及其家属基于对医者的信任,将患者的生命健康委托给医者,在医者对其生命和健康进行管理处置的过程中所结成的利益关系。在这种关系中,由于患者的医学知识和能力的缺乏,对医务人员和医疗机构抱着极大的信任,将自己的生命和健康托付给医务人员和医疗机构,甚至把自己的隐私告诉医务人员,促使医务人员努力维护患者的健康,完成患者的信托,且双方在人格上是平等的非主从关系。因此,医患之间的信托关系与一般的信托关系不完全相同。

### (三)医患关系的伦理模式

我国传统医患关系模式以"主动—被动型"为主,患者出于健康原因来找医生看病,依赖甚至崇拜医生,医生享有绝对权威地位。而在计划经济向市场经济过渡时期,"指导—合作型"逐渐成为主流的医患关系模式,患者配合医师诊疗,医师仍处于主导地位。随着我国医疗卫生体制改革步伐的加快,患者的权利意识加强,便形成了"共同参与型"的医患关系。当前,新医改持续稳步推进,对医患关系又提出了新的要求,人们深刻地认识到医患之间的关系并不是单向的,而是双向反馈的,正朝着医患互动的方向前进。所谓医患之间的互动关系,是指医患在医疗活动中知、情、意、行等的相互影响、相互作用。掌握医患互动的方式,对促进医患关系正常化,提高医疗服务质量有着积极的作用。

### (四)和谐医患关系与伦理

**1. 和谐医患关系的概念** 和谐医患关系是指医患双方基于互相理解、尊重、信任而形成的积极配合、共同战胜疾病的融洽关系。尤其是当遇到矛盾与纠纷时,能以理性、合法的方式化解利益冲突,以防止出现对立的交往关系。

发展医学和医疗事业是构建和谐社会的重要组成部分,和谐医患关系既是整个社会和谐状况的缩影,又是和谐社会的重要组成部分,它既受社会和谐的影响,又反过来推动着整个社会的和谐发展。

**2. 构建和谐医患关系的伦理要求** 构建和谐医患关系是一种理念,体现了对病人人格、权利的尊重,体现了对病人的终极关怀和医学终极目标的追求,其中医疗机构和医务人员是主导,尊重和维护病人生命、促进病人健康是医学伦理的基本要求。和谐医患关系需要伦理精神的滋养。

首先,要坚持以人为本。医学发展的首要任务就是维护人的生命健康,提高人的生存质量。构建以人为本的和谐医患关系,就是要始终坚持从病人健康利益出发,不断加强医患沟通,提高医疗服务水平,使人民群众共享医疗卫生事业的发展成果。

其次,医患双方要相互尊重、彼此信任。这是构建和谐医患关系的基础,不仅体现在医疗技术和诊治效果上,而且也体现在对病人的态度上;病人也应尊重科学,尊重医务人员。医患之间只有多沟通交流,互相站在对方的立场考虑问题,才能逐渐建立起相互信任的和谐医患关系。

2-7 护士如何避免医疗事故

### (五)医疗事故技术鉴定应遵循的伦理原则

**1. 客观公正的原则**　医疗事故技术鉴定由于涉及鉴定人与被鉴定人、家属及司法工作人员之间的关系,所以存在着很多伦理问题,应当坚持客观公正、把伤害降到最低的伦理原则,鉴定工作的客观公正有利于保护各方合法权益,维护法律公平正义。

**2. 医患平等的原则**　在医疗事故技术鉴定过程中,有关人员必须坚持医患平等的原则。在医疗事故鉴定中,医患双方应是平等的关系,负有共同的知情权、参与权、举证权等权利,医院要为患者负责,尊重患者的权利,保护患者的利益,患者也不能借机滋事,漫天要价,甚至无理取闹,干扰医院的正常秩序。医疗事故鉴定必须做到既保护患者的利益,又不损害医院的利益,坚持医患平等的原则。建立平等的医患关系是医疗卫生体制改革的目标之一,因此,医患平等也是医疗事故鉴定必须坚持的重要伦理原则。

**3. 公开透明的原则**　就是要求医疗事故技术鉴定按照规定程序进行,接受社会监督,体现我国建设法治社会的要求。坚持公开透明原则是确保医疗事故鉴定结论客观公正的前提条件。要使医患双方对医疗事故鉴定结论都心服口服,必须做到"五公开",即:①政策公开;②鉴定程序公开;③鉴定人员公开;④鉴定时间、地点公开;⑤鉴定结论公开。

**4. 回避原则**　为了保证鉴定结论的科学、客观、公正,保证鉴定的严肃性和权威性,医疗事故鉴定应实行回避原则。一是非鉴定委员会成员或未经鉴定委员会邀请的其他人员,不得参与医疗事故鉴定工作,防止行政领导对医疗事故技术鉴定的干涉。二是医疗纠纷的当事人不能同时担任鉴定委员会的成员。三是与医疗纠纷当事人有亲属或其他利害关系的人员,既包括鉴定委员会的成员,也包括参与鉴定工作的所有服务人员,不得参加鉴定工作。在召开医疗事故鉴定会议之前,鉴定主管机关应对参与本次鉴定的所有人员进行详细的资格审查,做出是否回避的决定,并将审查结果公布于众,主动接受医疗纠纷当事人的监督和社会舆论的监督。

### (六)医疗事故处理中要把握的伦理原则

**1. 及时办理的原则**　医疗纠纷发生后,医疗单位与患者协商解决、医疗事故技术鉴定委员会进行鉴定和卫生行政部门做出处理意见都要坚持及时办理的原则。解决方案也要尽快地实际履行。行政处理的优点之一就是效率,如果医疗纠纷很久也解决不了,行政效率就无从谈起,不仅影响患方实际权益的实现和医疗单位的工作秩序,也影响卫生行政部门的形象。即使向人民法院起诉,也要尽早。有些医疗纠纷,正是因为拖延多年,才最终以医疗单位承担巨额赔偿作为终结。因此,及时解决医疗纠纷,对医患双方合法权益的实现和社会的稳定都十分重要。

**2.公平公正的原则** 就是要在事实清楚的基础上,依照有关法律法规的规定和精神,公平地区分医患双方分别应承担的责任。根据民法过失责任原则,如医疗单位没有过失,那么患者在医疗单位出现不利后果,医疗单位不应承担任何责任。随着医疗卫生体制改革的深入,医疗风险分担机制也应逐步完善。

**3.合理合法的原则** 合理合法意指医患双方要通过正常渠道寻求医疗纠纷的正常解决。不仅卫生行政部门和人民法院在处理医疗纠纷的过程中要程序合法,准确使用法律法规处理当事人的实体权益,医疗单位和患方在协商解决或行使其他救济权利过程中也要遵守相关法律法规,不得违反法律法规的强制性规定。在不同法律法规规定存在不一致的情况下,应根据法律的精神和不同层次的法律效力不同的原理具体适用。不论是医疗单位还是患方,如果离开法治的轨道去解决问题,必将受到法律的相应惩罚。

**4.切实可行的原则** 任何纠纷的处理最终要落实到责任的承担。对于医疗纠纷的解决,也有责任承担的问题。脱离实际负担能力要求医疗机构赔偿巨额费用,客观上造成执行难,或基本得不到执行,最终损害的是医患双方的利益。所以,任何解决纠纷的方案都要符合社会主义初级阶段的国情,如果脱离实际,反而有害。

## 四、执业考试提示

执业考试重点关注以下内容:

(1)医疗事故的概念及其处理原则。

(2)处理医疗事故的基本要求。

(3)医疗事故的预防与处置:病历书写、复印或者复制,告知与报告,病历资料、现场实物的封存与启封,尸检。

(4)医疗事故的技术鉴定:鉴定的提起,鉴定组织,鉴定专家组,鉴定原则和依据,鉴定程序和要求,不属于医疗事故的情形。

(5)医疗事故的行政处理与监督:卫生行政部门对重大医疗过失行为的处理,卫生行政部门对医疗事故争议的处理。

(6)法律责任:医疗机构的法律责任,医务人员的法律责任。

(7)医患关系与伦理:医患关系的含义和特征,医患关系的性质,医患关系的伦理模式,构建和谐医患关系的伦理要求。

## 【案例分析】

**【资料1】** 林女士到某市某区人民医院治疗胆结石,医生开了一种冲剂。一个多星期后,林女士拿了药品包装盒到药房买药,准备继续服用,但药房药师却告诉她,这种名为"排石颗粒"的冲剂是用来治疗尿路结石的,不能治胆结石。当林女士找到当时看病的医生时,医生表示他没开过这个药。而医院药房当天电脑记录发出的药确实是"排石颗粒"冲剂。药房人员找出了当天的处方仔细核对,发现处方上开的药名是"排石利胆",药师发药时把"排石利胆"发成了"排石颗粒"冲剂。林女士认为,这家医院应该为员工在工作中的失误承担赔偿责任。院方却认为,一般情况下,只有出了医疗事故才谈得上赔偿,何况目前林女士并没有身体不适。

**【分析】** 本案例的核心问题在于对医疗事故概念的界定。根据《医疗事故处理条例》的规定,要构成医疗事故必须是存在医疗过失并给患者造成比较明显的人身伤害,即医疗过失和患者的人身损害结果之间应存在直接必然的因果关系。在本案中,医疗机构工作人员给患者发错药物,造成患者错误服用药物,是存在明显的医疗过失,但是,患者并没有因服错药物造成明显的人身损害,也就是说并没有符合医疗事故的构成要件。因此,本案林女士不能按照医疗事故的缘由要求医院进行赔偿,但是医院仍需要对自己发错药的医疗过失承担责任。

**【资料2】** 患者李某,男,74岁,因发热40.1℃于晚10时来某院急诊。自诉中午开始发热,伴有咳嗽、全身酸痛、畏寒症状,无腹泻,小便次数多。血压、心电图正常,两肺呼吸音粗,无干湿啰音,检验结果白细胞计数 $5.6 \times 10^9/L$、中性粒细胞8%、淋巴细胞40%、单核细胞20%。医生按普通上呼吸道感染处理,并嘱患者回家休息。医生考虑到急诊科患者很多,该患者症状不太严重,况且患者及其家属又无留观要求,故未予留观。次日上午8时,患者再次就诊,呈昏迷、休克状态,胸片示右上肺大叶性肺炎,立即抢救,下午3时死于感染中毒性脑病。

**【分析】** (1)此案例死亡原因诊断为右上肺大叶性肺炎、继发感染中毒性脑病。老年人患病通常病情凶险,死亡率高,即使留观治疗、抢救及时,死亡率仍很高,但并不因此排除医生的责任。74岁高龄患者在高热(达40.1℃)且诊断尚不明确的情况下未予留观是不妥当的。况且对患者没有进行胸部X线检查,并以患者及其家属未提出留观为由,草率同意患者回家。是否留观应以患者的病情为标准,该案例中医生的做法是对患者关爱不够的表现。(2)患者来诊,医生草率地按普通上呼吸道感染处置和不予留观,忽视了老年患者的特点,即病情复杂多变、不易明确诊断、易出现多系统疾病、易出现衰竭现象等。医生缺乏严密观察、应急准备、及时抢救的高度责任感,造成了患者死亡,不能说与医生的责任无关。

## 【知识卡片】

### 医疗纠纷的举证责任

举证责任是指当事人对自己提出的主张,有提出证据并加以证明的责任。它的内容,一是行为责任,就是由谁举证;二是后果责任,就是举证不能和举证不足的后果究竟由谁承担。具体包括:①当事人对自己提出的主张,应当提出证据;②当事人对自己提供的证据,应当加以证明,以表明自己所提供的证据能够证明其主张;③若当事人对自己的主张不能提供证据或提供证据后不能证明自己的主张,将可能导致法院对自己不利的裁判,即承担败诉的结果。

## 【同步训练】

### 一、名词解释

1.医疗事故　　　2.医疗纠纷　　　3.医患关系

### 二、填空题

1.医疗事故争议的处理途径包括(　　　)、(　　　)、(　　　)和(　　　)。

2.发生导致(　　　)人以上人身损害后果,医院应当在(　　　)小时内向所在地卫生行政部门报告。

### 三、选择题

[1—2题共用题干]刘某因宫外孕在某镇卫生院手术,后因刀口久久难以愈合,出现严重的感染被送至某市三甲医院治疗,术中发现患者腹腔内有一块医用纱布。

1.如果刘某申请做医疗事故技术鉴定,应向(　　　)申请。　　　　　　(　　　)

A.医学会　　　　　B.卫生局　　　　　C.人民法院　　　　　D.公安局

2.如果医患双方就医疗事故争议进行处理,可以通过(　　　)予以解决。　(　　　)

A.医患双方协商　　B.卫生行政调解　　C.诉讼解决　　D.以上均是

[3—5题共用题干]某医院在为患者陈某做心脏手术期间,该地区突然发生地震,导致手术室部分塌陷,手术无法进行,陈某因而死亡,随后医患之间产生争议。

3.陈某家属要求复印或者复制病历资料时,应当有(　　　)在场。　　　　(　　　)

A.涂改　　　　　B.医务人员　　　　　C.律师　　　　　D.患方

4.对于陈某的死亡,下列说法正确的是　　　　　　　　　　　　　　　　(　　　)

A.医院应当承担全部责任

B.医院不应当承担责任

C.医院应当承担部分责任

D.医院与陈某的家属应当协商由谁来承担责任

5.以下哪一项不是医疗事故处理中需要把握的伦理原则?　　　　　　　　(　　　)

A. 不容怀疑的原则　　　　　　　B. 公平公正的原则

C. 合理合法的原则　　　　　　　D. 切实可行的原则

**四、简答题**

1. 简述不属于医疗事故的情形。

2. 简述医疗事故的构成要件。

【参考答案】

一、名词解释:略

二、填空题

1. 医患协商解决　卫生行政调解　司法诉讼解决　人民调解

2. 3　12

三、选择题

1. A　2. D　3. D　4. B　5. A

四、简答题:略

（陈蕾、孟伯君、许贤智）

# 第六节　医疗损害责任法规及伦理规范

**学习目标**

**1. 知识目标**　理解医疗损害责任的概念及归责原则;明晰医疗损害责任的类型及医务人员的义务和权利。

**2. 能力目标**　明晰医疗损害责任归责原则的核心要求,会运用医疗损害责任归责原则分析相关医疗纠纷案例。

**3. 素质目标**　能在工作中应用标准化防范流程,具有较强的防范意识。

## 一、概述

### (一)相关概念

医疗损害责任是指在诊疗活动中,因医疗机构或其医务人员的过错行为,或者在法律规定的情况下无论有无过错,造成患者人身、财产或精神损害时,医疗机构应当依法承担的侵权赔偿责任。

### (二)立法情况

随着公众维权意识的不断增强,基于医患关系而产生的医疗损害赔偿纠纷案件一直是社会各界关注的热点问题之一。同时,由于医疗损害赔偿纠纷案件是由高技术和高风险特点的医疗行为引起的,加上医疗损害赔偿法律的不完善,导致该类案件一直是人身损害赔偿案件中的难点。2020年5月28日,第十三届全国人民代表大会第三次会议表决通过了《中华人民共和国民法典》,自2021年1月1日起施行,《中华人民共和国侵权责任法》同时废止。《民法典》第七编"侵权责任"第六章专门规定了"医疗损害责任",共包含11条(第一千二百一十八条至第一千二百二十八条),明确了医疗机构及医务人员在诊疗活动中的责任、过错认定标准、免责情形等内容,进一步完善了医疗损害责任体系,强化患者权益保护,为依法做好医疗损害赔偿提供了法律依据。

## 二、法规精髓

### (一)医疗损害责任的归责原则

主要包括过错责任原则、过错推定责任原则和无过错责任原则。

**1. 过错责任原则**　也叫过失责任原则,是基本的归责原则,是以行为人主观过错(包括故意或过失过错)作为承担法律责任的基本条件的归责原则。其核心在于,行为人仅在有过错的情况下承担责任,行为人的主观过错是承担责任的条件,行为人的过错程度是确定责任形式和责任范围的依据,无过错就不承担责任。例如,医疗机构在医疗行为中须存在医疗过错,且因该过错导致了患者医疗损害才需要承担侵权赔偿责任,这是医方承担赔偿责任的前提。《民法典》第一千二百一十八条规定,患者在诊疗活动中受到损害,医疗机构或者其医务人员有过错的,由医疗机构承担赔偿责任。

2-8　医疗损害责任的归责原则

**2. 过错推定责任原则**　也叫过失推定责任原则,是指在某些特定情况下,行为人不能证明自己没有过错的话,法院将根据损害事实推定行为人存在过错,应承担赔偿责任的原则。过错推定责任原则仍以过错作为承担责任的基础,所以它不是一项独立的归责原则,而是过错责任原则的一种特殊形式。过错推定责任不能任意运用,只有在法律明确规定的情况下才适用。

《民法典》第一千二百二十二条规定:"患者在诊疗活动中受到损害,因下列情形之一的,推定医疗机构有过错:(1)违反法律、行政法规、规章以及其他有关诊疗规范的规定;(2)隐匿或者拒绝提供与纠纷有关的病历资料;(3)遗失、伪造、篡改或者违法销毁病历资料。"在以上三种情况下,患者不需证明医疗机构的医疗行为存在过错,只要证明医疗机构存在上述情况,法院就应推定医疗机构存在医疗过错。例如,某医院因未充分告知手术风险导致患者术后并发症,法院认定医院未尽告知义务,推定过错成立并赔偿。医疗机构想要免除其责任,则需要提出反证证明自己没有过错。

**3. 无过错责任原则** 是指在某些特定情况下,即使责任人没有过错,也应当对造成的损害承担法律责任的原则。在医疗行为中,只要使用了不合格的医疗产品致使患者受到损害的,无论其医疗行为是否有过错,医疗机构都应该承担赔偿责任。《民法典》第一千二百二十三条明确规定,因药品、消毒产品、医疗器械的缺陷,或输入不合格的血液造成患者损害的,患者可以向药品上市许可持有人、生产者、血液提供机构请求赔偿,也可以向医疗机构请求赔偿。例如,患者因使用缺陷心脏支架导致血管损伤,法院判决医疗机构与生产者承担连带责任。

### (二)医疗损害责任的类型

根据行为性质不同,医疗损害责任可以分为医疗技术损害责任、医疗产品损害责任、医疗管理损害责任和医疗伦理损害责任等类型,不同类型的医疗损害适用不同的归责原则。

**1. 医疗技术损害责任** 是指医疗机构或其医务人员的诊疗行为不符合当时的医疗技术标准(如误诊、手术失误等),造成患者损害的,医疗机构应当承担侵权赔偿责任。核心在于医务人员有医疗技术过失,根据过错责任原则进行归责。《民法典》第一千二百二十一条规定,医务人员在诊疗活动中未尽到与当时的医疗水平相应的诊疗义务,造成患者损害的,医疗机构应当承担赔偿责任。

**2. 医疗产品损害责任** 是指医疗机构在医疗过程中使用有缺陷的药品、消毒药剂、医疗器械以及血液及其制品等医疗产品,因此造成患者损害后果,医疗机构或医疗产品生产者、销售者应该承担医疗损害赔偿责任。核心在于医疗机构使用了有缺陷的医疗产品,根据无过错责任原则进行归责。《民法典》第一千二百二十三条对此做出了明确规定。

**3. 医疗管理损害责任** 是指医疗机构或其医务人员违背医政管理规范和管理职责的要求,具有医疗管理过错(如擅离职守、篡改或者销毁病历资料等),造成患者损害后果,医疗机构应当承担的侵权赔偿责任。核心在于医疗机构具有管理过错,根据过错推定责任原则进行归责。《民法典》第一千二百二十二条和第一千二百二十五条都对医疗管理损害责任作了规定。

**4. 医疗伦理损害责任** 是指医疗机构或其医务人员从事各种医疗行为时,未向患者充分告知或者说明其病情,未向患者提供及时有用的医疗建议,未保守与病情有关的各种秘密,或未取得患者同意即采取某种医疗措施或停止继续治疗等,违反医疗职业良知或职业伦理的过失行为,医疗机构应当承担的侵权赔偿责任。核心是医疗机构或其医务人员在诊疗过程中存在伦理过失行为,根据过错推定责任原则进行归责。《民法典》第一千二百一十九条规定,医务人员在诊疗活动中应当向患者说明病情和医疗措施。需要实施手术、特殊检查、特殊治疗的,医务人员应当及时向患者具体说明医疗风险、替代医疗方案等情况,并取得其明确同意;不能或者不宜向患者说明的,应当向患者的近亲属说明,并取得其明确同意。医务人员未尽到义务,造成患者损害的,医疗机构应当承担赔偿责任。《民法典》第一千二百二十六条还规定,医疗机构或其医务人员应当对患者的隐私和个人信息保密。泄露患者的隐私和个人信息,或者未经患者同意公开其病历资料的,应当承担侵权责任。

### (三)医疗损害责任的免责事由

由于医疗活动和医疗侵权的特殊性,医疗损害责任与其他侵权责任一样,可以在一定的条件下免除责任。《民法典》第一千二百二十四条规定,患者在诊疗活动中受到损害,有下列情形之一的,医疗机构不承担赔偿责任:①患者或者其近亲属不配合医疗机构进行符合诊疗规范的诊疗(医疗机构已尽告知义务);②医务人员在抢救生命垂危的患者等紧急情况下已经尽到合理诊疗义务;③限于当时的医疗水平难以诊疗。第一项情形中,医疗机构或者其医务人员有过错的,应当承担相应的赔偿责任。

### (四)医疗机构和医务人员在医疗损害责任中的义务和权利

**1. 医疗机构和医务人员的义务** ①医务人员在诊疗活动中应当向患者说明病情和医疗措施。需要实施手术、特殊检查、特殊治疗的,医务人员应当及时向患者具体说明医疗风险、替代医疗方案等情况,并取得其明确同意;不能或者不宜向患者说明的,应当向患者的近亲属说明,并取得其明确同意。未尽到义务,造成患者损害的,医疗机构应当承担赔偿责任。②医疗机构及其医务人员应当按照规定填写并妥善保管住院志、医嘱单、检验报告、手术及麻醉记录、病理资料、护理记录等病历资料。患者要求查阅、复制前款规定的病历资料的,医疗机构应当及时提供。③医疗机构及其医务人员不得违反诊疗规范实施不必要的检查。

**2. 医疗机构和医务人员的权利** ①医疗机构及其医务人员的合法权益受法律保护。干扰医疗秩序,妨碍医务人员工作、生活,侵害医务人员合法权益的,应当依法承担法律责任。②因抢救生命垂危的患者等紧急情况,不能取得患者或者其近亲属意见的,经医疗机构负责人或者授权的负责人批准,可以立即实施相应的医疗措施。

### (五)医疗损害鉴定

医疗损害鉴定是指,在医疗机构或其医务人员因为医疗行为存在法定过错并造成患者人身损害而导致的医疗损害民事诉讼中,对于医疗技术等专门问题,由人民法院依据当事人的申请或者依职权决定委托专门鉴定机构进行的司法鉴定。

**1. 鉴定人的确定** 当事人申请医疗损害鉴定的,由双方当事人协商确定鉴定人。

双方无法达成一致意见,人民法院提出确定鉴定人或由人民法院指定。鉴定人应当从具备相应鉴定能力且符合鉴定要求的专家中确定。

**2. 鉴定事项** 下列专门性问题可以作为申请医疗损害鉴定的事项:①实施诊疗行为有无过错。②诊疗行为与损害后果之间是否存在因果关系及原因力大小。③医疗机构是否尽到了说明和取得患者或患者近亲属书面同意的义务。④医疗产品是否有缺陷,该缺陷与损害后果之间是否存在因果关系及原因力的大小。⑤患者损伤、残疾程度。⑥患者的护理期、休息期和营养期。⑦其他专门性问题。

**3. 患者应当提交由医疗机构保管的与纠纷有关的病历资料** 应当按照规定填写并妥善保管住院志、医嘱单、检验报告、手术及麻醉记录、病理资料、护理记录、医疗费用等病历资料。患者要求查阅、复制前款规定的病历资料的,医疗机构应当提供。对患者或其家属举证医疗行为有过错,但医疗机构认为其医疗行为与损害后果之间不存在因果关系、没有过错的,医疗机构应提供相应证据。

**4. 患者应当提交使用医疗产品或者输入血液受到损害的证据** 患者无法提交使用医疗产品或输入血液与损害之间具有因果关系的证据,依法申请鉴定的,人民法院应予准许。医疗机构、医疗产品生产者、销售者或血液提供机构主张不承担责任的,应当对医疗产品不存在缺陷或血液合格等抗辩事由承担举证证明责任。

### (六)医疗损害责任赔偿

因医疗损害侵害他人,造成人身损害的,应当赔偿医疗费、护理费、交通费等为治疗和康复支出的合理费用,以及因误工减少的收入;造成残疾的,还应当赔偿残疾生活辅助器具费和残疾赔偿金;造成死亡的,还应当赔偿丧葬费和死亡赔偿金;侵害他人财产的,财产损失按照损失发生时的市场价格或者其他方式计算;造成他人严重精神损害的,被侵权人可以请求精神损害赔偿。医疗损害责任赔偿主要内容见表 2-24。

表 2-24　医疗损害责任赔偿的主要内容

| 情形 | | 内容 |
|---|---|---|
| 情形 1 | 患者人身损害的赔偿 | 包括医疗费的赔偿、患者因误工而减少收入的赔偿、患者护理费用的赔偿、患者转院交通住宿费用的赔偿、伙食补助费的赔偿和营养费的赔偿等 |
| 情形 2 | 患者丧失劳动能力的赔偿 | 包括残疾赔偿金、残疾辅助器具费赔偿 |
| 情形 3 | 造成患者死亡的赔偿 | 包括丧葬费赔偿、死亡赔偿金等 |
| 情形 4 | 精神抚慰金的赔偿 | 由人民法院斟酌案件的全部情况,确定赔偿金额 |
| 情形 5 | 被扶养人生活费的赔偿 | 受害人有被抚养人的,应当将被抚养人生活费计入残疾赔偿金或死亡赔偿金 |
| 情形 6 | 患者财产损害的赔偿 | 造成患者直接的财产损害,其赔偿以全额赔偿为原则,以客观的财产利益所损失的价值计算,损失多少赔偿多少 |

## 三、伦理规范精髓

医疗伦理损害责任是医疗损害责任的一种类型,其构成必须具备医疗伦理过错。也就是说,医疗机构或其医护人员在诊疗活动中未对患者履行充分告知或保密等义务,或者未取得患者同意即采取某种医疗措施或停止继续治疗等故意或者过失,因此造成患者的人身损害或者其他合法权益损害的,医疗机构应当承担赔偿责任。医疗伦理损害责任主要包括以下三种情形:违反信息告知损害责任;违反知情同意损害责任;违反保密义务损害责任。

## 四、执业考试提示

执业考试重点关注以下内容:

(1)患者的知情同意权:医务人员在诊疗活动中应当向患者说明病情和医疗措施。

(2)患者在就医过程中的自主原则:患者有权选择愿意接受或拒绝医生制定的诊治方案。

(3)在进行医疗损害鉴定时,医疗机构应当提供有关病例资料。

## 【案例分析】

### 药品分发错误案

【资料】某市一家二级甲等综合性医院,一日护士王某在分发药品时,误将患慢性支气管炎的李某的抗生素发给了与之同一病房患肺源性心脏病的柳某(单次),柳某服用后当日没有出现不适情况,后被其家属发现,护士王某向患者柳某及其家属进行了道歉。

柳某在医院医治半个月后因病情恶化而死亡。家属遂向法院提起诉讼,认为医院有发错药的过错,要求医院承担侵权责任。

【分析】法院委托当地市级医学会进行医学鉴定。经市医学会组织专家鉴定,认为柳某的死亡系肺源性心脏病发展后期心力衰竭所致,医院在对该患者的救治方面符合医疗技术规范,虽然其间医院曾出现一次错误分发抗生素让患者柳某服用的情况,但患者误服抗生素与其死亡之间没有因果关系。

根据医学会鉴定结果,法院认为,该医院护士王某在诊疗过程中确实出现违反诊疗常规("三查七对")的过错,但柳某单次服用抗生素后并未因此而出现人身损害,柳某最后死亡是疾病转归所致,与错误服用抗生素之间没有因果关系,因此医院及护士王某没有责任。

【知识卡片】

## 医疗损害鉴定与医疗事故鉴定的区别

①法律依据不同:医疗事故鉴定依据《医疗事故处理条例》及配套行政法规,属于卫生行政体系内的鉴定;医疗损害鉴定主要依据《民法典》《司法鉴定程序通则》等民事法律规范。②委托与启动不同:医疗事故鉴定可以由卫生行政部门、医患双方共同或单方委托;医疗损害鉴定通常由法院或当事人委托。③鉴定主体不同:医疗事故鉴定由各级医学会组织临床专家和法医等组成专家组进行,结论需半数以上专家一致通过。医疗损害鉴定由具备资质的司法鉴定机构实施,由司法鉴定机构指定司法鉴定人或者由委托人申请并经司法鉴定机构同意的司法鉴定人完成鉴定,鉴定人需独立承担责任。④目的不同:医疗事故鉴定是为了判定是否违反医疗规范、因果关系和事故等级等,用于行政处罚或刑事追责;医疗损害鉴定是为了明确诊疗过错、因果关系及责任比例等,主要服务于民事赔偿诉讼。⑤适用范围不同:医疗事故鉴定仅针对符合《医疗事故处理条例》定义的纠纷;医疗损害鉴定则涵盖所有医疗纠纷,无论是否构成医疗事故。

【同步训练】

### 一、名词解释

1.医疗损害责任　　　　2.医疗损害鉴定

### 二、填空题

1.患者要求查阅、复印或复制有关病历资料时,医疗机构应当(　　　　　　)。

2.医疗机构或其医务人员不得违反诊疗规范实施(　　　　　　　)。

3.因抢救生命垂危的患者等紧急情况,不能取得患者或者其近亲属意见的,经医疗机构负责人或者(　　　　　　　)批准,可以立即实施相应的医疗措施。

4.医疗机构及其医务人员(　　　　　　)受法律保护。

5.干扰医疗秩序,妨碍医务人员工作、生活,侵害医务人员合法权益的,应当(　　　　　　　)。

### 三、选择题

1.患者,男性,49岁。行阑尾炎术后主管医生给患者使用了一种价格较高的新型抗生素,但没有与患者商量。医护人员损害了患者的哪项权利?　　　　(　　)

　A.疾病认知权　　　　　　　　　B.平等医疗权

　C.保护隐私权　　　　　　　　　D.知情同意权

2.根据《中华人民共和国民法典》,在什么情况下必须取得患方的书面同意才能实施医疗行为?　　　　　　　　　　　　　　　　　　　　(　　)

A.任何诊断活动 　　　　　　　B.任何治疗活动

C.实施手术、特殊检查、特殊治疗时 　　D.仅在实施手术时

3.患者,女性,78岁。脑血栓导致左侧肢体偏瘫入院,病情稳定,医嘱二级护理。次日凌晨1时,患者坠床,造成颅内出血,虽经全力抢救,终因伤势过重而死亡。患者不能复印的病历资料是 （　　　）

A.医嘱单 　　　B.检验单 　　　C.门诊病例 　　　D.会诊记录

4.发生医疗事故时病历是最重要的证据之一,以下关于病历的要求不正确的是 （　　　）

A.病历的内容必须真实完整,使用医学术语,字迹清晰,无错别字

B.严禁涂改、伪造、藏匿、销毁或者抢夺病历资料

C.无论是否发生医疗事故,患者都有权复印或复制其客观性病历资料

D.门诊病历要求即时书写

E.住院病历应在患者入院后12小时内完成

5.因药品、消毒药剂、医疗器械的缺陷,或者输入不合格的血液造成患者损害的,患者（　　　）向医疗机构请求赔偿。 （　　　）

A.不能 　　　B.可以 　　　C.只能 　　　D.视损害情况而定

**四、简答题**

1.患者在诊疗活动中受到损害,哪些情况可以直接推定医疗机构有过错?

2.医疗损害责任有哪几种常见的情形?

**【参考答案】**

**一、名词解释:**略

**二、填空题**

1.及时提供

2.不必要的检查

3.授权的负责人

4.合法权益

5.依法承担法律责任

**三、选择题**

1.D　2.C　3.D　4.D　5.B

**四、简答题:**略

（史路平）

# 第七节　人口与计划生育法规及伦理规范

## 学习目标

**1. 知识目标**　理解生育调节、三孩政策等概念；明晰计划生育立法情况、生育的权利和义务。

**2. 能力目标**　能独立开展计划生育的指导和宣教，能在计划生育服务中遵循伦理要求。

**3. 素质目标**　增强"以人为本"理念，具备依法开展服务的意识。

## 一、概述

### (一)相关概念

**1. 生育调节**　生育调节是指人们利用经济、行政、法律、医学等手段对生育行为的干预和调节。

**2. 三孩政策**　三孩政策是指为积极应对人口老龄化、调整生育政策等问题，国家提倡适龄婚育、优生优育，一对夫妻可以生育三个子女的政策。

### (二)立法情况

1978 年，《中华人民共和国宪法》(以下简称《宪法》)确立了计划生育工作在我国经济和社会发展全局中的重要地位。1982 年，第五届全国人民代表大会第五次会议通过的《宪法》进一步增加了有关计划生育的条款和内容。2001 年 12 月 29 日，第九届全国人民代表大会常务委员会第二十五次会议审议通过《中华人民共和国人口与计划生育法》(以下称《人口与计划生育法》)，自 2002 年 9 月 1 日起施行。这是我国立法史上的一部重要法律，它首次将我国推行二十多年之久的基本国策以法律的形式予以确认。

《人口与计划生育法》颁布后，根据实际工作的需要，国家先后制定了《计划生育技术服务管理条例》《计划生育技术服务管理条例实施细则》《计划生育技术服务机构执业管理办法》《关于禁止非医学需要的胎儿性别鉴定和选择性别的人工终止妊娠的规定》《女性节育手术并发症诊断标准》《男性节育手术并发症诊断标准》等规章。上述法律、法规和规章的制定实施，使我国人口与计划生育工作逐步进入依法管理、依法行政的阶段。

近年来,我国人口结构性问题日渐突出。据统计,从 2022 年开始,自然人口呈现负增长态势,2022 年的总人口比上年减少了 85 万人,出生人口只有 956 万人,首次跌破 1000 万人;人口老龄化加速,2023 年,65 岁及以上人口约 2.17 亿人,占比上升至 15.4%(超过 14% 即进入深度老龄化社会)。人口与计划生育工作的核心已经从"控制人口数量"转向了"应对少子化老龄化",需要通过实施系统性政策(如降低生育成本、优化人口结构、提升劳动生产率等)来缓解人口长期下行的压力。2013 年 12 月 28 日,第十二届全国人民代表大会常务委员会第六次会议表决通过了《关于调整完善生育政策的决议》,明确要求"坚持计划生育的基本国策,启动实施一方是独生子女的夫妇可生育两个孩子的政策","单独二孩"政策依法启动。2015 年 12 月 27 日,全国人民代表大会常务委员会对《人口与计划生育法》进行第一次修订,开始实施"全面二孩"政策。2021 年 8 月 20 日,全国人民代表大会常务委员会对《人口与计划生育法》进行第二次修订,"提倡适龄生育、优生优育,一对夫妻可以生育三个子女",全面实施"三孩"政策。同时废止《计划生育技术服务管理条例》《社会抚养费征收管理办法》《流动人口计划生育工作条例》等行政法规。此后,全国多个省份修改人口与计划生育条例,延长产假,增加育儿假,落实生育政策。

2-9　如何保护
女性权利

## 二、法规精髓

### (一)生育的权利和义务

**1. 公民有生育的权利**　公民的生育权利主要包括如表 2-25 所示内容。

表 2-25　生育权利的内容

| 权利类型 | 权利内容 |
| --- | --- |
| 依法生育 | 公民有权利选择生育与不生育,不生育不应当受到歧视。禁止歧视、虐待生育女婴的妇女和不育的妇女,禁止歧视、虐待、遗弃女婴 |
| 实行计划生育男女平等的权利 | 应当促进和鼓励妇女和男子平等参与家庭责任的所有方面,包括计划生育、育儿等 |
| 获得计划生育、生殖健康信息教育的权利 | 计划生育技术服务机构和从事计划生育技术服务的医疗、保健机构应当在各自的职责范围内,针对育龄人群开展人口与计划生育基础知识宣传教育,对已婚育龄妇女开展孕情检查、随访服务工作,承担计划生育、生殖保健的咨询、指导和技术服务 |
| 获得避孕节育技术和生殖保健服务的权利 | 实行计划生育的育龄夫妻免费享受国家规定的基本项目的计划生育技术服务。计划生育技术服务人员指导实行计划生育的公民选择安全、有效、适宜的避孕措施 |
| 获得知情选择安全、有效、适宜避孕节育措施服务的权利 | 国家创造条件,保障公民知情选择安全、有效、适宜的避孕节育措施。实施避孕节育手术,应当保证受术者的安全 |

续表

| 权利类型 | 权利内容 |
|---|---|
| 获得法律法规规章规定的奖励优待、社会福利、社会保障、社会救助和平等发展的权利 | 国家对实行计划生育的夫妻,按照规定给予奖励。符合法律法规规定生育子女的夫妻,可以获得延长生育假的奖励或者其他福利待遇。妇女怀孕、生育和哺乳期间,按照国家有关规定享受特殊劳动保护并可以获得帮助和补偿。公民实行计划生育手术,享受国家规定的休假。在国家提倡一对夫妻生育一个子女期间,自愿终身只生育一个子女的夫妻,国家发给《独生子女父母光荣证》。获得《独生子女父母光荣证》的夫妻,按照国家和省、自治区、直辖市有关规定享受独生子女父母奖励 |
| 获得法律救助的权利 | 获得《独生子女父母光荣证》的夫妻,独生子女发生意外伤残、死亡的,按照规定获得扶助。县级以上各级人民政府建立健全对上述人群的生活、养老、医疗、精神慰藉等全方位帮扶保障制度。地方各级人民政府对农村实行计划生育的家庭发展经济,给予资金、技术、培训等方面的支持、优惠;对实行计划生育的贫困家庭,在扶贫贷款、以工代赈、扶贫项目和社会救济等方面给予优先照顾 |

**2. 公民有生育的义务**　公民的生育义务主要包括如表 2-26 所示内容。

表 2-26　生育义务的内容

| 义务类型 | 义务内容 |
|---|---|
| 公民有依法实行计划生育的义务 | 公民有依法实行计划生育的义务,夫妻双方在实行计划生育中负有共同的责任。国家提倡适龄婚育、优生优育。一对夫妻可以生育三个子女 |
| 夫妻双方在实行计划生育中负有共同的责任 | 夫妻双方在实行计划生育中负有共同的责任。这说明在是否生育、何时生育、采取何种避孕方式等问题上,夫妻双方有相同的参与权、决定权,也有共同的责任 |
| 公民有自觉落实避孕节育措施,接受计划生育技术服务指导的义务 | 育龄夫妻应当自觉落实计划生育避孕节育措施,接受计划生育技术服务指导,预防和减少非意愿妊娠 |
| 公民有协助政府开展人口与计划生育工作的义务 | 工会、共产主义青年团、妇女联合会及计划生育协会等社会团体、企业事业组织和公民应当协助人民政府开展人口与计划生育工作 |

## (二)生育支持政策

**1. 从"计划生育"到"优化生育"**　2021 年 8 月 20 日,第十三届全国人民代表大会常务委员会第三十次会议审议通过了《关于修改〈中华人民共和国人口与计划生育法〉的决定》,新增、删除和修改多处条款,其中,将第十八条第一款修改为:"国家提倡适龄婚育、优生优育。一对夫妻可以生育三个子女。"并增加一条,作为第二十七条:"国家采取财政、税收、保险、教育、住房、就业等支持措施,减轻家庭生育、养育、教育负担。"此外,一些表述也发生变化,如"计划生育行政部门"改为"卫生健康行政部门"。而在当月召开的"全国优化生育政策电视电话会议"上,关键词已从"计划生育"变为"优化生育"。三孩政策放开后,很多家庭面临"生还是不生"的抉择。推动生育政策落地见效不会一蹴而就,配套支持政策也需要持续发力、久久为功,让更多家庭

"愿意生、养得起、养得好",当前主要任务是实施好三孩生育政策及配套支持措施,减轻群众生育养育教育方面的负担,更好地满足群众生育意愿,推动实现适度生育水平,促进人口长期均衡发展。

**2. 部分省份已制定实施方案,强化生育支持**　我国多地相继启动地方人口与计划生育条例修改工作。据不完全统计,已有包括北京、四川、江西在内的 20 余个省份完成本省(自治区、直辖市)人口计生条例修改,延长婚假、产假(生育假),增设育儿假和子女护理假等生育支持措施。例如,在产假、陪产假等方面,山西省的条例规定,女方在享受国家和本省规定产假的基础上,奖励延长产假 60 日,男方享受护理假 15 日。上海明确,一对夫妻可以生育三个子女,并简化认定情形,不再对再婚夫妻之前生育的子女进行合并计算,同时将生育假由 30 日延长到 60 日。浙江将原条例规定的妇女产假 128 日,修改为生育一孩的产假为 158 日,二孩三孩为 188 日。此外,河北、江西、四川和浙江等地都规定,子女 3 周岁以下的夫妻,每年各有 10 天育儿假。安徽省则宣布,延长婚假 10 天、延长产假 60 天,男方享受 30 天护理假,在子女 6 周岁前,每年给予夫妻各 10 天育儿假。还有不少地方研究推出了针对多孩家庭的购房补贴、公租房保障等支持措施。

**3. 多项政策推进,有助于提升生育水平**　依据《中华人民共和国经济和社会发展第十四个五年规划纲要》而编制的《"十四五"公共服务规划》提出,到 2025 年,努力实现每千人口拥有 3 岁以下婴幼儿托位数达到 4.5 个。对此,国家卫生健康委员会会同有关部门指导各省做好年度指标分解工作,部署全国婴幼儿照护服务示范城市创建工作。2021 年 6 月 17 日,由国家发改委、民政部、国家卫生健康委员会联合印发的《"十四五"积极应对人口老龄化工程和托育建设实施方案》也指出,深入推动普惠托育服务专项行动,2021 年支持建设了 6.1 万个普惠托位。国家卫生健康委员会会同财政部研究决定提高计划生育家庭特别扶助金标准。还要发挥中国计生协等社会组织的作用,开展计划生育家庭的帮扶工作。我国始终科学把握人口发展规律,立足人口基本国情,不断完善生育政策。

### (三)法律责任

(1)违反《人口与计划生育法》规定,有下列行为之一的,由卫生健康主管部门责令改正,给予警告,没收违法所得;违法所得一万元以上的,处违法所得二倍以上六倍以下的罚款;没有违法所得或者违法所得不足一万元的,处一万元以上三万元以下的罚款;情节严重的,由原发证机关吊销执业证书;构成犯罪的,依法追究刑事责任:①非法为他人施行计划生育手术的;②利用超声技术和其他手段为他人进行非医学需要的胎儿性别鉴定或者选择性别的人工终止妊娠的。

(2)托育机构违反托育服务相关标准和规范的,由卫生健康主管部门责令改正,给予警告;拒不改正的,处五千元以上五万元以下的罚款;情节严重的,责令停止托育服务,并处五万元以上十万元以下的罚款。

托育机构有虐待婴幼儿行为的,其直接负责的主管人员和其他直接责任人员终身不得从事婴幼儿照护服务;构成犯罪的,依法追究刑事责任。

(3)计划生育技术服务人员违章操作或者延误抢救、诊治,造成严重后果的,依照有关法律、行政法规的规定承担相应的法律责任。

(4)国家机关工作人员在计划生育工作中,有下列行为之一,构成犯罪的,依法追究刑事责任;尚不构成犯罪的,依法给予行政处分;有违法所得的,没收违法所得:①侵犯公民人身权、财产权和其他合法权益的;②滥用职权、玩忽职守、徇私舞弊的;③索取、收受贿赂的;④截留、克扣、挪用、贪污计划生育经费的;⑤虚报、瞒报、伪造、篡改或者拒报人口与计划生育统计数据的。

(5)违反《人口与计划生育法》规定,不履行协助计划生育管理义务的,由有关地方人民政府责令改正,并给予通报批评;对直接负责的主管人员和其他直接责任人员依法给予行政处分。

(6)拒绝、阻碍卫生健康主管部门及其工作人员依法执行公务的,由卫生健康主管部门给予批评教育并予以制止;构成违反治安管理行为的,依法给予治安管理处罚;构成犯罪的,依法追究刑事责任。

(7)公民、法人或者其他组织认为行政机关在实施计划生育管理过程中侵犯其合法权益,可以依法申请行政复议或者提起行政诉讼。

违反《人口与计划生育法》追究刑事责任的情形见表2-27。

表 2-27　违反《人口与计划生育法》追究刑事责任的情形

| 情形 | 具体内容 |
| --- | --- |
| 情形 1 | 违反人口与计划生育法律法规,有下列行为之一:①非法为他人施行计划生育手术的;②利用超声技术和其他技术手段为他人进行非医学需要的胎儿性别鉴定或者选择性别的人工终止妊娠的 |
| 情形 2 | 托幼机构有虐待幼儿行为,构成犯罪的 |
| 情形 3 | 国家机关工作人员在计划生育工作中,有下列行为之一,构成犯罪的:①侵犯公民人身权、财产权和其他合法权益的;②滥用职权、玩忽职守、徇私舞弊的;③索取、收受贿赂的;④截留、克扣、挪用、贪污计划生育经费或者社会抚养费的;⑤虚报、瞒报、伪造、篡改或者拒报人口与计划生育统计数据的 |
| 情形 4 | 拒绝、阻碍卫生健康主管部门及其工作人员依法执行公务,构成犯罪的 |

## 三、伦理规范精髓

当前,计划生育政策体系正朝着"促优育、强保障、重服务"的方向深化发展,其伦理价值不仅体现在人口结构的优化,更在于构建起权利保障、家庭发展、社会进步相统一的新型治理范式。这种制度演进既是对马克思主义人口理论的创新发展,也是中国特色社会主义制度优势在人口领域的生动实践。

### (一)计划生育政策彰显人口治理现代化的法治演进

我国人口治理法治化进程始于1978年宪法确立计划生育基本国策,历经四十多年发展,构建起了中央与地方相衔接、多层次覆盖的人口法治体系。从2001年《人口与计划生育法》确立"控制人口数量、提高人口素质"的法治框架,到宪法修正案将人权保障纳入根本法范畴,再到"单独二孩""全面二孩"直至"三孩政策"的渐进式调整,充分展现了计划生育政策与经济社会发展的动态适配性。特别是2021年将生育支持政策体系法定化,通过财政、税收、教育等配套措施构建生育友好型社会,标志着人口治理从行政管理向权利保障的现代转型。这种法治化路径既保持了政策延续性,又回应了人口老龄化、生育率下降等时代课题,实现了人口规模压力向人口红利优势的转化。

### (二)生育伦理现代化转型的制度性引导

在生物技术快速发展的背景下,我国通过《人类辅助生殖技术管理办法》等,规范确立技术的伦理边界,构建起以生命尊严为核心的生育伦理框架。制度设计凸显三个维度:一是确立非商业化原则,严禁配子、胚胎交易和代孕技术,维护人类生殖活动的伦理性;二是强化性别平等导向,将计划生育与妇女发展相结合,通过教育就业权利保障破除传统生育文化桎梏;三是建立科技伦理审查机制,确保辅助生殖技术应用始终服务于家庭幸福与社会公益。这种制度安排既防范技术异化风险,又为新型生育文明开辟发展空间,在传统伦理与现代科技间架设起理性桥梁。

### (三)人本主义视域下的生育政策革新

新时代生育政策变革凸显了三重人本转向:在价值取向上,从人口管控转向权利保障,将生育支持政策体系纳入基本公共服务范畴;在政策内涵上,突破了单一数量调节,积极构建"婚育—养育—教育"全周期支持链条,2021年增加婴幼儿照护服务、父母育儿假等措施即是明证;在治理方式上,形成法治规范与道德引导的协同机制,既通过税收优惠等激励措施提升生育意愿,又借由生育文化培育促进价值认同。这种变革本质上是国家治理伦理的升级,通过重构个人生育自由与公共利益的平衡点,实现人口长期均衡协调发展的战略目标。

## 四、执业考试提示

执业考试重点关注以下内容:

（1）新修订的《人口与计划生育法》不仅规定了公民有实行计划生育的义务,也明确规定了公民应享有的合法权益,新增了很多关于优化生育和生育服务支持方面的内容,例如:一对夫妻可以生育三个子女;推动实现适度生育水平,优化人口结构,促进人口长期均衡发展;支持有条件的地方设立育儿假;保障妇女就业合法权益,为因生育影响就业的妇女提供就业服务;综合采取规划、土地、住房、财政、金融、人才等措施,推动建立普惠托育服务体系等。

（2）同步取消社会抚养费等制约措施,清理和废止相关处罚规定,更重要的是,从国家和省级层面配套实施一系列积极的生育支持措施,将婚嫁生育、养育、教育一体考虑,切实解决后顾之忧,释放生育潜能。

（3）三孩政策的内涵。

## 【案例分析】

【资料】刘某和李某为夫妻,刘某怀孕后不想生育,因担心丈夫李某反对,偷偷将胎儿打掉,后李某知道后以侵犯自己生育权为由将刘某告上法院,法院审理后认为丈夫的生育权是基于妻子的生命健康权,且考虑到双方尚有再次生育的可能,驳回李某的诉求。

【分析】生育权是指公民享有生育子女及获得与此相关的信息和服务的权利,是公民的基本权利,法律从来没有剥夺或否认过男性的生育权。尽管《中华人民共和国妇女权益保障法》规定妇女"有生育子女的权利,也有不生育的自由",但这并非表明法律剥夺了"男人的生育权",而是因为女性在怀孕、生产和抚养子女的过程中承担比男性更多的风险和艰难困苦,所以更多地赋予女性生育自由,体现了对妇女群体的人文关怀和特殊保护。

男女双方特别是夫妻双方在要不要生育或何时生育的问题上难以达成一致时,理应更多地保护弱势方女性的人身权益。这主要基于以下原因:第一,男子的性权利和生育意愿要通过女性主体才能实现。任何违背女性意志的男性强权都是违反妇女人权的违法行为。比如在男方坚持要孩子而女方不愿生育的情况下,如果由男方做主,就意味着丈夫享有对妻子身体和意志的强制权,这将以女性人身自由的丧失和身心被摧残为代价。第二,将生育决定权赋予女方,在某种程度上可能委屈了男方,可能会导致双方离婚,但男方可以重新选择其他愿意生育子女的异性再婚,也就意味着男性可以通过其他途径来实现生育权。

## 【知识卡片】

### 出生人口性别比

出生人口性别比是指一段时期(通常为一年)内出生的活产男婴总数与女婴总数的比值,通常用每100名女婴相对应的男婴数表示,是统筹解决人口问题的一项极为重要的指标。1955年联合国在其出版的《用于总体估计的基本数据质量鉴定办法》中,曾认定出生人口性别比的通常值域为102～107,这一值域是在观察与分析全世界多数国家和地区的大量历史数据的基础上归纳得出的,在不同的人群中具有高度的稳定性,超过或者低于出生人口性别比的界定值域就被视为异常,尤其是男孩的偏好在无人为干扰的状态下,不会导致总体出生人口性别比产生异常变动。自20世纪80年代中期以来,随着B超设备的普及,我国出生人口性别比开始持续偏高,并呈蔓延之势。出生人口性别比,1982年第三次全国人口普查为108,1990年第四次全国人口普查为111,2000年第五次全国人口普查已达到117,2009年,国家统计局发布的出生人口性别比为119.45,远高于国际警戒线。出生人口性别比持续升高将产生严重的社会后果,已由人口问题逐渐演化成了严峻的社会问题。

我国从1980年起实行"提倡一对夫妇生育一个孩子"的人口政策,与此同时,20世纪80年代初我国出生人口性别比开始偏高,两者自然而然地被联系起来——人口政策导致了出生人口性别比偏高。有专家研究表明:出生人口性别比与生育政策之间存在某种关联,实行"第一个孩子为女孩时,间隔几年可以生育第2个孩子"政策的人群性别比失常最严重;实行较为宽松政策的地区,出生人口性别比趋低。因此,他们认为实行较为宽松的生育政策有利于缓解目前出生人口性别比居高不下的局面。

**【同步训练】**

**一、名词解释**

1.三孩政策　　2.生育调节

**二、选择题**

[1—3题共用题干]刘某和李某为夫妻,刘某为家中独子,李某还有个哥哥,他们已经生育了一个儿子,现在想再生一个孩子。

1.根据政策,刘某和李某(　　)再生一个孩子。　　　　　　　　(　　)

A.可以　　　　B.不可以　　　　C.由他们儿子决定　　D.由长辈决定

2.如果他们夫妻第一胎已经生育了双胞胎,(　　)再生一个孩子。　(　　)

A.可以　　　　　　　　　　B.不可以

C.由他们的儿子决定　　　　D.由长辈决定

3.如果他们属于流动人口,他们的计划生育工作　　　　　　　　(　　)

A.由其户籍所在地和现居住地的人民政府共同负责管理,以现居住地为主

B.由其户籍所在地负责管理

C.由现居住地的人民政府负责管理

D.由其户籍所在地和现居住地的人民政府共同负责管理,以户籍所在地为主

4.《人口与计划生育法》规定,国家机关工作人员在计划生育工作中,下列哪种行

为不构成犯罪？ （　　）

　　A. 侵犯公民人身权、财产权和其他合法权益的

　　B. 滥用职权、玩忽职守、徇私舞弊的

　　C. 索取、收受贿赂的

　　D. 擅自从事计划生育技术服务的

　　三、简答题

简述生育的权利和义务。

【参考答案】

　　一、名词解释：略

　　二、选择题

1. A　2. A　3. A　4. D

　　三、简答题：略

（毛旭清、许贤智）

# 第八节　母婴保健法规及伦理规范

## 学习目标

　　**1. 知识目标**　理解母婴保健、产前诊断等概念；明晰母婴保健的立法情况、母婴保健的主要内容。

　　**2. 能力目标**　能独立开展母婴保健的指导和宣教，能在母婴保健服务中遵循伦理要求并处理好相关伦理冲突。

　　**3. 素质目标**　具备依法开展母婴保健服务的意识，能在服务实践中关爱孕产妇、新生儿和婴儿。

## 一、概述

### (一)相关概念

　　**1. 母婴保健**　母婴保健是指为母亲和婴儿提供医疗保健服务，以保障母亲和婴儿健康、提高出生人口素质的一种活动。

　　**2. 医疗保健机构**　医疗保健机构是指依法开展母婴保健业务的各级妇幼保健机

构以及其他开展母婴保健技术服务的机构。

**3. 母婴保健医学技术鉴定**　母婴保健医学技术鉴定是指接受母婴保健服务的公民或者提供母婴保健服务的医疗保健机构,对婚前医学检查、遗传病诊断、产前诊断的结果或医学技术鉴定结论持有异议所进行的医学技术鉴定。

**4. 产前诊断**　产前诊断是指对胎儿进行先天性缺陷和遗传性疾病的诊断,包括相应筛查。产前诊断技术项目包括遗传咨询、医学影像、生化免疫、细胞遗传和分子遗传等。

**5. 新生儿疾病筛查**　新生儿疾病筛查是指在新生儿期对严重危害新生儿健康的先天性、遗传性疾病施行专项检查,提供早期诊断和治疗的母婴保健技术。

**6. 儿童保健**　儿童保健是以 0～6 岁儿童为对象的保健服务。儿童保健管理包括散居儿童保健管理和学龄前集体儿童卫生保健管理。

**7. 非法进行节育手术罪**　非法进行节育手术罪是指未取得医师执业资格的人擅自为他人进行节育复通手术、假节育手术、终止妊娠手术或者摘取宫内节育器,情节严重的行为。

### (二)立法概况

母婴保健法是调整母亲和婴儿健康、提高出生人口素质活动中产生的各种社会关系的法律规范总和。1994 年 10 月 27 日,第八届全国人民代表大会常务委员会第十次会议通过了《中华人民共和国母婴保健法》(简称《母婴保健法》),自 1995 年 6 月 1 日起施行,这是新中国成立以来我国第一部保护妇女儿童健康的法律,对于发展我国妇幼卫生事业,保障妇女儿童健康,提高人口素质,促进家庭幸福、民族兴旺和社会进步,实现我国政府对国际社会的承诺,具有十分重要的意义。2009 年 8 月 27 日,《母婴保健法》根据《全国人民代表大会常务委员会关于修改部分法律的决定》进行修正,根据 2017 年 11 月 4 日《全国人民代表大会常务委员会关于修改〈中华人民共和国会计法〉等十一部法律的决定》进行第二次修正。

根据《母婴保健法》有关规定,2001 年 6 月 20 日,国务院制定并发布实施了《中华人民共和国母婴保健法实施办法》(简称《母婴保健法实施办法》);根据 2017 年 11 月 17 日《国务院关于修改部分行政法规的决定》进行修订;根据 2022 年 3 月 29 日《国务院关于修改和废止部分行政法规的决定》,对部分条款进行修订,自 2022 年 5 月 1 日起施行;根据 2023 年 8 月 20 日《国务院关于修改和废止部分行政法规的决定》进行修订。

为保障母婴健康,提高出生人口素质,保证产前诊断技术的安全、有效,规范产前诊断技术的监督管理,依据《母婴保健法》以及《母婴保健法实施办法》,卫生部制定《产前诊断技术管理办法》,并自 2003 年 5 月 1 日起正式施行。该办法规定了由卫生部(现国家卫生健康委员会)负责全国产前诊断技术应用的监督管理工作,确定了产前诊断技术的应用应当以医疗为目的,符合国家有关法律规定和伦理原则,由经资格认定的医务人员在经许可的医疗保健机构中进行,医疗保健机构和医务人员不得实施任何非医疗目的的产前诊断技术。2019 年 2 月 28 日,根据国家卫生健康委员会修改有关部门规章的决定,该办法进行了修订。

## 二、法规精髓

### (一)《母婴保健法》的调整对象

《母婴保健法》的调整对象既包括从事母婴保健服务活动的机构及其人员,也包括母婴保健服务的对象和当事人。

### (二)婚前保健

**1. 婚前卫生指导**　婚前卫生指导是指对准备结婚的男女双方进行的以生殖健康为核心、与结婚和生育有关的保健知识的教育,包括性卫生、生育和遗传病等知识,具体指导内容见表 2-28。

表 2-28　婚前卫生指导的主要内容

| 编号 | 具体内容 |
| --- | --- |
| 1 | 有关性卫生的保健和教育 |
| 2 | 新婚避孕知识及计划生育指导 |
| 3 | 受孕前的准备、环境和疾病对后代影响等孕前保健知识 |
| 4 | 遗传病的基本知识 |
| 5 | 影响婚育的有关疾病的基本知识 |
| 6 | 其他生殖健康知识 |

**2. 婚前卫生咨询**　婚前卫生咨询包括婚配、生育保健等问题的咨询。医师应当为服务对象提供科学的信息,对可能产生的后果进行指导,并提出适当的建议。

**3. 婚前医学检查**　医疗保健机构对准备结婚的男女双方可能患影响结婚和生育的疾病进行医学检查。婚前医学检查包括询问病史、体格检查、对严重遗传性疾病、特定传染病、有关精神病等进行检查。经婚前医学检查,医疗保健机构应当向接受婚前检查的当事人出具婚前医学检查证明,并应列明是否发现下列疾病:在传染期内的指定传染病;在发病期内的有关精神病;不宜生育的严重遗传性疾病;医学上认为不宜结婚的其他疾病。

经婚前医学检查,发现患有指定传染病在传染期内或者有关精神病在发病期内的,医师应当提出医学意见,准备结婚的男女双方应当暂缓结婚,医疗保健机构应当为其治疗提供医疗服务。对经诊断患有医学上认为不宜生育的严重遗传疾病的,医师应当向男女双方说明情况,提出医学意见,经男女双方同意,采取长效避孕措施或者施行结扎手术后不生育的,可以结婚,但《婚姻法》规定禁止结婚的除外。接受婚前医学检查人员对检查结果持有异议的,可以申请医学技术鉴定,取得医学鉴定证明。

### (三)孕产期保健

医疗、保健机构应当为育龄妇女提供有关避孕、节育、生育、不育和生殖健康的咨询和医疗保健服务。医师发现或者怀疑育龄夫妻患有严重遗传性疾病的,应当提出医学意见;限于现有医疗技术水平难以确诊的,应当向当事人说明情况并向上级转诊。育龄夫妻可以选择避孕、节育、不孕等相应的医学措施。

2-10　优生与法律——孕产期保健

**1. 母婴保健指导**　母婴保健指导是指对孕育健康后代以及严重遗传性疾病和碘缺乏病的发病原因、治疗和预防方法提供医学意见。医疗保健机构发现孕妇患严重疾病或者接触致畸物质,可能危及孕妇生命安全或者可能严重影响孕妇健康和胎儿正常发育的,应当对孕妇进行医学指导和必要的医学检查。

**2. 孕产妇保健**　孕产妇保健是指为孕妇、产妇提供卫生、营养、心理等方面的咨询和指导以及产前定期检查等医疗保健服务。

(1)孕产妇保健服务主要内容　医疗、保健机构应当为孕产妇提供下列医疗保健服务,具体服务内容见表2-29。

表 2-29　孕产妇保健服务的主要内容

| 编号 | 具体内容 |
|---|---|
| 1 | 为孕产妇建立保健手册(卡),定期进行产前检查 |
| 2 | 为孕产妇提供卫生、营养、心理等方面的医学指导和咨询 |
| 3 | 对高危孕妇进行重点监护、随访和医疗保健服务 |
| 4 | 为孕产妇提供安全分娩技术服务 |
| 5 | 定期进行产后访视,直到产妇科学喂养婴儿 |
| 6 | 提供避孕咨询指导和技术服务 |
| 7 | 对产妇及其家属进行生殖健康教育和科学育儿知识教育 |
| 8 | 其他孕产期保健服务 |

(2)医学指导和医学检查　医疗、保健机构发现孕产妇有下列严重疾病或者接触物理、化学、生物等有毒、有害因素,可能危及孕妇生命安全或者可能严重影响孕妇健康和胎儿正常发育的,应当对孕妇进行医学指导和必要的医学检查:①严重的妊娠合并症或并发症;②严重精神性疾病;③国务院卫生行政部门规定的严重影响生育的其他疾病。

生育过严重遗传性疾病或者严重缺陷患儿的,再次妊娠前,夫妻双方应当按照国家有关规定到医疗、保健机构进行医学检查。医疗、保健机构应当向当事人介绍有关遗传性疾病的知识,给予咨询、指导。对诊断患有医学上认为不宜生育的严重遗传性疾病的,医师应当向当事人说明情况,并提出医学意见。

(3)产前诊断　孕妇有如表 2-30 所示情形之一的,应当进行产前诊断。

表 2-30　医师应当建议进行产前诊断的情形

| 情形 | 具体内容 |
| --- | --- |
| 1 | 羊水过多或者过少的 |
| 2 | 胎儿发育异常或者胎儿有可疑畸形的 |
| 3 | 孕早期时接触过可能导致胎儿先天缺陷的物质的 |
| 4 | 有遗传病家族史或者曾经分娩过先天性严重缺陷婴儿的 |
| 5 | 初产妇年龄超过 35 周岁的 |

(4)终止妊娠　经产前诊断,有下列情形之一的,医师应当向夫妻双方说明情况,并提出终止妊娠的医学意见:①胎儿患严重遗传性疾病的;②胎儿有严重缺陷的;③因患严重疾病,继续妊娠可能危及孕妇生命安全或者严重危害孕妇健康的。

需施行终止妊娠的,应当经本人同意,并签署意见;本人无行为能力的,应当经其监护人同意,并签署意见。根据法律规定,监护人包括配偶、父母、成年子女、其他近亲属;关系密切的其他亲属、朋友愿意承担监护责任,经精神病患者所在单位或者住所地的居民委员会、村民委员会同意的也可以担任监护人。没有上述人可以担任监护人的,由精神病患者所在单位或者住所地的居民委员会、村民委员会或者民政部门担任监护人。

依法实行终止妊娠或者结扎手术的,接受免费服务。

**3. 胎儿保健**　胎儿保健是指为胎儿生长发育进行监护,提供咨询和医学指导。服务内容包括动态监测胎儿发育状况,为孕妇提供合理膳食、良好生活环境和心理状态的指导,避免或减少孕期有害因素对胎儿的影响,开展产前筛查和诊断等。严禁采用技术手段对胎儿进行性别鉴定。对怀疑胎儿可能为伴性遗传病,需要进行性别鉴定的,由省、自治区、直辖市人民政府卫生行政部门指定的医疗、保健机构按照国务院卫生行政部门的规定进行鉴定。

**4. 新生儿保健**　新生儿保健是指为新生儿生长发育、哺乳和护理提供医疗保健服务。医疗、保健机构和从事家庭接生的人员按照国务院卫生行政部门的规定,出具统一制发的新生儿出生医学证明。有产妇和婴儿死亡以及新生儿出生缺陷情况的,应当向卫生行政部门报告。

医疗、保健机构应当为产妇提供科学育儿、合理营养和母乳喂养的指导;对婴儿进行体格检查和预防接种,逐步开展新生儿疾病筛查、婴儿多发病和常见病防治等医疗保健服务。

### (四)婴幼儿保健

**1. 新生儿疾病的筛查和预防**

(1)医疗、保健机构应当按照国家有关规定开展新生儿先天性、遗传性代谢病筛查、诊断、治疗和监测。新生儿疾病筛查病种包括先天性甲状腺功能减低症、苯丙酮尿症等新生儿遗传代谢病和听力障碍。新生儿遗传代谢病筛查程序包括血片采集、送检、实验室检测、阳性病例确诊和治疗。新生儿听力筛查程序包括初筛、复筛、阳性病例确诊和治疗。

(2)医疗、保健机构应当按照规定进行新生儿访视,建立儿童保健手册(卡),定期对其进行健康检查,提供有关预防疾病、合理膳食、促进智力发育等科学知识,做好婴儿多发病、常见病防治等医疗保健服务。

(3)医疗、保健机构应当按照规定的程序和项目对婴儿进行预防接种。婴儿的监护人应当保证婴儿及时接受预防接种。

(4)医疗、保健机构应当为实施母乳喂养提供技术指导,为住院分娩的产妇提供必要的母乳喂养条件。医疗、保健机构不得向孕产妇和婴儿家庭宣传、推荐母乳代用品。

**2. 婴幼儿及学前儿童保健** 具体内容见表2-31。

表2-31　婴幼儿及学龄前期儿童保健的具体内容

| 编号 | 内容说明 |
| --- | --- |
| 1 | 建立儿童保健册,提供定期健康体检或生长监测服务 |
| 2 | 为儿童提供健康检查,开展体格发育及健康状况评价,提供婴幼儿喂养咨询和口腔卫生行为指导 |
| 3 | 对早产儿、低出生体重儿、中重度营养不良、单纯性肥胖、中重度贫血、活动期佝偻病、先心病等高危儿童进行专案管理 |
| 4 | 根据不同年龄儿童的心理发育特点,提供心理行为发育咨询指导 |
| 5 | 开展高危儿童筛查、监测、干预及转诊工作,对残障儿童进行康复训练与指导 |
| 6 | 开展儿童五官保健服务,重点对龋齿、听力障碍、弱视、屈光不正等疾病进行筛查和防治 |
| 7 | 采取综合措施预防儿童意外伤害的发生 |

### (五)母婴保健机构和母婴保健工作人员

**1. 医疗保健机构** 医疗保健机构依法开展婚前医学检查、遗传病诊断、产前诊断以及施行结扎手术和终止妊娠手术的,必须符合国务院卫生行政部门规定的条件和技术标准,并经县级以上人民政府卫生行政部门审查批准,取得《母婴保健技术服务执业许可证》。

(1)医疗保健机构开展婚前医学检查,应当具备以下条件:分别设置专用的男、女婚前医学检查室,配备常规检查和专科检查设备;设置婚前生殖健康宣传教育室;具有符合条件的进行男、女婚前医学检查的医师,并经县级人民政府卫生行政部门审批。

(2)医疗保健机构和其他开展母婴保健技术服务的机构开展助产技术服务、结扎手术和终止妊娠手术,必须经县级人民政府卫生行政部门审批。

(3)医疗保健机构开展遗传病诊断和产前诊断,必须经省级人民政府卫生行政部门审批。《母婴保健技术服务执业许可证》的有效期为 3 年,期满后继续开展母婴保健技术服务的,由原发证机关重新审核认可。

**2.母婴保健工作人员**　在医疗保健机构从事母婴保健技术服务的人员,应当参加卫生行政部门组织的母婴保健法知识培训和业务培训,必须符合卫生行政部门规定的母婴保健专项技术服务基本标准,经考核并取得卫生行政部门颁发的《母婴保健技术考核合格证》或者在《医师执业证书》上加注母婴保健技术考核合格及技术类别:

(1)从事遗传病诊断和产前诊断人员的资格考核,由省级人民政府卫生行政部门负责;

(2)从事婚前医学检查人员的资格考核,由设区的市级人民政府卫生行政部门负责;

(3)从事助产技术服务、结扎手术和终止妊娠手术人员的资格考核,由县级人民政府卫生行政部门负责。

### (六)母婴保健医学技术鉴定

**1.医学技术鉴定组织**　县级以上人民政府可以设立母婴保健医学技术鉴定委员会,负责对本行政区域内有异议的婚前医学检查、遗传病诊断、产前诊断结果和有异议的下一级医学技术鉴定结论进行医学技术鉴定。母婴保健医学技术鉴定委员会分为省、市、县三级。

**2.医学技术鉴定的程序**　公民可在接到诊断结果证明之日起 15 日内,向所在地县级或设区的市级母婴保健医学技术鉴定委员会提出书面申请,同时填写《母婴保健医学技术鉴定申请表》,提供与鉴定有关的材料。医学技术鉴定委员会应当在接到《母婴保健医学技术鉴定申请表》之日起 30 日内做出医学技术鉴定结论。

### (七)法律责任

**1.行政责任**

(1)医疗保健机构或者人员未取得母婴保健技术许可,擅自从事婚前医学检查、遗传病诊断、产前诊断、终止妊娠手术和医学技术鉴定或者出具有关医学证明的,由卫生行政部门给予警告,责令停止违法行为,没收违法所得;违法所得 5000 元以上的,并处违法所得 3 倍以上 5 倍以下的罚款;没收违法所得或者违法所得不足 5000元的,并处 5000 元以上 2 万元以下的罚款。

（2）从事母婴保健技术服务的人员出具有关虚假医学证明文件的，依法给予行政处分；有下列情形之一的，由原发证部门撤销相应的母婴保健技术执业资格或者医师执业证书：①因延误诊治，造成严重后果的；②给当事人身心健康造成严重后果的；③造成其他严重后果的。

（3）违反《母婴保健法》规定进行胎儿性别鉴定的，由卫生行政部门给予警告，责令停止违法行为；对医疗保健机构直接负责的主管人员和其他直接责任人员，依法给予行政处罚。进行胎儿性别鉴定两次以上的或者以营利为目的进行胎儿性别鉴定的，由原发证机关撤销相应的母婴保健技术执业资格或者医师执业证书。

**2. 民事责任**　母婴保健工作人员在诊疗护理过程中，因诊疗护理过失，造成患者死亡、残废、组织器官损伤导致功能障碍的，应根据有关法律规定，承担相应的民事责任。

**3. 刑事责任**　取得相应合格证书的从事母婴保健工作人员由于严重不负责任，造成就诊人死亡或者严重损害就诊人身体健康的，依照《刑法》第三百三十五条医疗事故罪追究刑事责任；未取得国家颁发的有关合格证书，包括取得合法行医资质而未取得《母婴保健法》规定的合格证书者和非法行医者，实施终止妊娠手术或者采取其他办法终止妊娠，致人死亡、残疾、丧失或者基本丧失劳动能力的，依照《刑法》第三百三十六条关于非法节育手术罪的规定追究刑事责任。

### 三、伦理规范精髓

母婴保健活动涉及个人生活，影响家庭幸福，遵循相应的伦理要求，有利于建立良好的医患关系，提高服务质量。

#### （一）实践中应遵循的基本伦理要求

**1. 婚前保健服务的伦理**　婚前检查是我国法律规定，为排除不适合结婚的疾病和其他情况的程序。母婴保健人员必须以认真负责的态度，避免为了解决熟人请托而忽视医学要求和法律程序，不作检查或者不认真检查，如果遗漏了一些不宜结婚的疾病，不利于优生优育，也会给家庭和谐带来隐患。另外也不能随意扩大检查范围，例如处女膜检查，既违反了医学道德，也是对当事人的不尊重，婚前检查只是身体健康状况检查，不是道德审判，即使男方要求检查，医生也应当拒绝，并且做出必要的解释和说明。此外，要注意检查方法，避免给当事人带来生理、心理上的伤害和不必要的纠纷。婚前卫生指导和婚前卫生咨询服务中，母婴保健人员都会知道当事人的个人隐私以及生活习惯，有责任对当事人进行必要的性教育指导，并要教育当事人为自身健康负责，当然也要保守当事人的个人隐私。

**2. 产前诊断的伦理**　对一般孕妇实施产前筛查以及应用产前诊断技术应坚持知情选择。孕妇自行提出进行产前诊断的，经治医师可根据其情况提供医学咨询，由孕妇决定是否实施产前诊断技术。对于产前诊断技术及诊断结果,经治医师应本着科学、负责的态度,向孕妇或家属告知技术的安全性、有效性和风险性,使孕妇或家属理解技术可能存在的风险和结果的不确定性。在发现胎儿异常的情况下,经治医师必须将继续妊娠或终止妊娠可能出现的结果以及进一步处理意见,以书面形式明确告知孕妇,由孕妇夫妻双方自行选择处理方案,并签署知情同意书。若孕妇缺乏认知能力,应由其近亲属代为选择。涉及伦理问题的,应当交医学伦理委员会讨论。开展产前诊断技术的医疗保健机构,对经产前诊断后终止妊娠娩出的胎儿,在征得其家属同意后,进行尸体病理学解剖及相关的遗传学检查。

**3. 新生儿疾病筛查的伦理** 新生儿属于无民事行为能力人,不能清楚而明确地表达自己的客观实际状况,更不会主动提出检查自身疾病的要求,这并不意味着其失去这种权利,而是需要由其监护人(如父母)来行使。因此,医疗机构在实施新生儿疾病筛查前,应当将新生儿疾病筛查的项目、条件、方式、灵敏度和费用等情况如实告知新生儿的监护人,并取得签字同意。

**4. 性别鉴定的伦理** 性别鉴定的不合理应用或者滥用,会造成男女比例失调,影响人口结构,母婴保健人员应高度重视性别鉴定工作。2021 年,《中华人民共和国人口与计划生育法》进行了修订,放开了三孩政策,这是基于我国人口结构优化对计划生育政策的重大调整,但是从本质上来说,目前实施的仍然是计划生育政策。性别鉴定只能用于对遗传病的预防,除此之外的任何理由都不能为之进行道德辩护,法律已经明确规定,禁止不正当使用胎儿性别鉴定。因此,对于出于重男轻女思想、想达到生儿子目的的性别鉴定应予以明确拒绝,尤其不能在亲朋好友的要求下丧失原则,还要防止有人以诊断遗传病为借口要求性别鉴定。

### (二)实践中应处理好的伦理冲突

**1. 隐私权和保密之间的冲突** 隐私权是指法律赋予公民的保护个人隐私的权利,但这样的保密如果存在增加其他人感染疾病的风险,母婴保健人员应告知相关当事人,例如在婚前检查中,一方检查出有传染性疾病并处于急性发病期,就需要在保护隐私的基础上实现公众或他人的知情权利。告知并不意味着必须干涉相关个人自身的最终选择。2003 年,国务院颁布的《婚姻登记条例》对婚前检查未作规定,结婚登记时不再要求婚前医学检查证明,婚检与否,只是个人的自由选择,这是充分尊重个人隐私权的表现。

**2. 知情同意和规定医学措施之间的冲突** 在婚前医学检查、产前诊断、新生儿疾病筛查等服务中都存在为了避免遗传病、出生缺陷等适应证的医学措施,这些措施涉及个人健康、出生人口素质,关系到家庭的稳定和谐。对此,母婴保健人员必须严格把握适应证,准确提出建议措施,在征得当事人同意后方可进行医学处理,所以做好沟通解释工作非常有必要。

## 四、执业考试提示

执业考试重点关注以下内容：

(1)对当事人有利的有关内容把握。对当事人有利是医护人员的首要义务。医护人员要确保母婴保健活动对社会、家庭、他人有益有利,以及在非技术的精神方面对当事人有利,如尊重人格、权利、信仰、价值观等。母婴保健服务中的婚前医学检查、产前诊断、新生儿疾病筛查都是为了个体健康,如继续妊娠会危及母亲生命而采取人工流产,或经诊断发现胎儿存在畸形风险而采取流产等,都必须在经过代价/效益分析和衡量利弊得失等全面评估,并基于对当事人有利的基础上方可做出选择。

(2)对当事人尊重的有关内容把握。母婴服务是一种人道主义服务,尊重服务对象,是母婴保健人员无条件、绝对的义务,服务的最高境界和品质就是充分体现人道主义精神和对当事人的尊重。一方面要尊重当事人的人格、尊严,不能因服务对象的地位、贫富、信仰、种族不同而在服务上有所区别,对待有特殊疾病(如性病、艾滋病等)的患者,应把不良行为和患病事实加以区分,不能有人格、尊严上的歧视;另一方面要尊重当事人在母婴保健服务中应有的权利,尊重当事人是有利原则的本质体现,当事人在母婴保健中不是被动的主体,母婴保健人员要尊重他们的意见和决定,在制定或者实施医疗方案时要和当事人进行沟通,仔细讲解适应证,采取医疗措施的必要性,征求当事人的知情同意,让当事人享有相应的自主权。一旦当事人丧失或者不具备行为能力,如新生儿,则需要取得监护人的同意。当然,保护当事人的隐私也是尊重的重要内容。

(3)重视坚持社会公益目的有关内容把握。公益论主张人们在进行道德评价时,应当从社会、人类和后代的利益出发,从整体和长远的角度来评价人们的行为,只有符合人类整体利益和长远利益的行为才是道德的。从医学的角度,公益论就是一种强调以社会公共利益为原则的理论,是社会公益与个人健康利益相统一的伦理要求。母婴保健服务是为当事人负责,也是为后代负责,保障人口质量,体现了社会公益的要求,符合国家相关政策的要求。

## 【案例分析】

【资料】李某花了几个月时间跟着一个老医生学了一点妇科方面的知识,在朋友暂住房里给人看妇科病。因生意惨淡,听说帮孕妇鉴定胎儿性别很赚钱,就动起了这个歪脑筋,她从别人手中花3000元购买了一台二手B超机,藏匿于小区的地下车库。李某说,经过摸索,她照着书本做了几次,稀里糊涂地就把B超机用了起来。没有专业技术,也没有从业资格,李某就这样开始非法鉴定胎儿性别。她也知道这样做肯定是违法的,但为了赚钱她决定铤而走险。通过打小广告、熟人介绍,李某陆陆续续积累了数十名顾客,每次收费 1000 元。其实,受操作、卫生条件等因素的影响,李某在很多时候看不出胎儿性别,她就告诉孕妇怀的是女孩。得知是女孩后,受重男轻女封建思想的影响,一些孕妇很有可能选择流产。不久,李某案发,被某区卫生局处以没收 B 超机一台、没收违法所得 10010 元及罚款 5100 元的行政处罚。

【分析】2022 年 3 月 29 日,国务院第 752 号令修正的《母婴保健法实施办法》第二十三条规定,严禁采用技术手段对胎儿进行性别鉴定。对怀疑胎儿可能为伴性遗传病,需要进行性别鉴定的,如 X 伴性遗传病(假肥大型营养不良症、血友病、蚕豆病等),Y 伴性遗传病(传男不传女的疾病,如外耳道多毛症等),须由省、自治区、直辖市人民政府卫生行政部门指定的医疗、保健机构按照规定进行鉴定。案例中李某在未取得母婴保健技术服务执业许可的情况下,擅自利用 B 超技术进行以盈利为目的的胎儿性别鉴定,不仅无法保障孕妇及其家人的合法权益,还会造成男女比例失调,影响人口结构和质量,属于违法行为,应由卫生行政部门责令其立即停止违法行为,没收违法所得,并处相应数额的罚款。

## 【知识卡片】

### 唐代对妇科医生的准入要求

根据藏于宁波天一阁的唐代《医疾令》可知,当时的临床分科已经有大小方脉科、疮肿科、伤折科、产科、眼科、口齿科、针科、灸科等十三科之多。《医疾令》还规定,妇女生产应由经过专门培训的女医,即妇科医生,并规定由年龄在 20 至 30 岁之间的女性担任。

## 【同步训练】

### 一、名词解释

1.母婴保健　　　　2.产前诊断

### 二、填空题

1.新生儿疾病筛查遵循(　　)和(　　)的原则。

2.《母婴保健技术服务执业许可证》的有效期为(　　)年。

3.开展新生儿访视,访视次数不少于(　　)次。

### 三、选择题

[1—2 题共用题干]林某带着已超过预产期的妻子赵某来某诊所要求接生。接诊的医师单某在明知赵某是高龄产妇、超过预产期的情况下坚持将赵某留在诊所内观察、准备接生。当日下午 2 时许,赵某出现昏迷等病危症状,被送到附近大医院进行抢救,经抢救无效于当天下午 4 时许死亡,经鉴定系羊水栓塞猝死。

1.如林某妻子为初产妇,年龄超过 35 周岁,应进行　　　　　　　　　　(　　)

A.产前诊断　　　　B.婚前检查　　　　C.急诊治疗　　　　D.胎儿性别鉴定

2.医师单某可能构成　　　　　　　　　　　　　　　　　　　　　　　(　　)

A.非法进行节育手术罪　　　　　　　　B.医疗事故罪

C.非法行医罪　　　　　　　　　　　　D.故意杀人罪

[3—4 题共用题干]姑娘周小燕(化名)与梁永浩(化名)在婚姻登记处办理手续,随后他们去了某医院进行了婚前医学检查。

3.下列不属于婚前医学检查内容的是　　　　　　　　　　　　　　　(　　)

A.在传染期内的指定传染病　　　　　B.在发病期内的有关精神病

C.不宜生育的严重遗传性疾病　　　　D.糖尿病

4.下列哪项不符合婚前检查的伦理要求?　　　　　　　　　　　　　(　　)

A.应梁永浩要求并在未征求女方同意的情况下增加对女方的检查项目

B.在婚前检查前告知双方要检查的项目

C.检查结果告诉本人

D.检查中发现周小燕是艾滋病病毒携带者,医生将情况告知梁永浩本人

**四、简答题**

简述母婴保健医学技术鉴定的组织和程序。

**五、讨论题**

1.谈谈你对"代孕"相关伦理问题的看法。

**【参考答案】**

**一、名词解释:**略

**二、填空题**

1.自愿　知情选择

2.3

3.2

**三、选择题**

1.A　2.B　3.D　4.A

**四、简答题:**略

**五、讨论题**

[答题要点](1)代孕的违法性,不符合国家有关法律规定;(2)违反家庭与社会伦理。

(朱晓卓、米岚)

# 第九节　献血法规及伦理规范

**1. 知识目标**　理解无偿献血制度、血液、输血等相关概念;明晰无偿献血制度及临床用血的管理;概述献血中的基本伦理要求。

**2. 能力目标**　能对无偿献血进行科学宣教与指导;会妥善处理献血实践中遇到的伦理冲突。

**3. 素质目标**　增强依法采供血液及血液制品的法律意识;能在临床采血用血中体现关爱患者的人文素养。

## 一、概述

### (一)相关概念

**1. 血液**　血液是一种以血浆、血细胞和血小板为主要成分的不透明红色液体。血液是一种复杂的维持生命所必需的物质。

**2. 血液制品**　血液制品是从人血浆中分离制备的有明确临床应用意义的血浆蛋白制品的总称。

**3. 原料血浆**　原料血浆是指单采血浆站采集的专用于生产血液制品的血浆。

**4. 输血**　输血是指将血液或血液制品通过静脉输注给患者的一种治疗方法。输血在临床医学领域应用广泛,有着拯救生命、治疗疾病的重要作用,是现代医疗的重要手段。狭义的输血是指输注全血,广义的输血是包括全血在内的、由血液制备的各种有形或无形成分的输注。严格来说,造血干细胞(骨髓或外周血)移植也算是一种特殊的输血。

**5. 血站**　血站是采集、提供临床用血的机构,是不以营利为目的的公益性组织。

**6. 无偿献血制度**　无偿献血制度是指达到一定年龄的健康公民自愿提供自身的血液或某种血液成分用于临床,而不索取任何报酬的制度。

### (二)立法情况

我国的无偿献血制度始于20世纪70年代后期,但由于历史原因发展缓慢。为了规范公民献血,1978年11月,国务院批准卫生部《关于加强输血工作的请示报告》,

正式提出实行公民义务献血制度。1979 年,《全国血站工作重要任务(试行草案)》提出统一制订献血计划、统一管理血源、统一组织采血的血液管理"三统一"的初步设想。1984 年,卫生部和中国红十字总会在全国倡导自愿无偿献血,使我国的献血制度又大大向前迈进了一步。1993 年,卫生部下发了《采供血机构和血液管理办法》《血站基本标准》,进一步细化了对血站和单采血浆站的管理。1996 年 12 月 30 日,国务院又发布了《血液制品管理条例》,这是我国第一部有关血液制品管理的行政法规。1997 年 12 月 29 日,第八届全国人民代表大会常务委员会第二十九次会议通过了《中华人民共和国献血法》(以下称《献血法》),自 1998 年 10 月 1 日起实施。根据《中华人民共和国献血法》规定,1998 年 9 月 21 日,卫生部颁布了《血站管理办法(暂行)》;1999 年 7 月 12 日,卫生部、中国红十字会总会颁布了《全国无偿献血表彰奖励办法》。《献血法》及其配套法规的颁布实施,标志着我国血液管理进入一个崭新的阶段。

为进一步规范血液管理,保证输血安全,促进血站的建设与发展,加强血站质量管理,规范技术操作,卫生部先后发布了《血站管理办法》《单采血浆站管理办法》等法规,并进行不断的修正完善,为规范我国的采供血机构规划及管理提供了法律上、制度上、技术上的保证。《血站管理办法》于 2005 年 11 月 17 日由卫生部令第 44 号发布,根据 2009 年 3 月 27 日《卫生部关于对〈血站管理办法〉第三十一条进行修订的通知》进行第一次修订,根据 2016 年 1 月 19 日《国家卫生计生委关于修改〈外国医师来华短期行医暂行管理办法〉等 8 件部门规章的决定》进行第二次修订,根据 2017 年 12 月 26 日《国家卫生计生委关于修改〈新食品原料安全性审查管理办法〉等 7 件部门规章的决定》进行第三次修订;2005 年 12 月 26 日,根据《中华人民共和国献血法》《血液制品管理条例》和《血站管理办法》,卫生部组织制定并印发了《采供血机构设置规划指导原则》;《单采血浆站管理办法》于 2007 年 10 月 31 日经卫生部部务会议讨论通过,由 2008 年 1 月 4 日卫生部令第 58 号发布,根据 2015 年 5 月 27 日《国家卫生计生委关于修改〈单采血浆站管理办法〉的决定》进行第一次修订,根据 2016 年 1 月 19 日《国家卫生计生委关于修改〈外国医师来华短期行医暂行管理办法〉等 8 件部门规章的决定》进行第二次修订。

## 二、法规精髓

### (一)无偿献血制度

**1. 无偿献血的主体**　国家实行无偿献血制度。国家提倡 18～55 周岁的健康公民自愿献血,鼓励国家工作人员、现役军人和高等学校在校学生率先献血,为树立社会新风尚作表率。

**2. 无偿献血工作的组织与管理**　《献血法》规定,各级人民政府领导本行政区域内的献血工作,县级以上各级卫生行政部门监督管理献血工作,各级红十字会依法参与、推动献血工作。

各级人民政府采取措施广泛宣传献血的意义,普及献血的科学知识,开展预防和控制经血液途径传播疾病的教育。广播、电视、报刊等新闻媒介应当积极开展献血的社会公益性宣传,增强公民自愿献血的意识。

献血管理机构根据本行政区域的人口规模和临床用血需求状况,拟订年度献血计划,报经本级人民政府批准后组织实施。

各级人民政府和红十字会对积极参加献血和在献血工作中做出显著成绩的单位和个人,给予表彰、奖励。无偿献血者及其配偶、直系亲属临床需要用血时,可以享受用血费用减免等优惠待遇。

### (二)采血与供血管理

血站是采集、提供临床用血的机构,是不以营利为目的的公益性组织。它以省、自治区、直辖市为区域实行统一规划设置,并经卫生行政部门批准、登记注册、领取《血站执业许可证》后,才能开展采供血业务。

**1. 采血管理** 血站采血必须严格遵守各项技术操作规程和制度,必须由具有采血资格的医务人员进行采血,一次性采血器材用后必须销毁,确保献血者的身体健康。

血站在采血前,必须对献血者按照《献血者健康检查标准》免费进行必要的健康检查,健康检查不合格的,不得采集其血液。

血站对献血者每次采集血液量一般为 200ml,最多不得超过 400ml,两次采集间隔期不少于 6 个月,严禁对献血者超量、频繁采集血液。

血站采血液前应对献血者身份进行核对并进行登记。严禁采集冒名顶替者的血液。

单采血浆站必须对供血浆者进行健康检查;检查合格的,由县级人民政府卫生行政部门核发《供血浆证》。供血浆者健康检查标准,由国务院卫生行政部门制定。

**2. 供血管理** 血站应当保证发出的血液质量符合国家有关标准,其品种、规格、数量、活性、血型无差错;未经检测或检测不合格的血液,不得向医疗机构提供。

血液的包装、储存、运输必须符合《血站基本标准》的要求。血液包装袋上必须注明:①血站名称及其许可证号;②献血编号(或条形码);③血型;④血液品种;⑤采血日期及时间或者制备日期及时间;⑥有效日期及时间;⑦储存条件。

因临床、科研或者特殊需要,需要从外省、自治区、直辖市调配血液的,由省级人民政府卫生行政部门组织实施,禁止临床医疗用途的人体血液、血浆进出口。

血站应当制定紧急灾害应急预案,并从血源、管理制度、技术能力和设备条件等方面保证预案的实施。

### (三)临床用血的管理

临床用血是医疗过程中必不可少的环节。因此,对临床用血的原则做出规定、对临床用血加强管理是十分必要的,以合理利用和避免浪费,最大限度地发挥血液的功效,为用血者身体健康提供优质安全的服务。

2-11 临床用血的管理

**1. 临床用血的原则** 无偿献血者的血液必须用于临床,不得买卖。血站、医疗机构不得将无偿献血者的血液出售给单采血浆站或者血液制品生产单位。

医疗机构的临床用血,由县级以上人民政府卫生行政部门指定的血站供给,其包装、储存、运输等必须符合国家规定的卫生标准和要求。

医疗机构对临床用血必须进行核查,不得将不符合国家规定标准的血液用于临床。

国家提倡并指导择期手术的患者自身输血,动员家庭、亲友、所在单位以及社会互助献血,以满足临床急救用血的需要。

**2. 临床用血的管理** 二级以上医院应设置独立的输血科(血库),负责临床用血的指导和技术实施,确保储存、配血和科学、合理用血措施的执行。

医疗机构临床用血应当制订用血计划,遵循合理、科学的用血原则,不得浪费和滥用血液。临床医生和输血技术人员要严格掌握临床输血适应证,减少不必要的输血,并积极推行按医疗实际需要的血液成分输血。

医疗机构为保证应急用血需要时,可以临时采集血液,但应确保采血用血安全。

公民临床用血时须交付用于血液的采集、储存、分离、检验等费用。

**3. 临床输血技术规范**

(1)输血申请 由经治医生逐项填写《临床输血申请单》,由主治医师核准签字,连同受血者血样于预定输血日期前送交输血科(血库)做好输血准备。

决定输血治疗前,经治医师应向患者或家属说明输同种异体血的不良反应和经血液传播疾病的可能性,征得患者或家属的同意,并在《输血治疗同意书》上签字。《输血治疗同意书》记入病历。无家属签字且无自主意识患者的紧急输血,应报医院职能部门或主管领导同意、备案,并记入病历。

(2)临床输血流程见图 2-1 所示。

### (四)原料血浆的管理

**1. 单采血浆站的设置** 单采血浆站由血液制品生产单位设置或者由县级以上人民政府卫生行政部门设置,专门从事单采血浆活动,具有独立法人资格。其他任何单位和个人不得从事单采血浆活动。

在一个采血浆区域内,只能设置一个单采血浆站。严禁单采血浆站采集非规定区域内的供血浆者和其他人员的血浆。

| 输血前准备 | → | 遵医嘱准备采血试管,认真核对患者姓名、性别、年龄、住院号、床号后采集血样。(有两人以上抽血时,一次只能拿一名患者的试管和输血申请单) |

| 送血库 | → | 由医护人员或专门人员将受血者血样与输血申请单送交输血科(血库),双方进行逐项核对 |

| 取血 | → | 配血合格后,由取血人员携带血液专用运输箱到输血科取血。取血与发血双方必须当面共同核对患者姓名、出生日期、性别、ID号、急诊/病区、床号、血型、血液有效期及配血试验结果,以及血液外观等,准确无误时,双方共同签字后方可发出 |

| 输血前两人执行三查八对并签名 | → | 三查:血制品有效期、血制品质量、输血装置是否完整 | → | 八对:床号、姓名、住院号、血袋号、血型、交叉试验结果、血制品种类、剂量。查对供血者姓名、血型、血瓶号、血量、采血日期、血液有无凝块、溶血,血袋有无破损等 |

| 输血时 | → | 两人带病历到患者床边,再次核对患者姓名、性别、年龄、住院号、床号、血型、品种、剂量等,确认与配血报告相符,执行输血 |

| 输血过程中应先慢后快,再根据病情和年龄调整输注速度 | ← | 连续输注一袋以上血液时中间根据医嘱用0.9%生理盐水冲管 | ← | 取回后尽快输用,避免剧烈震荡,30分钟内输入 |

| 严密观察受血者不良反应,观察15分钟后,在巡回单上认真记录并双签名后方可离开 | → | 严密观察输血过程,认真巡视并记录,发现异常立即停止输入,报告医师配合处理 | → | 填写输血反应表,剩余血液交血库备查并及时上报护理部、医务处 |

护士在输血申请单和医嘱单上双签名,并写好执行时间,将输血记录单附在病历中,输血结束后血袋注明结束时间送回输血科至少保存24小时

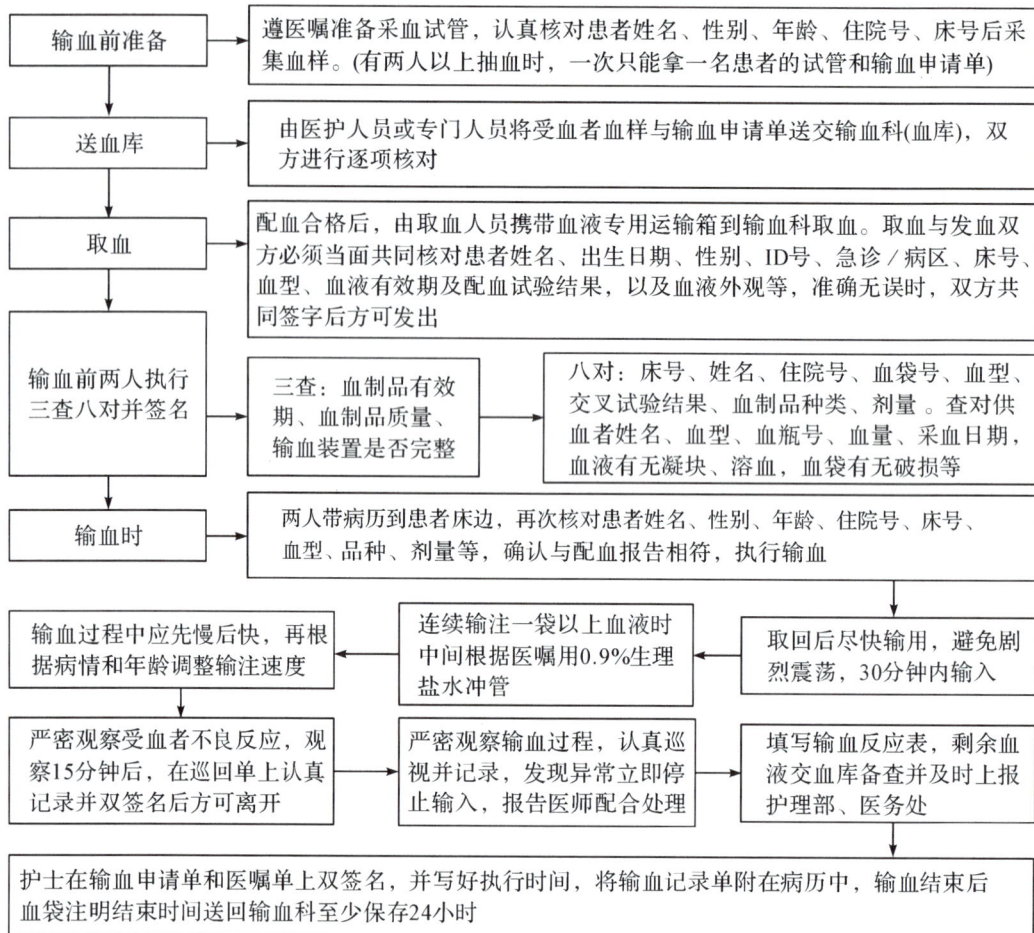

图 2-1　临床输血流程

设置单采血浆站必须具备国家规定的条件和标准,由县级人民政府卫生行政部门初审,报省、自治区、直辖市人民政府卫生行政部门审核批准,发给《单采血浆许可证》,并报国务院卫生行政部门备案。

**2. 原料血浆的采集**　单采血浆站必须对供血浆者进行健康检查,检查合格的,由县级人民政府卫生行政部门核发《供血浆证》。《供血浆证》不得涂改、伪造、转让。

单采血浆站在采集血浆前,必须对供血浆者进行身份识别并核实其《供血浆证》,确认无误后,方可按规定程序进行健康检查和血液化验;对检查、化验合格的,按有关技术操作标准及程序采集血浆,并建立供血浆者健康检查及供血记录档案;对检查、化验不合格的,由单采血浆站收缴《供血浆证》,并由所在地县级人民政府卫生行政部门监督销毁。严禁采集无《供血浆证》者的血浆。

单采血浆站必须使用单采血浆机采集血浆,严禁手工操作采集血浆。采集的血浆必须按单人份冰冻保存,不得混浆。

单采血浆站必须使用有产品批准文号,并经国家药品、生物制品鉴定机构逐批鉴定合格的体外诊断试剂以及合格的一次性采血浆器材。

单采血浆站采集的原料血浆的包装、储存、运输,必须符合国家规定的卫生标准和要求,且只能向一个与其签订质量责任书的血液制品生产单位供应原料血浆,严禁向其他任何单位供应原料血浆。

严禁单采血浆站采集血液或者将其所采集的原料血浆用于临床。

### (五)法律责任

对于违反《献血法》有关规定的,视其情节轻重,分别承担行政责任、民事责任和刑事责任。

**1. 行政责任**

(1)有下列行为之一的,由县级以上人民政府卫生行政部门予以取缔,没收违法所得,并处 10 万元以下罚款:①非法采集血液的;②血站、医疗机构出售无偿献血者血液的;③非法组织他人出卖血液的。

(2)血站违反有关操作规程和制度采集血液,由县级以上人民政府卫生行政部门责令改正;给献血者健康造成损害的,对直接责任的主管人员和其他直接责任人员,依法给予行政处分。

(3)临床用血的包装、储存、运输,不符合国家规定的卫生标准和要求的,由县级以上人民政府卫生行政部门责令改正,给予警告,并处 1 万元以下的罚款。

(4)血站向医疗机构提供不合格血液的,由县级以上人民政府卫生行政部门责令改正;情节严重,造成经血液途径传播疾病的或者有传播危险隐瞒不报的,限期整顿,对直接责任的主管人员和其他直接责任人员,依法给予行政处分。

(5)医疗机构将不符合国家卫生标准的血液用于患者,由县级以上人民政府卫生行政部门责令改正;给患者健康造成损害的,应当依法赔偿,对直接责任的主管人员和其他直接责任人员,依法给予行政处分。

(6)卫生行政部门及其工作人员在献血、用血的监督管理工作中玩忽职守、尚未构成犯罪的,依法给予行政处分。

(7)非法从事组织、采集、供应、倒卖原料血浆活动的,应予以取缔,没收违法所得及从事违法活动的器材、设备,并处违法所得五倍以上十倍以下罚款。

(8)单采血浆不依照规定进行检测或违背其他操作规定的,由县级以上人民政府卫生行政部门责令限期改正,处 5 万元以上 10 万元以下罚款;情节严重的,予以吊销《单采血浆许可证》,没收违法所得,并处 10 万元以上 30 万元以下罚款。

**2. 民事责任**

血站和医疗机构违反操作规程和制度采集血液及供应或使用的血液不符合国

家卫生标准,给献血者和患者健康造成损害的,应当依法承担民事责任。有关民事责任赔偿事宜按《民法典》《医疗事故处理条例》和《侵权责任法》等的有关规定处理。

**3.刑事责任**

(1)以下情况构成犯罪的,依照《刑法》有关规定追究刑事责任:非法采集血液的;非法组织他人卖血液的;以暴力和威胁的方法强迫他人出卖血液的;向医疗机构提供不符合国家标准的血液,情节严重,造成经血液途径传播疾病或有传播严重危险的。

(2)以下情况构成犯罪的,对其主管人员和直接责任人员依照《刑法》有关规定追究刑事责任:血站违反操作规程和制度采集血液并给献血者造成损害,或者向医疗机构提供不合格血液并造成经血液传播的疾病传播,情节严重的;医疗机构的医务人员,将不符合国家规定标准的血液用于患者,给患者健康造成损害。

(3)单采血浆站、血液制品生产单位非法采集、供应血液或者制作、供应血液制品,构成犯罪的,依照《刑法》有关规定追究刑事责任。

(4)卫生行政部门及工作人员在献血、用血的监督管理中,玩忽职守,造成严重后果,构成犯罪的,依照《刑法》有关规定追究刑事责任。

### 三、伦理规范精髓

2-12 临床用血应注意的伦理问题

(1)在任何情况下献血,包括捐献用于移植的造血组织,必须完全是自愿和无偿的,不应让捐献者承担任何形式的压力。献血者必须给予知情同意,同意捐献血液和血液成分,并且同意输血服务机构合法使用其血液。

(2)必须让患者了解输血存在的已知危险和好处,以及替代性治疗。患者有权接受或拒绝输血。任何事先的指导都必须得到尊重。

(3)在患者无法事先给予知情同意的情况下,实施输血治疗必须以符合患者的最大利益为基础。

(4)血站的建立和运行不应该以营利为基础。

(5)必须向献血者说明献血过程中存在的危险性,必须保护献血者的健康和安全。为了提高血液中某种特定成分的浓度,对献血者施用任何物质都必须符合国际公认的标准。

(6)受血者和献血者的姓名应互相保密。如遇特殊情况,仍然必须保证献血者信息的隐秘性。

(7)献血者必须明白,如果捐献具有传染性病原体的血液,将给受血者带来危险并对受血者负有道义上的责任。

(8)献血必须以医学选择为标准,而不应带有任何形式的歧视,如性别、种族、国籍或宗教等。任何献血者和潜在的受血者都没有权力要求实行任何一种歧视。

（9）血液采集必须由一名具有适当资质的执业医师总负责。

（10）所有与全血捐献和红细胞单采有关的事宜必须与国际公认的标准相符合。

（11）如果献血者和受血者受到了伤害，必须通知他们。

（12）输血治疗必须在执业医师的全面负责下进行。

（13）真正的临床需要是输血治疗的唯一基础。

（14）开具输血处方不应受经济利益的驱动。

（15）血液是公共资源，用血不应受到限制。

（16）患者应该尽可能只接受临床上有效且能够提供最大安全性的某一种血液成分（血细胞、血浆和血浆制品）。

（17）为了保护献血者和潜在受血者的利益，应该避免浪费血液。

（18）由国家和国际卫生组织、其他具有相应资质的合法机构建立的输血服务机构，必须符合此伦理规范。

## 四、执业考试提示

执业考试重点关注以下内容：

（1）无偿献血制度。

（2）医疗机构职责：医疗机构临床用血要求，医疗机构临床用血管理。

（3）血站职责：采血要求，供血要求。

（4）法律职责：医疗机构的法律责任，血站的法律责任。

【案例分析】

### 爱心献血不留姓名被婉拒

【资料】2012年9月12日，广州市血液中心在某广场开展献血宣传活动并现场采血，很快自愿献血的市民排起了长龙。部分排队献血的市民没有携带有效身份证件，被采血的医务人员告知"不能献血"。对此有些自愿献血的志愿者感到不理解：难道爱心献血者不留姓名也不应该吗？是不是采血的医务人员在刁难献血者？一个年轻人情绪有些激动，向现场的广州市血液中心的领导投诉：我身体健康，排队近一个小时只因没有带身份证被告知"不能献血"，难道爱心献血不留名有错吗？

【分析】我国实行自愿无偿献血制度，自愿无偿献血是公民奉献爱心的高尚行为。事实上，虽然"献血不留名"为传统道德倡导与褒扬，但对采集血液的质量与献血者的权益却存在相当不利的影响，如在血液检测时发现献血者存在某些疾病则无法告知，同时献血者应当享有的权益也无法实现（如临床输血免费用血），因此，在我国相关法律明确规定自愿无偿献血实行实名制。《血站管理办法》第二十二条规定:血站采血前应当对献血者身份进行核对并进行登记;第二十三条规定:献血者应当按要求出示真实的身份证明。任何单位和个人不得组织冒名顶替者献血。根据上述规定,显然血站采血应对献血者进行身份核查,没有有效身份证件的献血者不能采血。

## 【知识卡片】

### 成分输血

成分输血是 1959 年由 Gibson 首先提出的,但到了 20 世纪 60 年代末和 70 年代初成分输血才真正发展起来。成分输血是根据血液比重不同,将供者血液的不同成分应用现代科学方法分离提纯,依据患者病情的不同需要分别输入相关血液成分。成分输血主要输血种类包括红细胞、粒细胞、单核细胞、血浆及蛋白和自身输血五种。成分输血是目前临床常用的输血类型,其优点在于疗效突出、副作用小、充分利用血液资源以及便于保存和运输等。专家们对成分输血的先进性、科学性和合理性给予了极高的评价,认为成分输血是输血史上的一场革命。成分输血的比例是衡量一个国家或地区医疗技术水平高低的重要标志之一。目前,国际上输成分血的比例已经达到 90% 以上,输全血不到 10%,发达国家输成分血的比例已经超过 95%。

## 【同步训练】

### 一、名词解释

1.无偿献血制度　　　　2.输血

### 二、填空题

1.国家提倡(　　)周岁的健康公民(　　)献血。

2.无偿献血者的血液必须用于(　　),不得买卖。

### 三、选择题

1.《献血法》规定,国家提倡健康公民自愿献血的年龄是　　　　　　　　(　　)

A.18 周岁至 40 周岁　　　　　　　　B.18 周岁至 45 周岁

C.18 周岁至 50 周岁　　　　　　　　D.18 周岁至 55 周岁

2.血站对献血者每次采集血液一般量是多少毫升,最多量不得超过多少毫升?

(　　)

A.100,200　　　　　　　　　　　　B.200,300

C.200,400　　　　　　　　　　　　D.100,400

3.《献血法》规定,我国实行　　　　　　　　　　　　　　　　　　(　　)

A.有偿献血制度　　　　　　　　　　B.无偿献血制度

C.自愿献血制度　　　　　　　　　　D.义务献血制度

4.《临床输血技术规范》的立法宗旨是规范、指导医疗机构 （ ）

A.科学、合理用血　　　　　　　　　　B.安全、科学用血

C.合理、安全用血　　　　　　　　　　D.合理、卫生用血

5.根据我国《献血法》规定,为保障临床急救用血需要,对择期手术患者,应提倡采用的用血方式是 （ ）

A.互助献血　　　　　B.同型输血　　　　　C.自身输血　　　　　D.自愿献血

**四、简答题**

医疗机构临床用血应遵循什么原则?

**【参考答案】**

一、名词解释:略

二、填空题

1.18～55　自愿

2.临床

三、选择题

1.D　2.C　3.B　4.A　5.C

四、简答题:略

（陈蕾、孟伯君、许贤智）

# 第十节　红十字会法规及伦理规范

**学习目标**

**1. 知识目标**　明晰红十字会组织、职责和伦理要求;理解红十字会标志的含义。

**2. 能力目标**　能开展《红十字会法》及人道主义精神宣教,具备独立开展相关救助活动的能力。

**3. 素质目标**　树立志愿服务意识,培育救死扶伤、人道主义职业修养;增强救助行动的法律意识及伦理规范。

## 一、概述

中国红十字会是中华人民共和国统一的红十字组织,是从事人道主义工作的社

会救助团体,是国际红十字运动的成员。中国红十字会成立于1904年,建会以后从事救助难民、救护伤兵和赈济灾民活动,为减轻遭受战乱和自然灾害侵袭的民众的痛苦而积极工作,并参加国际人道主义救援活动。

《中华人民共和国红十字会法》(以下简称《红十字会法》)是为了保护人的生命和健康,发扬人道主义精神,促进和平进步事业,保障红十字会依法履行职责而制定的法规,由第八届全国人民代表大会常务委员会第四次会议于1993年10月31日通过,自公布之日起施行。

### (一)组织

按行政区域建立县级以上地方各级红十字会,根据实际工作需要配备专职工作人员。全国性行业根据需要可以建立行业红十字会。全国建立中国红十字会总会。

各级红十字会理事会由会员代表大会民主选举产生。理事会民主选举产生会长和副会长。各级红十字会会员代表大会闭会期间,由理事会执行会员代表大会的决议。理事会向会员代表大会负责并报告工作,接受其监督。上级红十字会指导下级红十字会工作。中国红十字会总会设名誉会长和名誉副会长。名誉会长和名誉副会长由中国红十字会总会理事会聘请。

中国红十字会总会具有社会团体法人资格;地方各级红十字会、行业红十字会依法取得社会团体法人资格。

### (二)职责

红十字会履行下列职责:①开展救援、救灾的相关工作,建立红十字应急救援体系,在战争、武装冲突和自然灾害、事故灾难、公共卫生事件等突发事件中,对伤病人员和其他受害者提供紧急救援和人道救助;②开展应急救护培训,普及应急救护、防灾避险和卫生健康知识,组织志愿者参与现场救护;③参与、推动无偿献血、遗体和人体器官捐献工作,参与开展造血干细胞捐献的相关工作;④组织开展红十字志愿服务、红十字青少年工作;⑤参加国际人道主义救援工作;⑥宣传国际红十字和红新月运动的基本原则和《日内瓦公约》及其附加议定书;⑦依照国际红十字和红新月运动的基本原则,完成人民政府委托事宜;⑧依照《日内瓦公约》及其附加议定书的有关规定开展工作;⑨协助人民政府开展与其职责相关的其他人道主义服务。

2-13 红十字会的主要职责

在战争、武装冲突和自然灾害、事故灾难、公共卫生事件等突发事件中,执行救援、救助任务并标有红十字标志的人员、物资和交通工具有优先通行的权利。任何组织和个人不得阻碍红十字会工作人员依法履行救援、救助、救护职责。

### (三)标志与名称

红十字会标志如图 2-2 所示。红十字标志具有保护作用和标明作用。红十字标志的保护使用,是标示在战争、武装冲突中必须受到尊重和保护的人员和设备、设施。其使用办法,依照《日内瓦公约》及其附加议定书的有关规定执行。红十字标志的标明使用,是标示与红十字活动有关的人或者物。其使用办法,由国务院和中央军事委员会依据红十字会法规定。

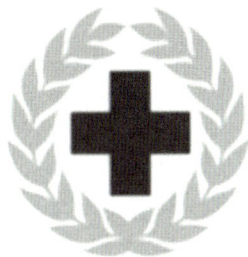

图 2-2　红十字会标志

国家武装力量的医疗卫生机构使用红十字标志,应当符合《日内瓦公约》及其附加议定书的有关规定。红十字标志和名称受法律保护。禁止利用红十字标志和名称牟利,禁止以任何形式冒用、滥用、篡改红十字标志和名称。

### (四)财产与监管

红十字会财产的主要来源:①红十字会会员缴纳的会费;②境内外组织和个人捐赠的款物;③动产和不动产的收入;④人民政府的拨款;⑤其他合法收入。

国家对红十字会兴办的与其宗旨相符的社会公益事业给予扶持。红十字会可以依法进行募捐活动。募捐活动应当符合《中华人民共和国慈善法》的有关规定。红十字会依法接受自然人、法人以及其他组织捐赠的款物,应当向捐赠人开具由财政部门统一监(印)制的公益事业捐赠票据。捐赠人匿名或者放弃接受捐赠票据的,红十字会应当做好相关记录。捐赠人依法享受税收优惠。红十字会应当按照募捐方案、捐赠人意愿或者捐赠协议处分其接受的捐赠款物。捐赠人有权查询、复制其捐赠财产管理使用的有关资料,红十字会应当及时主动向捐赠人反馈有关情况。红十字会违反募捐方案、捐赠人意愿或者捐赠协议约定的用途,滥用捐赠财产的,捐赠人有权要求其改正;拒不改正的,捐赠人可以向人民政府民政部门投诉、举报或者向人民法院提起诉讼。红十字会应当建立财务管理、内部控制、审计公开和监督检查制度。红十字会的财产使用应当与其宗旨相一致。红十字会对接受的境外捐赠款物,应当建立专项审查监督制度。红十字会应当及时聘请依法设立的独立第三方机构,对捐赠款物的收入和使用情况进行审计,将审计结果向红十字会理事会和监事会报告,并向社会公布。红十字会应当建立健全信息公开制度,规范信息发布,在统一的信息平台及时向社会公布捐赠款物的收入和使用情况,接受社会监督。红十字会财产的收入和使用情况依法接受人民政府审计等部门的监督。红十字会接受社会捐赠及其使用情况,依法接受人民政府民政部门的监督。任何组织和个人不得私分、挪用、截留或者侵占红十字会的财产。

## 二、法规精髓

红十字会及其工作人员有下列情形之一的,由同级人民政府审计、民政等部门责令改正;情节严重的,对直接负责的主管人员和其他直接责任人员依法给予处分;造成损害的,依法承担民事责任;构成犯罪的,依法追究刑事责任:①违背募捐方案、捐赠人意愿或者捐赠协议,擅自处理其接受的捐赠款物的;②私分、挪用、截留或者侵占财产的;③未依法向捐赠人反馈情况或者开具捐赠票据的;④未依法对捐赠款物的收入和使用情况进行审计的;⑤未依法公开信息的;⑥法律法规规定的其他情形。

自然人、法人或者其他组织有下列情形之一,造成损害的,依法承担民事责任;构成违反治安管理条例的,依法给予治安管理处罚;构成犯罪的,依法追究刑事责任:①冒用、滥用、篡改红十字标志和名称的;②利用红十字标志和名称牟利的;③制造、发布、传播虚假信息,损害红十字会名誉的;④盗窃、损毁或者以其他方式侵害红十字会财产的;⑤阻碍红十字会工作人员依法履行救援、救助、救护职责的;⑥法律、法规规定的其他情形。红十字会及其工作人员有前款第一项、第二项所列行为的,按照前款规定处罚。

各级人民政府有关部门及其工作人员在实施监督管理中滥用职权、玩忽职守、徇私舞弊的,对直接负责的主管人员和其他直接责任人员依法给予处分;构成犯罪的,依法追究刑事责任。

## 三、伦理规范精髓

### (一)健康教育的伦理要求

**1. 积极主动,耐心细致** 健康教育的目的是通过教育帮助人们了解哪些行为是有益于健康的,促使人们树立积极的健康意识,养成良好的行为和生活方式,以减少影响健康的危险因素。常言道,习惯成自然。人们习惯的养成,受其生活环境、生活观念等诸多因素的影响。要纠正不良的生活习惯和观念,是一项漫长、艰巨的社会工作。所以,在健康教育过程中,要做到积极、主动、耐心、细致。

**2. 言传身教,为人表率** 健康教育在很大程度上是一种卫生示范活动,即通过一系列的示范手段,例如宣传、教育、具体操作、树立样板等,让人们懂得怎样做才是对健康有益的。因此,预防工作者及临床医务人员自身的榜样作用很重要。要带头落实科学文明的生活方式和工作方法,不吸烟,不酗酒,平衡膳食,注意锻炼身体,爱护环境,生活有张有弛、乐观向上等,这样才能使健康教育具有说服力和感染力。

### (二)活体器官捐献的伦理规范

(1)将活体器官捐献限于亲属和有帮扶关系的人之间是可行的选择,可以在一定程度上避免活体器官买卖;

(2)供体必须是真正自愿和知情同意的;

(3)供体必须是有行为能力的成年人;

(4)活体器官捐献以对供体不造成实质性伤害为首要原则;

(5)必须符合合理的风险/受益评估;

(6)禁止活体器官买卖。活体器官买卖是社会不公正的表现,允许活体器官买卖会加剧这种不公正。

### (三)捐献造血干细胞需遵循的伦理道德

**1. 捐献者的自愿、无偿原则**　中华骨髓库的建设是以人道、博爱、奉献为基石,汇集一切有爱心人士的心愿,以自己的造血干细胞,去救助一位不曾相识的患者。造血干细胞是人体的一部分,从生理角度说,是可以再生的,但是从生命角度来说又是生命的一部分,无法用金钱衡量。坚持捐献造血干细胞的自愿无偿原则,是基于生命无价的价值观,任何企图通过为患者提供造血干细胞来牟取物质利益的行为,都是对生命至上理念的亵渎。

**2. 捐献者无特定捐献对象原则**　造血干细胞捐献者资料库是面向大众建立的慈善性服务机构,它的服务对象不分性别、年龄、种族、国籍和社会地位。中华骨髓库正是弘扬了一种超越家庭、超越国界、面向整个人类的大爱精神。

**3. 登记与捐献行为一致原则**　就是要坚持报名捐献后,一旦与患者配型相合就要义无反顾地捐献。由于捐献造血干细胞从登记报名到与患者基因型相配,往往相隔几年甚至十几年,捐献报名登记时,报名者要在知情同意书上签字,一方面是为了表明报名者经过了深思熟虑,另一方面也是为了使登记者更加明确有关事项和相关义务。尽管同意书上有关条款已经写得很详细,但仍有一部分登记者在与患者配型初步相合后,表示不履行捐献义务。报名捐献者的血样须检测后方能入库备查,每一位捐献者的血样检测费用需要数百元。所以,报名以后又拒绝捐献,不仅仅会浪费财力,同时也会给配型相合的危重病患者带去沉重的打击,是不负责任的表现。

**4. 供患双方无须相见原则**　造血干细胞移植,实质上是一种生命的馈赠,此中包含了人类最真挚的大爱情怀。我们所倡导的是,患者接受移植后,要对人类之爱心存感激,将来重返社会,要想着以自己的力量回报社会;供者捐献了造血干细胞,也不必清楚地了解输给了哪一位患者。供患双方不发生任何联系,是国际上的惯行规则,是这一领域的伦理规范。在实施移植手术时,临床上还要对两者进行必要的空间隔离,也是保证这一原则得以贯彻的技术处理。

**5. 社会关注原则**　建设骨髓库是一项社会公益事业,是利用最广泛的社会资源,以民众的参与来解决民众自己的事,取之于民,用之于民。国外成功的经验表明,社会各界的支持和参与,是建成骨髓库的重要因素。根据我国人类遗传基因的多样性,建成一个具有临床意义的骨髓库至少要有 100 万志愿者的加入。引导人们积极参与骨髓库的建设,是社会关注原则的首要任务。在我国,政府给予中华骨髓库的最大支持就是提供了国家彩票公益金。中国民主建国会、西安杨森制药有限公司、中国平安保险(集团)股份有限公司、美国福特基金会等单位,以及社会热心人士也为中华骨髓库提供了资金赞助。中华骨髓库的建设还得到了国家邮政总局和各大媒体的大力支持。

**6. 对患者特别关照原则**　白血病等重症血液疾病患者对生的渴望和所面临的困境,是常人难以体会的,要对他们爱护有加。医生和有关人员应该向患者提供必需的信息,让患者对移植有充分的理解,并尊重患者的知情决定权。医务人员应制定术后抗排斥、抗感染等治疗的详细方案,尊重患者的隐私权,并对患者的相关信息做好保密工作。为当事人保密,尊重供者和患者的隐私权,也是骨髓库建设中的重要伦理规范。

### 四、执业考试提示

执业考试重点关注以下内容:
(1)红十字会的职责、标志使用规范。
(2)红十字会工作的伦理规范,特别是器官捐献与造血干细胞捐献的伦理规范。

### 【案例分析】

【资料】某地一所高校学生自发地组织起来到捐献机构要求捐献造血干细胞,他们首先声明,捐献行为是特定地给他们患白血病的老师的,但是他们的要求被拒绝了。学生的爱心捐献,为何会被拒绝?

【分析】因捐献造血干细胞需遵循“捐献者无特定捐献对象”的伦理规范要求。造血干细胞捐献资料库是面向大众建立的慈善性服务机构,它的服务对象不分性别、年龄、种族、国籍和社会地位。中华骨髓库正是弘扬了一种超越家庭、超越国界、面向整个人类的大爱精神。

### 【知识卡片】

#### 国际移植学会的活体捐献准则

1986 年,国际移植学会公布了有关活体捐献、捐献肾脏的伦理准则。

**伦理准则 1:** 只有在找不到合适的尸体捐献者,或有血缘关系的捐献者时,才可以接受无血缘关系的捐献者捐献的肾脏。

**伦理准则 2**：受者及相关医师应确认捐献者系出于利他动机，而且应该确定捐献者的知情同意书不是在压力下签字的，也应该向捐献者保证，若摘除器官后发生任何问题，均会给予帮助。

**伦理准则 3**：不能为了个人利益，向没有血缘关系者恳求或利诱其捐出肾脏。

**伦理准则 4**：捐献者应该已经达到法定年龄。

**伦理准则 5**：活体无血缘关系之捐献者应与有血缘关系之捐献者一样，都应该符合伦理、医学与心理学方面的捐献标准。

**伦理准则 6**：受者本人或家属或支持捐献的机构，不可付钱给捐献者，以免误导器官是可以买卖的。不过，补偿捐献者在手术与住院期间因无法工作所造成的损失与其他有关的开支是可以的。

**伦理准则 7**：捐献者与接受者的诊断和手术，必须在有经验的医院中进行。医院中进行移植手术的医护人员应该给捐献者提供帮助和支持。

## 【同步训练】

**一、名词解释**

中国红十字会

**二、填空题**

1.红十字会财产的主要来源是（　　　　　　　　　　　　）、境内外组织和个人捐赠的款物、（　　　　　　　　　　）、（　　　　　　　　　　　）、其他合法收入。

**三、选择题**

1.《红十字会法》何时开始实施？　　　　　　　　　　　　　（　　　）

A. 1990 年 10 月 31 日　　　　　　B. 1992 年 9 月 30 日

C. 1992 年 10 月 31 日　　　　　　D. 1993 年 10 月 31 日

2.以下哪一项不属于红十字会履行的职责？　　　　　　　　（　　　）

A. 开展应急救护培训，普及应急救护、防灾避险和卫生健康知识，组织志愿者参与现场救护

B. 组织开展各种志愿活动

C. 参加国际人道主义救援工作

D. 宣传国际红十字和红新月运动的基本原则和《日内瓦公约》及其附加议定书

3.以下哪一项不属于活体器官捐献的伦理规范？　　　　　　（　　　）

A. 供体必须是真正自愿和知情同意的

B. 供体必须是有行为能力的成年人

C. 活体器官捐献以对供体不造成实质性伤害为次要原则

D. 必须符合合理的风险/受益评估

4. 以下哪一项不属于捐献造血干细胞需遵循的伦理道德原则？（　　）

A. 捐献者的自愿、无偿原则　　　　B. 对患者特别关照原则

C. 社会关注原则　　　　　　　　　D. 登记与捐献行为不一致原则

5. 下列不属于红十字会财产的主要来源的是（　　）

A. 红十字会会员缴纳的会费　　　　B. 通过各类途径接受的捐赠款物

C. 动产和不动产的收入　　　　　　D. 人民政府的拨款

**四、简答题**

红十字会职责是什么？

## 【参考答案】

**一、名词解释**：略

**二、填空题**

1. 红十字会会员缴纳的会费　动产和不动产的收入　人民政府的拨款

**三、选择题**

1. D　2. B　3. C　4. D　5. B

**四、简答题**：略

（陈蕾、孟伯君）

# 第十一节　精神卫生法规及伦理规范

## 学习目标

**1. 知识目标**　理解精神卫生的概念、患者权利、告知内容；明晰精神障碍的诊断要求、住院治疗原则、医疗机构及其医务人员的法律责任。

**2. 能力目标**　能按照精神卫生法律法规规章要求开展医疗卫生工作。

**3. 素质目标**　具备尊重、理解、关爱精神障碍患者的职业精神，严格遵守法律规定。

## 一、概述

### (一)相关概念

**1. 精神卫生**　精神卫生又称心理卫生，分为狭义和广义两种。狭义的精神卫生

是指开展精神疾病的预防、治疗和康复,促进公民心理健康、重归社会的各项活动。广义的精神卫生,除了上述内容之外,还包括促进全体公民心理健康的内容,通过政府、学校、企事业单位、自媒体等渠道,促进公民了解精神卫生知识、提高社会公众的心理健康水平。

**2. 精神障碍** 精神障碍是指由各种原因引起的感知、情感和思维等精神活动的紊乱或者异常,导致患者明显的心理痛苦或者社会适应等功能损害。

**3. 严重精神障碍** 严重精神障碍是指疾病症状严重,导致患者社会适应等功能严重损害、对自身健康状况或者客观现实不能完整认识,或者不能处理自身事务的精神障碍。

### (二)立法情况

精神卫生问题既是全球性的重大公共卫生问题,也是较为严重的社会问题。精神卫生问题在中国也十分突出。中国有严重精神障碍患者约 1600 万人,而中国的精神病收治制度却存在着巨大的缺陷。如强制收治精神障碍患者程序缺失,个别地方发生的强制收治案例引起患者及其亲属的强烈质疑,"被精神病"不时成为舆论热点。精神卫生立法是推动精神卫生事业发展,保障精神障碍患者合法权益的有效手段。2012 年 10 月 26 日,第十一届全国人民代表大会常务委员会第二十九次会议表决通过了《中华人民共和国精神卫生法》(简称《精神卫生法》),填补了中国精神卫生领域的法律空白,自 2013 年 5 月 1 日起施行,根据 2018 年 4 月 27 日第十三届全国人民代表大会常务委员会第二次会议的决定进行修正。《精神卫生法》共 7 章 85 条,主要内容涉及心理健康促进和精神障碍预防、精神障碍的诊断和治疗、精神障碍的康复、保障措施、法律责任等。

## 二、法规精髓

《精神卫生法》的宗旨是发展精神卫生事业,规范精神卫生服务,维护精神障碍患者的合法权益,适用范围为在中华人民共和国境内开展维护和增进公民心理健康、预防和治疗精神障碍、促进精神障碍患者康复的活动,实行预防为主的方针,坚持预防、治疗和康复相结合的原则。

### (一)保护精神障碍患者的权益

**1. 精神障碍患者的人格尊严、人身和财产安全不受侵犯** 精神障碍患者的教育、劳动、医疗以及从国家和社会获得物质帮助等方面的合法权益受法律保护。除了依法履行职责需要公开的患者信息外,有关单位和个人应当对精神障碍患者的姓名、肖像、住址、工作单位、病历资料以及其他可能推断出其身份的信息予以保密。精神障碍患者的监护人应当履行监护职责,维护精神障碍患者的合法权益,禁止对精神障碍患者实施家庭暴力,禁止遗弃精神障碍患者。精神障碍的诊断、治疗,应当遵循维护患者合法权益、尊重患者人格尊严的原则,保障患者在现有条件下获得良好的精神卫生服务。

**2. 应当尊重、理解、关爱精神障碍患者** 不得歧视、侮辱、虐待精神障碍患者,不得非法限制精神障碍患者的人身自由。新闻报道和文学艺术作品等不得含有歧视、侮辱精神障碍患者的内容。

**3. 鼓励有关活动** 国家鼓励和支持工会、共产主义青年团、妇女联合会、红十字会、科学技术协会等团体依法开展精神卫生工作;鼓励和支持开展精神卫生专门人才的培养;鼓励和支持开展精神卫生科学技术研究,发展现代医学、我国传统医学、心理学,提高精神障碍预防、诊断、治疗、康复的科学技术水平;鼓励和支持开展精神卫生领域的国际交流与合作;鼓励和支持组织、个人提供精神卫生志愿服务,捐助精神卫生事业,兴建精神卫生公益设施;鼓励和支持新闻媒体、社会组织开展精神卫生的公益性宣传,普及精神卫生知识,引导公众关注心理健康,预防精神障碍的发生。

### (二)建立心理健康促进和精神障碍预防机制

**1. 明确各相关主体的职责** 各级人民政府及有关部门、社会团体、村民委员会和居民委员会、用人单位、各级各类学校、医疗卫生机构、监狱等都负有开展精神卫生宣传和心理健康教育方面的责任和义务,在必要时还应提供心理咨询和心理辅导。

**2. 突发事件应急预案中加入心理援助内容** 各级人民政府和县级以上人民政府有关部门在针对突发事件制定应急预案时,应当包括心理援助的内容,并根据突发事件的具体情况,组织开展心理援助工作。

**3. 制定心理咨询工作的基本规范** 心理咨询与治疗有着本质区别,所以心理咨询人员不得从事心理治疗或者精神障碍的诊断、治疗。如果发现接受咨询的人员可能患有精神障碍的,应当建议其到符合条件的医疗机构就诊。心理咨询时应注意保护接受咨询人员的隐私。

**4. 建立监测网络与工作信息共享机制** 由国务院卫生行政部门建立精神卫生监测网络,制定精神卫生监测和严重精神障碍发病报告管理办法,组织开展相关监测和专题调查工作,并建立精神卫生工作信息共享机制,实现信息互联互通、交流共享。

### (三)明确精神障碍的诊断和治疗要求

**1. 基本要求**

(1)诊断和治疗条件。开展精神障碍诊断和治疗活动应当具备下列三个条件,并依照医疗机构的管理规定办理有关手续:①有与从事的精神障碍诊断、治疗相适应的精神科执业医师、护士;②有满足开展精神障碍诊断、治疗需要的设施和设备;③有完善的精神障碍诊断、治疗管理制度和质量监控制度。另外,从事精神障碍诊断、治疗的专科医疗机构还应当配备从事心理治疗的人员。

(2)精神障碍的诊断、治疗,应当遵循维护患者合法权益、尊重患者人格尊严的原则,保障患者在现有条件下获得良好的精神卫生服务。精神障碍分类、诊断标准和治疗规范,由国务院卫生行政部门组织制定。

(3)诊断的依据。精神障碍的诊断应当以精神健康状况为依据,除法律另有规定外,不得违背本人意志进行确定其是否患有精神障碍的医学检查。医疗机构接到送诊的疑似精神障碍患者,不得拒绝为其作出诊断。医疗机构接到送诊的疑似精神障碍患者,应当将其留院,立即指派精神科执业医师进行诊断,并及时出具诊断结论。

(4)医疗机构在精神障碍的诊断和治疗过程中,除配备适宜的设施、设备外,还应为患者创造安全适宜的环境,规范开展病历资料记录与保存、药物的使用、保护性医疗措施和特殊治疗措施的实施等。

**2. 医疗机构的告知义务**

(1)医疗机构及其医务人员应当将精神障碍患者在诊断、治疗过程中享有的权利,告知患者或者其监护人。

(2)医疗机构及其医务人员应当遵循精神障碍诊断标准和治疗规范,制定治疗方案,并向精神障碍患者或者其监护人告知治疗方案和治疗方法、目的以及可能产生的后果。

(3)精神障碍患者在医疗机构内发生或者将要发生伤害自身、危害他人安全、扰乱医疗秩序的行为,医疗机构及其医务人员在没有其他可替代措施的情况下,可以实施约束、隔离等保护性医疗措施,但应当遵循诊断标准和治疗规范,并在实施后告知患者的监护人。

(4)实施导致人体器官丧失功能的外科手术或与精神障碍治疗有关的实验性临床医疗,应当向患者或者其监护人告知医疗风险、替代医疗方案等情况,并取得其监护人的书面同意,经本医疗机构伦理委员会批准。

(5)对于不宜出院的,应当告知不宜出院的理由;患者或者其监护人仍要求出院的,执业医师应当在病历资料中详细记录告知的过程,同时提出出院后的医学建议,患者或者其监护人应当签字确认。

**3. 医疗机构的禁止行为**

(1)医疗机构不得强迫精神障碍患者从事生产劳动。

(2)除在急性发病期或者为了避免妨碍治疗可以采取暂时性限制措施外,不得限制患者的通信和会见探访者等权利。

(3)不得因就诊者是精神障碍患者,推诿或者拒绝为其治疗属于本医疗机构诊疗范围的其他疾病。

(4)禁止利用约束、隔离等保护性医疗措施惩罚精神障碍患者。

(5)禁止对非自愿住院医疗治疗的精神障碍患者实施以治疗精神障碍为目的的外科手术。

(6)禁止对精神障碍患者实施与治疗其精神障碍无关的实验性临床医疗。

### (四)明确疑似精神疾病患者的送治权

(1)除个人自行到医疗机构进行精神障碍诊断外,疑似精神障碍患者的近亲属可以将其送往医疗机构进行精神障碍诊断。

(2)对查找不到近亲属的流浪乞讨疑似精神障碍患者,由当地民政等有关部门按照职责分工,帮助送往医疗机构进行精神障碍诊断。

(3)对于疑似精神障碍患者发生伤害自身、危害他人安全的行为,或者有伤害自身、危害他人安全的危险的,其近亲属、所在单位、当地公安机关应当立即采取措施予以制止,并将其送往医疗机构进行精神障碍诊断。

### (五)规范精神障碍患者住院治疗制度

**1. 精神障碍的住院治疗实行自愿原则**　人身自由是宪法所明确的公民基本权利,为避免强制精神障碍患者住院事件的发生,《精神卫生法》明确规定,精神障碍的住院治疗实行自愿原则,自愿住院治疗的精神障碍患者可以随时要求出院,医疗机构应当同意。

**2. 非自愿住院治疗问题的有关规定**

(1)规定非自愿住院治疗措施的适用条件。诊断结论、病情评估表明就诊者为严重精神障碍患者并有下列情形之一的,应当对其实施住院治疗:①已经发生伤害自身的行为,或者有伤害自身的危险的,并且经其监护人同意;②已经发生危害他人安全的行为,或者有危害他人安全的危险的。

(2)为精神障碍患者及其监护人提供异议程序。患者或者其监护人对需要住院治疗的诊断结论有异议,不同意对患者实施住院治疗的,可以自收到诊断结论之日起三日内向原医疗机构或者其他具有合法资质的医疗机构提出再次诊断要求。

再次诊断需要由两名初次诊断医师以外的精神科执业医师进行,并及时出具再次诊断结论。如果对再次诊断结论有异议的,可以自主委托依法取得执业资质的鉴定机构进行精神障碍医学鉴定。

需要具有该鉴定事项执业资格的两名以上鉴定人共同进行鉴定,并及时出具鉴定报告。精神卫生法还对鉴定人回避制度,以及鉴定的基本要求等方面进行了规定。

再次诊断、鉴定结论表明当事人不是精神障碍患者或者不需要实施非自愿住院治疗的,任何单位或个人不得限制其离开医疗机构。

(3)规定入院后的纠错机制。对非自愿住院患者,医疗机构应当组织精神科执业医师定期进行检查评估,评估结果表明患者不需要继续住院治疗的,医疗机构应当立即通知患者本人及其监护人,患者本人或者其监护人可以依法办理出院手续。县级卫生行政部门应当定期对本行政区域内从事精神障碍诊断和治疗的医疗机构进行检查,发现违法行为的,应当立即制止或者责令纠正,并依法作出处理。

**3. 精神障碍患者的出院制度**

（1）自愿住院治疗的精神障碍患者可以随时要求出院，医疗机构应当同意。

（2）对于非自愿住院治疗精神障碍患者的出院问题，分两种情况进行：对于已经发生伤害自身的行为，或者有伤害自身的危险的严重精神障碍患者，监护人可以随时要求患者出院，医疗机构应当同意；对于已经发生危害他人安全的行为，或者有危害他人安全的危险的严重精神障碍患者，医疗机构认为患者可以出院的，应当立即告知患者及其监护人。但对于非自愿住院治疗精神障碍患者，医疗机构认为不宜出院的，应当告知不宜出院的理由；患者或者其监护人仍要求出院的，执业医师应当在病历资料中详细记录告知的过程，同时提出出院后的医学建议，患者或者其监护人应当签字确认。

### （六）精神障碍的康复制度

《精神卫生法》明确规定社区康复机构、医疗机构、基层群众性自治组织、残疾人组织、用人单位、监护人等具有精神障碍的康复义务；县级人民政府根据实际情况统筹规划，建立精神障碍患者社区康复机构，并采取措施鼓励社会力量建立精神障碍患者康复机构；基层卫生服务机构应当对出院的患者进行定期随访，指导患者服药，开展康复训练，并对监护人进行精神卫生知识和看护知识的培训；残疾人组织应当根据精神障碍患者康复的需要组织患者参加康复活动；用人单位应当根据精神障碍患者的实际情况，安排其从事力所能及的工作，保障患者享有同等待遇。

2-14　违反精神卫生法责任情形及责任方式

### （七）法律责任

违反《精神卫生法》的常见情形及法律责任见表2-32。

表 2-32　违反《精神卫生法》的常见情形及法律责任

| 情　形 | 处理方式 |
| --- | --- |
| 情形1：拒绝对送诊的疑似精神障碍患者做出诊断的<br>情形2：对已经发生危害他人安全的行为，或者有危害他人安全的危险的患者未及时进行检查评估或者未根据评估结果做出处理的 | 有其中一种情形的医疗机构及其工作人员，由县级以上人民政府卫生行政部门责令改正，给予警告；情节严重的，对直接负责的主管人员和其他直接责任人员给予降低岗位等级或者撤职、开除的处分，并可以责令有关医务人员暂停一个月以上六个月以下执业活动 |
| 情形3：违反《精神卫生法》规定实施约束、隔离等保护性医疗措施的<br>情形4：强迫精神障碍者劳动的<br>情形5：违反《精神卫生法》规定对精神障碍者实施外科手术或者实验性临床医疗的<br>情形6：侵害精神障碍者的通信和会见探访者等权利的<br>情形7：违反精神障碍诊断标准，将非精神障碍患者诊断为精神障碍患者的 | 有其中一种情形的医疗机构及其工作人员，由县级以上人民政府卫生行政部门责令改正，对直接负责的主管人员和其他直接责任人员给予降低岗位等级或者撤职的处分；对有关医务人员，暂停六个月以上一年以下执业活动；情节严重的，给予或者责令给予开除的处分，并吊销有关医务人员的执业证书 |

续表

| 情　形 | 处理方式 |
|---|---|
| 情形8:心理咨询人员从事心理治疗或者精神障碍的诊断、治疗的<br>情形9:从事心理治疗的人员在医疗机构以外开展心理治疗活动的<br>情形10:专门从事心理治疗的人员从事精神障碍的诊断的<br>情形11:专门从事心理治疗的人员为精神障碍患者开具处方或者提供外科治疗的 | 有其中一种情形的,由县级以上人民政府卫生行政等部门依据各自职责责令改正,给予警告,并处五千元以上一万元以下罚款,有违法所得的,没收违法所得;造成严重后果的,责令暂停六个月以上一年以下执业活动,直至吊销执业证书或者营业执照 |
| 情形12:歧视、侮辱、虐待精神障碍患者,侵害患者的人格尊严、人身安全的<br>情形13:非法限制精神障碍患者人身自由的<br>情形14:将非精神障碍者故意作为精神障碍患者送入医疗机构治疗的。<br>情形15:精神障碍患者的监护人遗弃患者,或者不履行监护职责的<br>情形16:其他侵害精神障碍患者合法权益的情形 | 有其中一种情形,给精神障碍患者或其他公民造成人身财产或者其他损害的,依法承担赔偿责任 |

## 三、伦理规范精髓

(1)医务人员要同情精神障碍患者的遭遇,尊重他们的人格,不能利用约束、隔离等保护性医疗措施惩罚精神障碍患者。

(2)医务人员要按照科学的程序和方法对待精神障碍患者,自觉、主动、准确地完成治疗及护理任务。保持病房清洁、舒适、带有家庭气氛,关注患者安全隐患。

(3)保守患者隐私,恪守个人节操,不可以利用患者不正常的精神状况谋取个人私利。

(4)医务人员不能忽视精神障碍患者的知情同意权。根据精神障碍患者的具体情况由法定代理人签署知情同意书,当患者的行为能力恢复后,还需要直接告诉患者本人。

## 四、执业考试提示

执业考试重点关注以下内容:

(1)精神障碍的症状。

(2)精神分裂症、抑郁症的护理措施,特别是伦理要求。

## 【案例分析】

【资料】2025年3月9日,妻子吕某到某一精神病院称其丈夫李某有精神病,并为丈夫办理了住院手续。第二天,精神病院4名工作人员来到李某家,欲将其带往医院治疗。由于李某拒不前往,并极力反抗,精神病院工作人员采取了用约束带捆绑的方式,将其从家中强行带出,准备前往医院,引来部分群众围观,后来公安民警到达现场后,精神病院工作人员解开了捆绑李某的约束带。此后,李某将这家精神病院及其妻子告上法院,认为精神病院在没有任何证据和任何医疗诊断的情况下,采取暴力手段将自己送往精神病院治疗的行为,给自己心理上、精神上造成巨大创伤,请求判令精神病院赔偿精神损失费5万元。

【分析】法院认为,非经法定程序,任何单位和个人不得剥夺他人人身自由,精神病患者或疑似精神病患者也不例外。将精神病患者或疑似精神病患者强行收入院治疗是一种剥夺病人身自由的行为。目前我国并无法律规定精神病医院有将精神病患者或者疑似精神病患者强行收入院治疗的权力。因此,这家精神病院仅凭其妻子吕某办理的住院手续,就擅自派人采取暴力方式将人带往医院的行为,严重侵犯了其身体权和自由权,是侵权行为。法院判决精神病院赔偿李某精神损害抚慰金5000元。

**【知识卡片】**

## 世界精神卫生日及其来历

1991年,尼泊尔提交了第一份关于世界精神卫生日活动的报告。1992年,由世界精神病学协会(World Psychiatric Association WPA)正式发起,随后许多国家参与,规定每年的10月10日为"世界精神卫生日",从此这个特殊的日子为"提高公众对精神疾病的认识,分享科学有效的疾病知识,消除公众的偏见"做出了重大的贡献。世界精神卫生日活动包括宣传、拍摄促进精神健康的录像片、开设24小时服务的心理支持热线、播放专题片等。

**【同步训练】**

**一、名词解释**

1.精神卫生      2.精神障碍      3.严重精神障碍

**二、填空题**

1.《中华人民共和国精神卫生法》实行(      )的方针,坚持预防、治疗和(      )相结合的原则。

2.除了依法履行职责需要公开患者的信息外,有关单位和个人应当对精神障碍患者的姓名、(      )、住址、(      )、(      )以及其他可能推断出其身份的信息予以保密。

**三、选择题**

1.《中华人民共和国精神卫生法》施行时间是      (    )

A.2013年5月1日          B.2013年5月2日

C.2012年10月26日          D.2012年10月27日

2.下列哪项不是《中华人民共和国精神卫生法》的目的? （　　）

A.发展精神卫生事业　　　　　　　　B.规范精神卫生服务

C.保障精神卫生医疗队伍安全　　　　D.维护精神障碍患者的合法权益

3.依据《精神卫生法》,下列哪项不属于精神障碍患者权利的保护内容? （　　）

A.人格尊严、人身和财产安全不受侵犯

B.鼓励有关活动

C.尊重、理解、关爱精神障碍患者

D.严格限制精神障碍患者的活动,防止跌倒

4.依据《精神卫生法》,医护人员的下列做法哪项不正确? （　　）

A.接受学校聘请对学生和老师进行精神卫生知识教育

B.对被依法拘留、逮捕、强制隔离戒毒、服刑人员提供心理咨询

C.对疑似精神障碍者,建议到正规医疗机构就诊

D.对找不到亲属的流浪疑似精神障碍者,可以先不诊断

5.依据《精神卫生法》,精神障碍的诊断依据是 （　　）

A.本人意志　　　B.精神健康状况　　　C.身体健康状况　　D.法医鉴定结论

6.依据《精神卫生法》,除哪项外应当对精神障碍患者实施住院治疗? （　　）

A.严重精神障碍患者,已经发生伤害自身的行为

B.严重精神障碍患者,已经发生危害他人安全的行为

C.严重精神障碍患者,但监护人不同意对患者实施住院治疗的

D.初次诊断为严重精神障碍患者,但再次诊断不能确定其为严重精神障碍患者

7.依据《精神卫生法》,对再次鉴定有异议的,可自主委托依法取得执业资质的鉴定机构进行精神障碍医学鉴定,再次鉴定医师要求为 （　　）

A.1名心理治疗师和1名精神科执业医师

B.2名以上,且非初次鉴定医师

C.2名初次诊断的精神科执业医师

D.1名精神科执业医师和1名卫生行政部门工作人员

8.依据《精神卫生法》,下列有关医疗机构及其医务人员在没有其他可替代措施的情况下,可以实施约束、隔离等保护性医疗措施的说法中,正确的是 （　　）

A.禁止实施约束、隔离等保护性医疗措施

B.禁止利用约束、隔离等保护性医疗措施惩罚精神障碍患者

C.可以利用约束、隔离等保护性医疗措施惩罚精神障碍患者

D.遵循诊断标准和治疗规范,在实施后可不告知患者的监护人

9.依据《精神卫生法》,实施导致人体器官丧失功能的外科手术或与精神障碍治

疗有关的实验性临床医疗,应取得患者书面同意,因紧急情况,无法取得患者意见并找不到其监护人,应当取得(　　)批准。　　　　　　　　　　　　(　　)

  A.本医疗机构主管医师

  B.本医疗机构伦理委员会

  C.本院心理咨询师

  D.本院院长

  10.依据《精神卫生法》,对于自愿住院治疗的精神障碍患者,下列说法正确的是

                        (　　)

  A.可以随时要求出院      B.需家属同意方可出院

  C.需经医生同意方可出院    D.需经医疗机构同意方可出院

  11.依据《精神卫生法》,医疗机构对精神障碍患者实施保护性医疗措施应当遵循诊断标准和治疗规范,并在实施后告知　　　　　　　　　　　　　(　　)

  A.患者所在单位       B.患者所在社区

  C.患者或其监护人      D.患者的主治医生

  12.依据《精神卫生法》,医疗机构及其医务人员应当在病历资料中如实记录精神障碍患者的病情、治疗措施、用药情况、实施约束、隔离措施等内容,并如实告知患者或者其监护人。病历资料保存期限不得少于(　　)年。　　　　　(　　)

  A.10     B.20     C.30     D.40

  13.依据《精神卫生法》,关于心理咨询和心理治疗,下列说法不正确的是　(　　)

  A.心理咨询师不得从事心理治疗或者精神障碍的诊断、治疗

  B.心理治疗技术规范由国务院卫生行政部门制定

  C.专门从事心理治疗的人员不得为精神障碍患者提供外科治疗

  D.专门从事心理治疗的人员可以为精神障碍患者开具处方或者提供外科治疗

  14.违反《精神卫生法》规定,对侵害精神障碍患者通讯和会见探访者等权利的处理方式哪项不正确?　　　　　　　　　　　　　　　　　　　　　(　　)

  A.给予降低岗位等级或者撤职的处分

  B.责令改正,给予警告

  C.对有关医务人员,暂停六个月以上一年以下执业活动

  D.情节严重的,给予或者责令给予开除的处分,并吊销有关医务人员的执业证书

  15. 2014 年世界精神卫生日的主题是　　　　　　　　　　　　　(　　)

  A.心理健康,社会和谐     B.健身健心,你我同行

  C.身心健康、幸福一生     D.发展事业、规范服务、维护权益

**四、简答题**

1.开展精神障碍诊断治疗活动应当具备哪些条件?

2.对于精神卫生的保障措施有哪些?

【参考答案】

**一、名词解释:**略

**二、填空题**

1.预防为主　康复

2.肖像　工作单位　病历资料

**三、选择题**

1.A　2.C　3.D　4.D　5.B　6.C　7.B　8.B　9.B　10.A　11.C　12.C 13.D　14.B　15.A

**四、简答题:**略

(史路平)

# 第十二节　突发公共卫生事件应急处理法规及伦理规范

**学习目标**

**1.知识目标**　理解突发公共卫生事件的概念和特征;明晰突发公共卫生事件应急处理的伦理要求和法律责任。

**2.能力目标**　能按照要求报告突发公共卫生事件并独立开展应急救护;能正确应对突发公共卫生事件处理中的伦理冲突。

**3.素质目标**　培育突发公共卫生事件应急处理的法律素养和伦理意识,能在处理突发公共卫生事件中正确保障公民权利。

## 一、概述

为了有效预防、及时控制和消除突发公共卫生事件的危害,保障公众身体健康与生命安全,维护正常的社会秩序,2003年5月7日,国务院第七次常务会议通过《突发公共卫生事件应急条例》,自同年5月9日起施行,根据2011年1月8日《国务院关于废止和修改部分行政法规的决定》进行修订。2007年8月30日,第十届全国人大常委会第二十九次会议通过《中华人民共和国突发事件应对法》,自同年11月1日起施行,2024 年 6 月 28 日进行修订,自 2024 年 11 月 1 日起施行。国务院卫生行政部门也先后制定并出台了《传染性非典型肺炎防治管理办法》《突发公共卫生事件与传染病疫情监测信息报告管理办法》等一系列规章及规范性文件。上述法律法规的出台,标志着我国突发公共卫生事件应急处理工作逐步走上了法治化轨道。

## 二、法规精髓

### (一)突发公共卫生事件的概念及其特征

突发公共卫生事件,是指突然发生的、造成或者可能造成社会公众健康严重损害的重大传染病疫情、群体性不明原因疾病、重大食物和职业中毒以及其他严重影响公众健康的事件。突发公共卫生事件包括突如其来的、对人类身体健康和生活产生巨大威胁,并间接影响到国家经济社会发展、局势稳定的自然或人为灾害。突发公共卫生事件主要包括以下情形:

(1)重大传染病疫情;

(2)群体性不明原因的疾病;

(3)重大食物和职业中毒;

(4)其他严重影响公众健康的事件。

突发公共卫生事件具有以下特征:

(1)突发性:它是突如其来的,一般是不易预测的;

(2)社会公共性:它针对的不是特定的人,而是不特定的社会群体,情况复杂;

(3)严重性:它已经对社会公众健康造成严重损害,或者从发展的趋势看,可能对公众健康造成严重影响。

### (二)突发公共卫生事件处理方针和原则

处理突发公共卫生事件应当遵循预防为主、常备不懈的方针;贯彻统一领导、分级负责、反应及时、措施果断、依靠科学、加强合作的原则。

### (三)突发公共卫生事件的分级

根据突发公共卫生事件的性质、危害程度、涉及范围,突发公共卫生事件划分为特别重大(Ⅰ级)、重大(Ⅱ级)、较大(Ⅲ级)和一般(Ⅳ级)四级。其中,特别重大突发公共卫生事件主要包括如表 2-33 所示情形。

表 2-33　特别重大突发公共卫生事件的情形

| 情形 | 具体内容 |
|---|---|
| 1 | 肺鼠疫、肺炭疽在大、中城市发生并有扩散趋势,或肺鼠疫、肺炭疽疫情波及 2 个以上的省份,并有进一步扩散趋势 |

续表

| 情形 | 具体内容 |
|---|---|
| 2 | 发生传染性非典型肺炎、人感染高致病性禽流感病例,并有扩散趋势 |
| 3 | 涉及多个省份的群体性不明原因疾病,并有扩散趋势 |
| 4 | 发生新传染病或我国尚未发现的传染病发生或传入,并有扩散趋势,或发现我国已消灭的传染病重新流行 |
| 5 | 发生烈性病菌株、毒株、致病因子等丢失事件 |
| 6 | 周边以及与我国通航的国家和地区发生特大传染病疫情,并出现输入性病例,严重危及我国公共卫生安全的事件 |
| 7 | 国务院卫生行政部门认定的其他特别重大突发公共卫生事件 |

### (四)突发公共卫生事件应急处理机构

发生突发公共卫生事件后,国务院和省、自治区、直辖市人民政府应设立相应的突发公共卫生事件应急处理指挥部,负责对突发事件应急处理的统一领导、统一指挥。卫生行政部门和其他部门在各自职责范围内,做好突发事件应急处理的有关工作。全国公共卫生突发事件应急处理指挥部对地方突发公共卫生事件应急处理工作进行督查和指挥,地方各级人民政府及其有关部门应当予以配合。省、自治区、直辖市突发公共卫生事件应急处理指挥部对本行政区域内突发公共卫生事件应急处理工作进行督查和指导。

### (五)突发公共卫生事件应急预案的制定

国务院卫生行政部门按照分类指导、快速反应的要求,制定全国突发公共卫生事件应急预案,报请国务院批准。省、自治区、直辖市人民政府根据全国突发公共卫生事件应急预案,结合本地实际情况,制定本行政区域的突发公共卫生事件应急预案。全国突发公共卫生事件应急预案应当包括如表 2-34 所列主要内容。

表 2-34　全国突发公共卫生事件应急预案的主要内容

| 编号 | 具体内容 |
|---|---|
| 1 | 突发公共卫生事件应急处理指挥部的组成和相关部门的职责 |
| 2 | 突发公共卫生事件的监测与预警 |
| 3 | 突发公共卫生事件信息的收集、分析、报告、通报制度 |
| 4 | 突发公共卫生事件应急处理技术和监测机构及其任务 |
| 5 | 突发公共卫生事件的分级和应急处理工作方案 |
| 6 | 突发公共卫生事件预防、现场控制,应急设施、设备、救治药品和医疗器械以及其他物资和技术的储备与调度 |
| 7 | 突发公共卫生事件应急处理专业队伍的建设和培训 |

### (六)突发公共卫生事件预防控制体系

国家建立统一的突发事件预防控制体系,主要包括以下方面:

**1. 监测与预警系统**　县级以上人民政府应当建立和完善突发公共卫生事件监测与预警系统。县级以上各级人民政府卫生行政部门,应当指定机构负责开展突发公共卫生事件的日常监测,并确保监测与预警系统的正常运行。

**2. 监测与预警**　监测与预警工作应当根据突发公共卫生事件的类别,制订监测计划,科学分析、综合评价监测数据。对早期发现的潜在隐患以及可能发生的突发公共卫生事件,应当依照规定的报告程序和时限及时报告。

**3. 物资储备**　国务院有关部门和县级以上人民政府及其有关部门,应当根据突发公共卫生事件应急预案的要求,保证应急设施、设备、救治药品和医疗器械等物资储备。

**4. 医疗急救服务网络**

(1)提高医疗卫生机构应对各类突发公共卫生事件的救治能力。县级以上各级人民政府应当加强急救医疗服务网络的建设,配备相应的医疗救治药物、技术、设备和人员,提高医疗卫生机构应对各类突发公共卫生事件的救治能力。设区的市级以上地方人民政府应当设置与传染病防治工作需要相适应的传染病专科医院,或者指定具备传染病防治条件和能力的医疗机构承担传染病防治任务。

(2)开展突发公共卫生事件应急处理相关知识、技能的培训。县级以上人民政府卫生行政部门,应当定期对医疗卫生机构和工作人员开展突发公共卫生事件应急处理相关知识、技能的培训,定期组织医疗卫生机构进行突发公共卫生事件应急演练,推广最新知识和先进技术。

### (七)突发公共卫生事件报告与信息发布

**1. 报告主体**　责任报告单位包括突发公共卫生事件监测机构、各级各类医疗卫生机构、卫生行政部门、县级以上人民政府和检验检疫机构、食品药品监督管理机构、环境保护监测机构、教育机构等。医疗卫生机构的医务人员、检疫人员、疾病预防控制人员、乡村医生和个体开业医生等都是责任报告人。

2-15　政府为主导的突发公共卫生事件信息发布

**2. 报告内容**　主要包括:①发生或者可能发生传染病暴发、流行的;②发生或者发现不明原因的群体性疾病的;③发生传染病菌种、毒种丢失的;④发生或者可能发生重大食物和职业中毒事件的。

**3. 报告时限**　突发公共卫生事件监测机构、医疗卫生机构和有关单位发现法定报告的突发公共卫生事件的,应当在 2 小时内向所在地县级人民政府卫生行政部门报告;接到报告的卫生行政部门应当在 2 小时内向本级人民政府报告,并同时向上级

人民政府卫生行政部门和国务院卫生行政部门报告。

县级人民政府应当在接到报告后2小时内向设区的市级人民政府或者上一级人民政府报告;设区的市级人民政府应当在接到报告后2小时内向省、自治区、直辖市人民政府报告;省、自治区、直辖市人民政府应当在接到报告1小时内,向国务院卫生行政部门报告;对可能造成重大社会影响的突发公共卫生事件,国务院卫生行政部门应当立即向国务院报告。

**4. 突发公共卫生事件的通报** 国务院卫生行政部门应当根据发生突发公共卫生事件的情况,及时向国务院有关部门和各省、自治区、直辖市人民政府卫生行政部门以及军队有关部门通报。突发公共卫生事件发生地的省、自治区、直辖市人民政府卫生行政部门,应当及时向毗邻省、自治区、直辖市人民政府卫生行政部门通报。接到通报的省、自治区、直辖市人民政府卫生行政部门,必要时应当及时通知本行政区域内的医疗卫生机构。县级以上人民政府有关部门,已经发生或者发现可能引起突发公共卫生事件情形时,应当及时向同级人民政府卫生行政部门通报。

**5. 突发公共卫生事件的信息发布** 国务院卫生行政部门负责向社会发布突发公共卫生事件的信息,必要时可以授权省、自治区、直辖市人民政府卫生行政部门向社会发布本行政区域内突发公共卫生事件的信息。信息发布应当及时、准确、全面,任何单位和个人对突发事件不得隐瞒、缓报、谎报或者授意他人隐瞒、缓报、谎报。

**6. 举报制度** 任何单位和个人有权向人民政府及其有关部门报告突发事件隐患,有权向上级人民政府及其有关部门举报地方人民政府及其有关部门不履行突发事件应急处理职责,或者不按照规定履行职责的情况。国家公布统一的突发公共卫生事件报告、举报电话。

## (八)突发公共卫生事件的应急处理以及责任

**1. 应急预案的启动** 突发公共卫生事件发生后,卫生行政部门应当组织专家对突发事件进行综合评估,初步判断突发公共卫生事件的类型,提出是否启动突发公共卫生事件应急预案的建议。在全国范围内或者跨省、自治区、直辖市范围内启动全国突发公共卫生事件应急预案,由国务院卫生行政部门报国务院批准后实施。省、自治区、直辖市启动突发公共卫生事件应急预案,由省、自治区、直辖市人民政府决定,并向国务院报告。

**2. 应急处理措施**

(1)突发公共卫生事件的评价:省级以上人民政府卫生行政部门或者其他有关部门指定的突发公共卫生事件应急处理专业技术机构,负责突发公共卫生事件的技术调查、确证、处置、控制和评价工作。国务院卫生行政部门或者其他有关部门指定的专业技术机构,有权进入突发公共卫生事件现场进行调查、采样、技术分析和检验,对地方突发公共卫生事件的应急处理工作进行技术指导,有关单位和个人应当予以配合。任何单位和个人不得以任何理由予以拒绝。

(2)法定传染病的宣布:国务院卫生行政部门对新发现的突发传染病,根据危害程度、流行强度,依照规定及时宣布为法定传染病;宣布为甲类传染病的,由国务院决定。

(3)应急物资的生产、供应和运送:突发公共卫生事件发生后,国务院有关部门和县级以上人民政府及其有关部门,应当保证突发公共卫生事件应急处理所需的医疗救护设备、救治药品、医疗器械等物资的生产、供应;铁路、交通、民用航空行政主管部门应当保证及时运送。

(4)人员和物资的调集:根据突发公共卫生事件应急处理的需要,突发公共卫生事件应急处理指挥部有权紧急调集人员、储备的物资、交通工具以及相关设施、设备。

(5)交通工具上传染病患者的处置:交通工具上发现根据国务院卫生行政部门规定需要采取应急控制措施的传染病患者或疑似传染病患者,其负责人应当以最快的方式通知前方停靠点,并向交通工具的营运单位报告。交通工具的前方停靠点和营运单位应当立即向交通工具营运单位行政主管部门和县级以上人民政府卫生行政部门报告。卫生行政部门接到报告后,应当立即组织有关人员采取相应的医学处置措施。交通工具上的传染病患者密切接触者,由交通工具停靠点的县级以上各级人民政府卫生行政部门或者铁路、交通、民用航空行政主管部门,根据各自的职责,依照传染病防治法律、行政法规的规定,采取控制措施。涉及国境口岸和入出境的人员、交通工具、货物、集装箱、行李、邮包等需要采取传染病应急控制措施的,依照国境卫生检疫法律、行政法规的规定办理。

(6)人员和疫区的控制:根据突发公共卫生事件应急处理的需要,必要时,突发公共卫生事件应急处理指挥部可以对人员进行疏散或者隔离,并可以依法对传染病疫区实行封锁,可以对食物和水源采取控制措施。

**3. 突发公共卫生事件应急处理中的责任**

(1)医疗卫生机构的责任:主要包括:①应当对因突发事件致病的人员提供医疗救护和现场救援,对就诊患者必须接诊治疗,并书写详细、完整的病历记录,对需要转送的患者,应当按照规定将患者及其病历记录的复印件转送至接诊的或者指定的医疗机构。②机构内应当采取卫生防护措施,防止交叉感染和污染。③应当对传染病患者密切接触者采取医学观察措施,传染病患者密切接触者应当予以配合。④收治传染病患者、疑似传染病患者,应当依法报告所在地的疾病预防控制机构。接到报告的疾病预防控制机构应当立即对可能受到危害的人员进行调查,根据需要采取必要的控制措施。

(2)街道、乡镇和居(村)民委员会的责任:组织力量,团结协作,群防群治,协助做好疫情信息的收集和报告、人员的分散隔离、公共卫生措施的落实工作,向居民、村民宣传传染病防治的相关知识。

(3)公民的责任:在突发公共卫生事件中,需要接受隔离治疗、医学观察措施的传染病患者、疑似患者和密切接触者,在卫生行政部门或者有关机构采取医学措施时应当予以配合。拒绝配合的,由公安机关依法协助强制执行。

### (九)法律责任

突发公共卫生事件管理的法律责任具体见表 2-35。

表 2-35　突发公共卫生事件管理的法律责任

| 情形归类 | 情形说明 |
| --- | --- |
| 隐瞒、缓报、谎报突发公共卫生事件的法律责任 | 县级以上人民政府及其卫生行政部门未依照法律的规定履行报告职责,对突发公共卫生事件隐瞒、缓报、谎报或者授意他人隐瞒、缓报、谎报的,对政府主要领导人及其卫生行政部门主要负责人,依法给予降级或者撤职的行政处分;造成传染病传播、流行或者对社会公众健康造成其他严重危害后果的,依法给予开除的行政处分;构成犯罪的,依法追究刑事责任 |
| 玩忽职守、失职、渎职的法律责任 | ①突发公共卫生事件发生后,县级以上人民政府及其有关部门对上级人民政府有关部门的调查不予配合,或者采取其他方式阻碍、干涉调查的,对政府主要领导人和政府部门主要负责人依法给予降级或者撤职的行政处分;构成犯罪的,依法追究刑事责任。②县级以上各级人民政府卫生行政部门和其他有关部门在突发公共卫生事件调查、控制、医疗救治工作中玩忽职守、失职、渎职的,由本级人民政府或者上级人民政府有关部门责令改正、通报批评、给予警告;对主要负责人、负有责任的主管人员和其他责任人员依法给予降级、撤职的行政处分;造成传染病传播、流行或者对社会公众健康造成其他严重危害后果的,依法给予开除的行政处分;构成犯罪的,依法追究刑事责任。③县级以上各级人民政府有关部门拒不履行应急处理职责的,由同级人民政府或者上级人民政府有关部门责令改正、通报批评、给予警告;对主要负责人、负有责任的主管人员和其他责任人员依法给予降级、撤职的行政处分;造成传染病传播、流行或者对社会公众健康造成其他严重危害后果的,依法给予开除的行政处分;构成犯罪的,依法追究刑事责任 |
| 扰乱社会和市场秩序的法律责任 | 在突发公共卫生事件发生期间,散布谣言、哄抬物价、欺骗消费者,扰乱社会秩序、市场秩序的,由公安机关或者市场监督管理部门依法给予行政处罚;构成犯罪的,依法追究刑事责任 |
| 未完成物资生产、供应、运输和储备的法律责任 | 国务院有关部门、县级以上人民政府及其有关部门未依照法律的规定,完成突发公共卫生事件应急处理所需要的设施、设备、药品和医疗器械等物资的生产、供应、运输和储备的,对政府主要领导人和政府部门主要负责人依法给予降级或者撤职的行政处分;造成传染病传播、流行或者对社会公众健康造成其他严重危害后果的,依法给予开除的行政处分;构成犯罪的,依法追究刑事责任 |

| 情形归类 | 情形说明 |
| --- | --- |
| 妨碍执行公务行为的法律责任 | 在突发公共卫生事件应急处理工作中,有关单位和个人未依照法律的规定履行报告职责,隐瞒、缓报或者谎报,阻碍突发公共卫生事件应急处理工作人员执行职务,拒绝国务院卫生行政部门或者其他有关部门指定的专业技术机构进入突发公共卫生事件现场,或者不配合调查、采样、技术分析和检验的,对有关责任人员依法给予行政处分或者纪律处分;触犯《中华人民共和国治安管理处罚条例》,构成违反治安管理行为的,由公安机关依法予以处罚;构成犯罪的,依法追究刑事责任 |
| 医疗卫生机构的法律责任 | 医疗卫生机构有下列行为之一的,由卫生行政部门责令改正、通报批评、给予警告;情节严重的,吊销《医疗机构执业许可证》;对主要负责人、负有责任的主管人员和其他直接责任人员依法给予降级或者撤职的行政处分;造成传染病传播、流行或者对社会公众健康造成其他严重危害后果,构成犯罪的,依法追究刑事责任:①未照照规定履行报告职责,隐瞒、缓报或者谎报的;②未依照规定及时采取控制措施的;③未依照规定履行突发公共卫生事件监测职责的;④拒绝接诊患者的;⑤拒不服从突发公共卫生事件应急处理指挥部调度的 |

## 三、伦理规范精髓

突发公共卫生事件具有突发性、社会公共性、严重性等特点,相关的应急措施大多具有紧迫性、强制性的要求,应急处理过程中一般会存在救治要求和伦理原则之间的冲突,因此要遵循相应的伦理规范,提高工作的有效性。

### (一)应妥善处理好相关伦理冲突

**1.知情同意与紧急施救的伦理冲突** 落实知情同意权是医学伦理的基本要求。但突发公共卫生事件具有紧迫性特点,在紧急情况下,施救者必须争取用最短的时间挽救受助者的生命,而非拘泥于受助者的同意。如对处于昏迷状态人员的施救中就存在此类冲突。

**2.人身自由与强制隔离的伦理冲突** 人身自由是宪法赋予公民的基本权利,神圣不可侵犯;但在突发公共卫生事件中,可能会通过限制少数人的人身自由而获得广大公众社会权益的保障,虽然有的公民会认为强制隔离限制了其个人自由,损害了其个人权益。如在严重急性呼吸综合征(SARS)等疫情防控中均存在此类冲突。

**3.机会均等与急重优先的伦理冲突** 机会均等主要体现在每名伤病员均享有受救助的机会,与国籍、民族、性别、年龄、身份等因素无关。而施救者的行为要恪守科学准则,按照急重优先的原则,对受助者进行合理救治,这也是救助资源公正有效配置的要求。在现场救助中,受助者有权利在同一时间得到同等救助,与施救者急重优先的救治原则之间存在冲突。例如,地震灾害救援中常出现此类冲突。

**4.个体尊严与关注生命的伦理冲突** 在突发公共卫生事件中,施救者遵循救死扶伤的职责要求,努力挽救生命,保障健康。但生命价值论要求尊重受助者的个人价值选择,同时也要关注抑郁、自闭以及遇难者尸体处理等涉及受救者心理和生命尊严的问题。例如,救助期间的心理抚慰及尸体处理均存在此类冲突。

### (二)应遵循的基本伦理要求

**1. 坚持尊重受助者尊严与权利的原则**  尊重原则是指医护人员应尊重患者的人格尊严和自主权利,在为患者提供救助服务时应平等对待,对涉及患者利益的行为应事先征求患者的意见。在突发公共卫生事件中,尊重原则主要体现在以下几方面:

(1)尊重受助者的身体  在突发公共卫生事件中,实施救助要尊重受助者的身体,不能因抢救的紧迫性而对受助者身体进行肆意侵害,例如对尸体的随意处理、个人隐私部位被暴露等。

(2)受助者应享有平等救助的权利  在紧急救助过程中,不能因性别、年龄、种族、信仰等不同而区别对待受助者,不能因受伤严重而歧视受助者。

(3)受助者应及时获得救助信息  在突发公共卫生事件中,受助者可能处于无意识、昏迷或是意识不清的状态,很难及时获得相关救助信息,但是一旦病情稳定,应该及时获得救助信息,这也是尊重受助者权益的表现。

**2. 坚持有利于受助者的原则**  有利原则要求施救者能始终把受助者利益置于首位,并将其作为选择救助行为的首要标准,多从受助者角度思考救助的方式。具体要求如下:

(1)树立为受助者服务的观念  施救者要考虑到受助者的客观利益需求,例如止痛、费用、人身自由、心理等问题,一方面要做好沟通,取得受助者的理解和认同,满足他们的正当诉求,另一方面也要考虑紧急措施的必要性,做好说服教育工作。

(2)综合考虑他人和社会的利益  将有利于受助者同他人及社会的利益有机统一起来,不能因满足受助者的要求而侵害他人及社会的利益,例如对传染病患者采取隔离措施,就是为了避免疾病的传播。

(3)尽量减轻受助者的痛苦  在对受助者采取紧急措施时,要尽量减少其痛苦,慎重选择伦理决策,尽量给受助者带来最大的益处和最小的危害。如果受助者生命无法挽回,也要尽量减少其痛苦。

**3. 坚持不伤害受助者的原则**  不伤害原则是指施救者为受助者提供救助时,应避免其受到身心伤害,具体要求如下:

(1)努力控制伤害程度  施救者要具备扎实过硬的专业救助知识和技能,避免技术不精或者粗心大意给受助者造成二次伤害。

(2)要能根据评估选择利大弊小的救助措施  在紧急措施要求下,要根据受助者情况评估结果,及时采取合理、科学、利大弊小的救助措施。

（3）要有高度的职业责任感　在救助过程中,要有高度的责任心、严谨的职业作风,正确对待受助者,要有认真负责的工作态度和关爱受助者的人道主义精神。

**4. 积极参与突发公共卫生事件救护**　当发生严重威胁公共生命安全的自然灾害、公共卫生事件时,医护人员应该服从县级以上人民政府卫生健康主管部门或所在医疗卫生机构的安排,立即奔赴现场或临床一线,全力参与伤员的救治,绝不能推诿、逃避或耽误抢救工作,这也是医护人员的义务之一。

### 四、执业考试提示

执业考试重点关注以下内容:

（1）突发公共卫生事件的基本概念、分类及特征。

（2）突发公共卫生事件应急处理的方针与原则。

（3）突发公共卫生事件应急处理的组织管理,应急指挥部的权限,医疗卫生机构及其医务人员的职责。

（4）突发公共卫生事件的报告时限和报告内容。

（5）在应急处理过程中,能合理平衡个人权利与公共安全之间的关系,妥善处理相关伦理冲突,在保障受助者基本权利的同时,确保公众健康和安全不受侵害。

（6）违反《突发公共卫生事件应急条例》等法律法规要求,医疗机构及其医务人员应承担相应的法律责任。

**【案例分析】**

**【资料】** 2021 年 10 月 28 日,因有列车乘务人员被判定为确诊病例的密接者,两趟终点站为北京南站的高铁分别在山东济南西站、河北沧州西站中断行程。上海至北京南 G14 次列车停靠济南西站,嘉兴南至北京南 G108 次列车停靠沧州西站。列车所有密接人员及次密接人员均进行集中隔离医学观察。

济南市接到铁路部门报告,G14 次（上海至北京南）列车一名乘务人员被判定为新冠肺炎确诊病例的密切接触者。北京铁路局要求该列车立即中断行程,停靠济南西站后,暂时不开车门,并对相关人员进行管控。接报后,济南市指挥部立即行动,紧急安排市区两级疾控、公安、交通等部门前往济南西站,迅速开展流行病学调查和集中隔离医学观察转运工作,并对相关区域进行消毒处理。该车次所有密接人员（1人）及次密接人员（211 人）共计 212 人已全部进行管控,有序转运至集中隔离点进行集中隔离医学观察。

沧州市接到铁路部门报告,G108 次列车一名乘务人员被判定为外地新冠肺炎确诊病例的密切接触者。北京铁路局要求该列车立即中断行程,停靠沧州西站后,对相关人员进行管控。接报后,沧州市应对新冠病毒肺炎疫情工作领导小组立即行动,根据首都联防联控机制工作要求,迅速组织卫健、公安及沧县县委县政府等单位和部门前往沧州西站,有序开展流行病学调查和集中隔离医学观察等工作,并对相关区域进行消毒处理。该车次所有密接人员(1人)及次密接人员(133人)共计134人已经全部进行管控,有序转运至集中隔离点进行集中隔离医学观察。

【分析】交通工具上发现根据国务院卫生行政部门规定需要采取应急控制措施的传染病患者、疑似传染病患者,其负责人应当以最快的方式通知前方停靠点,并向交通工具的营运单位报告。交通工具的前方停靠点和营运单位应当立即向交通工具营运单位行政主管部门和县级以上人民政府卫生行政部门报告。卫生行政部门接到报告后,应当立即组织有关人员采取相应的医学处置措施。

交通工具上的传染病患者密切接触者,由交通工具停靠点的县级以上各级人民政府卫生行政部门或者铁路、交通、民用航空行政主管部门,根据各自的职责,依照传染病防治法律、行政法规的规定,采取控制措施。

## 【知识卡片】

### 食物中毒的处理

食物中毒一般可分为细菌性(如大肠杆菌)、化学性(如农药)、动植物性(如河豚、扁豆)和真菌性(毒蘑菇)食物中毒。食物中毒,既有个人中毒,也有群体中毒。其症状以恶心、呕吐、腹痛、腹泻为主,往往伴有发烧。吐泻严重的还能发生脱水、酸中毒,甚至休克、昏迷等症状。一旦有人出现上吐、下泻、腹痛等食物中毒症状,首先应立即停止食用可疑食物,同时,立即拨打急救中心电话"120"呼救,并采取催吐等自救措施。同时,在发生食物中毒后,要保存导致中毒的食物样本,以提供给医院进行检测。如果身边没有食物样本,也可保留患者的呕吐物和排泄物,以方便医生确诊和救治,以及最后法律责任的认定。

## 【同步训练】

**一、名词解释**

突发公共卫生事件

**二、填空题**

1.根据突发公共卫生事件性质、危害程度、涉及范围,突发公共卫生事件划分为
(　　　　　)、(　　　　　)、(　　　　　)和(　　　　　)。

2.突发公共卫生事件的特征有(　　　　　)、(　　　　　)和(　　　　　)。

**三、选择题**

[1—2题共用题干]2009年5月7日上午,广州某医院一位"非典"患者擅自离院。这位患者一个多月前因感染"非典"住进该医院,经过治疗症状已消失,但根据规

定她还必须留院观察两周。

1.医院应该在( )协助下对该患者采取强制措施。 ( )

A.疾病预防控制机构 B.公安机关 C.人民法院 D.人民检察院

2.该医院收治传染病患者、疑似传染病患者,应当依法报告所在地的 ( )

A.疾病预防控制机构 B.公安机关 C.人民法院 D.人民检察院

[3—4题共用题干]某地发生传染病菌种丢失的突发公共卫生事件,相关突发事件监测机构、医疗卫生机构和有关单位立即进行了上报。

3.向所在地县级人民政府卫生行政部门报告的时限为( )小时。 ( )

A.1 B.2 C.3 D.4

4.省、自治区、直辖市人民政府应当在接到该事件报告( )小时内,向国务院卫生行政部门报告。 ( )

A.1 B.2 C.3 D.4

**四、简答题**

简述突发公共卫生事件中应处理好的伦理冲突。

## 【参考答案】

**一、名词解释:**略

**二、填空题**

1.特别重大(Ⅰ级) 重大(Ⅱ级) 较大(Ⅲ级) 一般(Ⅳ级)四级

2.突发性 社会公共性 严重性

**三、选择题**

1.B 2.A 3.B 4.A

**四、简答题**

[答题要点]①知情同意与紧急施救的伦理冲突;②人身自由与强制隔离的伦理冲突;③机会均等与急重优先的伦理冲突;④个体尊严与关注生命的冲突。

(朱晓卓、米岚)

# 第十三节　传染病防治法规及伦理规范

## 学习目标

**1.知识目标**　理解《传染病防治法》和《艾滋病防治条例》的基本防治要求和报告程序,明晰相关法律责任。

**2.能力目标**　能根据传染病防治法律法规要求开展传染病防治工作,具备基本防控行动能力。

**3.素质目标**　树立关爱生命、维护健康生命权的意识,自觉遵守《传染病防治法》和《艾滋病防治条例》要求。

## 一、概述

### (一)相关概念

**1.重大传染病疫情**　重大传染病疫情是指造成或者可能造成公众生命安全和身体健康严重损害的传染病疫情。

**2.传染病患者、疑似患者**　传染病患者、疑似患者是指根据国务院卫生健康主管部门、疾病预防控制部门发布的传染病诊断标准,符合传染病患者、疑似患者诊断标准的人。

**3.病原携带者**　病原携带者是指感染病原体无临床症状但能排出病原体的人。

**4.艾滋病(AIDS)**　艾滋病(AIDS)是指人类免疫缺陷病毒(艾滋病病毒,HIV)引起的获得性免疫缺陷综合征。HIV是一种能攻击人体免疫系统的病毒。它把人体免疫系统中最重要的 $CD_4$ T 淋巴细胞作为主要攻击目标,大量破坏该细胞,使人体丧失免疫功能。

**5.标准防护原则**　标准防护原则是指医务人员将所有病人的血液、其他体液以及被血液、其他体液污染的物品均视为具有传染性的病原物质,医务人员在接触这些物质时必须采取防护措施。

**6.有易感染艾滋病病毒危险行为的人群**　有易感染艾滋病病毒危险行为的人群是指有卖淫、嫖娼、多性伴、男性同性性行为、注射吸毒等危险行为的人群。

### (二)立法情况

传染病的预防是医务人员的一项重要任务,特别是依照传染病相关法律法规规章要求开展临床医疗护理工作,对控制和消灭传染病具有重要意义,也能减少医疗纠纷。我国十分重视传染病防治的立法工作,制定了一系列法律法规和规章,如《中华人民共和国传染病防治法》《血吸虫病防治条例》《艾滋病防治条例》《性病防治管理办法》《疫苗流通和预防接种管理条例》《医院感染管理办法》《医疗机构传染病预检分诊管理办法》《传染性非典型肺炎防治管理办法》等,需要医务人员认真执行。自从 2019 年底 2020 年初出现新型冠状病毒(Corona Virus Disease 2019,COVID-19)后,国家卫生健康委员会及时将新冠肺炎纳入乙类传染病并按照甲类传染病要求进行管理,发布《新型冠状病毒肺炎防控方案》,并及时修订,至 2023 年 1 月 7 日共发布了十版;2023 年 1 月 7 日,根据疫情发展变化的实际情况,依据《传染病防治法》有关规定,国务院联防联控机制综合组制定了《新型冠状病毒感染防控方案(第十版)》,将"新型冠状病毒肺炎"调整为"新型冠状病毒感染",并对新型冠状病毒感染实施"乙类乙管",突出强调"每个人都是自己健康的第一责任人",对新型冠状病毒感染者不再实行隔离措施,有效地指导各地的疫情防控工作。

早在 1978 年 9 月 20 日卫生部就颁发了《急性传染病管理条例》;1989 年 2 月 21 日,第七届全国人民代表大会常务委员会第六次会议通过《中华人民共和国传染病防治法》(简称《传染病防治法》),自 1989 年 9 月 1 日起施行;1991 年经国务院批准,卫生部颁布了《中华人民共和国传染病防治法实施办法》。2004 年 8 月 28 日,第十届全国人民代表大会常务委员会第十一次会议对《传染病防治法》进行第一次修订,自 2004 年 12 月 1 日起施行;2013 年 6 月 29 日,根据全国人民代表大会常务委员会第三次会议关于修改有关法律的决定进行修正;2025 年 4 月 30 日,第十四届全国人民代表大会常务委员会第十五次会议对《传染病防治法》进行第二次修订,自 2025 年 9 月 1 日起施行。《传染病防治法》共九章一百一十五条,主要内容涉及传染病预防、监测报告和预警、疫情控制、医疗救治、保障措施、监督管理、法律责任等。

艾滋病是一种危害性极大的传染病。我国十分重视艾滋病防治工作,早在 1988 年 1 月 14 日就由卫生部、外交部、公安部、国家教育委员会、国家旅游局、中国民用航空局、国家外国专家局联合发布了《艾滋病监测管理的若干规定》。2006 年 1 月 18 日,国务院第 122 次常务会议通过《艾滋病防治条例》,自 2006 年 3 月 1 日起施行;2019 年 3 月 2 日,根据国务院关于修改部分行政法规的决定进行修订。《艾滋病防治条例》共七章六十四条,主要内容涉及宣传教育、预防与控制、治疗与救助、医保障措施、法律责任等。

## 二、《传染病防治法》精髓

### (一)传染病防治工作方针、原则

为了预防、控制和消除传染病的发生与流行,保障公众生命安全和身体健康,防范和化解公共卫生风险,维护国家安全和社会稳定,国家制定《传染病防治法》。传染病防治工作坚持人民至上、生命至上,坚持预防为主、防治结合的方针,坚持依法防控、科学防控的原则。

### (二)传染病分类

根据最新修订的《传染病防治法》,传染病分为甲类传染病、乙类传染病、丙类传染病,以及突发原因不明的传染病等其他传染病(表 2-36)。

表 2-36  传染病分类

| 类别 | 范围 | 具体病种 |
| --- | --- | --- |
| 甲类传染病 | 是指对人体健康和生命安全危害特别严重,可能造成重大经济损失和社会影响,需要特别严格管理、控制疫情蔓延的传染病 | 鼠疫、霍乱 |
| 乙类传染病 | 是指对人体健康和生命安全危害严重,可能造成较大经济损失和社会影响,需要严格管理、降低发病率、减少危害的传染病 | 新型冠状病毒感染、传染性非典型肺炎、艾滋病、病毒性肝炎、脊髓灰质炎、人感染新亚型流感、麻疹、流行性出血热、狂犬病、流行性乙型脑炎、登革热、猴痘、炭疽、细菌性和阿米巴性痢疾、肺结核、伤寒和副伤寒、流行性脑脊髓膜炎、百日咳、白喉、新生儿破伤风、猩红热、布鲁氏菌病、淋病、梅毒、钩端螺旋体病、血吸虫病、疟疾 |
| 丙类传染病 | 是指常见多发,对人体健康和生命安全造成危害,可能造成一定程度的经济损失和社会影响,需要关注流行趋势、控制暴发和流行的传染病 | 流行性感冒、流行性腮腺炎、风疹、急性出血性结膜炎、麻风病、流行性和地方性斑疹伤寒、黑热病、包虫病、丝虫病、手足口病、除霍乱、细菌性和阿米巴性痢疾、伤寒和副伤寒以外的感染性腹泻病 |

注:①突发原因不明的传染病需要采取《传染病防治法》规定的甲类传染病预防、控制措施的,国务院疾病预防控制部门及时提出建议,由国务院卫生健康主管部门报经国务院批准后予以公布。②对乙类传染病中的传染性非典型肺炎、炭疽中的肺炭疽,采取《传染病防治法》规定的甲类传染病预防、控制措施。③其他乙类传染病需要采取《传染病防治法》规定的甲类传染病预防、控制措施的,依照前款规定的程序批准、公布。④依照《传染病防治法》规定采取甲类传染病预防、控制措施的传染病,适用《传染病防治法》有关甲类传染病的规定。

国务院疾病预防控制部门根据传染病暴发、流行情况和危害程度,及时提出调整各类传染病目录的建议。调整甲类传染病目录,由国务院卫生健康主管部门报经国务院批准后予以公布;调整乙类、丙类传染病目录,由国务院卫生健康主管部门批准、公布。需要解除依照《传染病防治法》规定采取的甲类传染病预防、控制措施的,国务院疾病预防控制部门及时提出建议,由国务院卫生健康主管部门报经国务院批准后予以公布。

省级人民政府对本行政区域常见多发的其他传染病,可以根据情况决定按照乙类或者丙类传染病管理并予以公布,报国务院疾病预防控制部门备案。

### (三)传染病预防

**1.加强传染源控制**　地方各级人民政府应当有计划地建设和改造城乡公共卫生设施,改善饮用水卫生条件,对污水、污物、粪便进行无害化处置;应当加强医疗废物收集处置能力建设,提高重大传染病疫情医疗废物应急处置能力;应当建立健全人畜共患传染病防治的协作机制,做好重点人群健康教育、传染病监测、疫情调查处置和信息通报等工作,县级以上农业农村等有关职能部门应重点加强鼠疫、狂犬病、人感染新亚型流感、布鲁氏菌病、炭疽、血吸虫病、包虫病等人畜共患传染病的防治工作。疾病预防控制机构、医疗机构的实验室和从事病原微生物实验的单位,应当遵守有关病原微生物实验室生物安全的法律、行政法规规定,对传染病病原体和样本按照规定的措施实行严格管理,严防传染病病原体的实验室感染和扩散。传染病患者、病原携带者和疑似患者应当如实提供相关信息,在治愈前或者在排除传染病嫌疑前,不得从事法律、行政法规和国务院疾病预防控制部门规定禁止从事的易使该传染病扩散的工作。传染病患者、病原携带者、疑似患者以及上述人员的密切接触者应当采取必要的防护措施。任何单位或者个人不得以任何方式故意传播传染病。

**2.实行免疫规划制度**　政府免费向居民提供免疫规划疫苗,在执行国家免疫规划时,可以根据疾病预防、控制需要增加免疫规划疫苗种类,加强重点地区、重点人群的预防接种。对儿童实行预防接种证制度,医疗机构、疾病预防控制机构与儿童的监护人、所在学校和托育机构应当相互配合,保证儿童及时接种免疫规划疫苗。出现特别重大突发公共卫生事件或者其他严重威胁公众健康的紧急事件时,可以依照规定在一定范围和期限内紧急使用疫苗。

**3.疾病预防控制机构职责**　国家、省级疾病预防控制机构主要负责对传染病发生、流行以及分布进行监测,对重点传染病流行趋势进行预测,提出预防、控制对策,参与并指导对暴发的传染病疫情进行调查处理,开展传染病病原学鉴定,建立检验检测质量控制体系,开展基础性研究、应用性研究、卫生评价以及标准规范制定。设区的市级、县级疾病预防控制机构主要负责传染病预防控制规划、预防控制技术方案的落实,组织实施免疫、消毒,指导病媒生物危害控制,普及传染病防治知识,负责本地区传染病和突发公共卫生事件监测、报告,开展流行病学调查和常见病原微生物检测,开展应用性研究和卫生评价。

**4.医疗机构职责**　医疗机构应当有专门的科室或者专门的人员负责传染病预防、控制管理工作,承担本机构的传染病预防、控制和责任区域内的传染病防治健康教育、预防接种、传染病疫情报告、传染病患者健康监测以及城乡社区传染病疫情防控指导等工作。医疗机构的基本标准、建筑设计和服务流程应当符合预防医疗机构感染的要求,降低传染病在医疗机构内传播的风险。医疗机构应当严格执行国家规定的管理制度、操作规范,加强与医疗机构感染有关的危险因素监测、安全防护、消毒、隔离和医疗废物、医疗污水处置工作,防止传染病在医疗机构内的传播;应当按照规定对使用的医疗器械进行消毒或者灭菌;对按照规定一次性使用的医疗器械,应当在使用后予以销毁。

**5. 个体职责** 个人应当学习传染病防治知识,养成良好的卫生习惯,培养健康的生活方式。发生传染病疫情时,任何单位或者个人不得隐瞒信息、阻碍调查。

**6. 制定应急预案** 国务院疾病预防控制部门应拟订国家重点传染病和突发原因不明的传染病预防控制应急预案,由国务院卫生健康主管部门批准、公布;县级以上人民政府应制定本行政区域重点传染病和突发原因不明的传染病预防控制应急预案,报上一级人民政府备案并予以公布;鼓励毗邻、相近地区的地方人民政府制定应对区域性传染病的联合预防控制应急预案;医疗卫生机构和学校、托育机构、养老机构、康复机构、福利机构、未成年人救助保护机构、救助管理机构、体育场馆、监管场所、车站、港口、机场等重点场所,应当制定本单位传染病预防控制应急预案。应急预案应当具体规定传染病预防、控制工作的组织指挥体系和职责,传染病预防、监测、疫情报告和通报、疫情风险评估、预警、应急工作方案、人员调集以及物资和技术储备与调用等内容。县级以上人民政府疾病预防控制部门应当根据有关传染病预防控制应急预案定期组织开展演练;医疗卫生机构和学校、托育机构、养老机构、康复机构、福利机构、未成年人救助保护机构、救助管理机构、体育场馆、监管场所、车站、港口、机场等重点场所应当根据本单位传染病预防控制应急预案开展演练。

**7. 不得歧视传染病患者** 国家和社会应当关心、帮助传染病患者、病原携带者和疑似患者,使其得到及时救治。任何单位或者个人不得歧视传染病患者、病原携带者和疑似患者,不得泄露个人隐私、个人信息。

**(四)疫情报告**

1. 疾病预防控制机构、医疗机构和采供血机构及其执行职责人员发现甲类传染病患者、病原携带者、疑似患者或者新发传染病、突发原因不明的传染病,以及其他传染病暴发、流行时,应当于两小时内进行网络直报;发现乙类传染病患者、疑似患者或者国务院疾病预防控制部门规定需要报告的乙类传染病病原携带者时,应当于二十四小时内进行网络直报;发现丙类传染病患者时,应当于二十四小时内进行网络直报。

2. 传染病疫情报告遵循属地管理原则。任何单位和个人发现传染病患者、疑似患者时,应当及时向附近的疾病预防控制机构、医疗机构或者疾病预防控制部门报告。国家对及时发现并报告新发传染病、突发原因不明的传染病的单位和个人,按照有关规定给予奖励。对经调查排除传染病疫情的,报告的单位和个人不承担法律责任。

3. 疾病预防控制机构、医疗机构和采供血机构应当建立健全传染病疫情报告管理制度,加强传染病疫情和相关信息报告的培训、日常管理和质量控制,定期对本机构报告的传染病疫情和相关信息以及报告质量进行分析、汇总和通报。

4.疾病预防控制部门应当公布热线电话等,畅通报告途径,确保及时接收、调查和处理相关报告信息;应当设立或者指定专门的部门、人员负责传染病疫情信息管理工作,主动收集、分析、调查、核实传染病疫情信息;接到甲类传染病、新发传染病、突发原因不明的传染病报告或者发现传染病暴发、流行时,应当于两小时内完成传染病疫情信息核实以及向同级卫生健康主管部门、疾病预防控制部门和上级疾病预防控制机构报告的工作;接到报告后应当立即报告同级人民政府,同时报告上一级人民政府卫生健康主管部门、疾病预防控制部门和国务院卫生健康主管部门、疾病预防控制部门。

5.任何单位或者个人不得干预传染病疫情报告。负有传染病疫情报告职责的人民政府有关部门、疾病预防控制机构、医疗机构、采供血机构及其工作人员,不得隐瞒、谎报、缓报、漏报传染病疫情。

### (五)疫情控制

#### 1.建立健全联防联控、群防群控机制

国务院卫生健康主管部门牵头组织协调全国传染病疫情应对工作,负责全国传染病医疗救治的组织指导工作。国务院疾病预防控制部门负责全国传染病预防、控制的组织指导工作,负责全国传染病疫情应对相关工作。国务院其他有关部门在各自职责范围内负责传染病防治有关工作。县级以上人民政府卫生健康主管部门牵头组织协调本行政区域传染病疫情应对工作,负责本行政区域传染病医疗救治的组织指导工作。县级以上人民政府疾病预防控制部门负责本行政区域传染病预防、控制的组织指导工作,负责本行政区域传染病疫情应对相关工作。县级以上人民政府其他有关部门在各自职责范围内负责传染病防治有关工作。

国务院和县级以上人民政府的重大传染病疫情联防联控机制开展疫情会商研判,组织协调、督促推进疫情防控工作。发生重大传染病疫情,构成突发公共卫生事件的,国务院和县级以上人民政府依照有关突发公共卫生事件应对的法律、行政法规规定设立应急指挥机构、启动应急响应。

国家建立健全城乡一体、上下联动、功能完备的疾病预防控制网络。国务院疾病预防控制部门领导各级疾病预防控制机构业务工作,建立上下联动的分工协作机制。

#### 2.发现传染病患者或疑似患者采取的措施

(1)医疗机构、疾病预防控制机构发现甲类传染病时,应当立即采取下列措施(表2-37),并向县级以上人民政府疾病预防控制部门报告。

表 2-37 发现甲类传染病应采取的措施

| 序号 | 具体措施 |
|---|---|
| 1 | 对传染病患者、病原携带者,予以隔离治疗、医学观察 |
| 2 | 对传染病疑似患者,确诊前单独隔离治疗 |
| 3 | 对密切接触者,予以医学观察,并采取其他必要的预防措施 |
| 4 | 对本机构内被传染病病原体污染的场所、物品以及医疗废物、医疗污水,应当依照规定实施消毒和无害化处置 |

医疗机构、疾病预防控制机构对甲类传染病患者、病原携带者、疑似患者以及上述人员的密切接触者采取隔离治疗、医学观察措施,应当根据国家有关规定和医学检查结果科学合理确定具体人员范围和期限,并根据情况变化及时调整。采取隔离治疗、医学观察措施,不得超出规定的范围和期限;应当向甲类传染病患者、病原携带者、疑似患者以及上述人员的密切接触者书面告知诊断或者判定结果和依法应当采取的措施;接到其他单位和个人报告甲类传染病的,有关甲类传染病患者、疑似患者的移交按照国务院疾病预防控制部门的规定执行。

甲类传染病患者、病原携带者、疑似患者以及上述人员的密切接触者应当主动接受和配合医学检查、隔离治疗、医学观察等措施;拒绝隔离治疗、医学观察或者隔离治疗、医学观察的期限未满擅自脱离的,由公安机关协助医疗机构、疾病预防控制机构采取强制隔离治疗、医学观察措施。

(2)医疗机构发现乙类或者丙类传染病患者时,应当根据病情采取必要的治疗和控制传播措施。县级以上人民政府疾病预防控制部门指定的医疗机构对肺结核患者进行治疗;对具有传染性的肺结核患者进行耐药检查和规范隔离治疗,对其密切接触者进行筛查。基层医疗卫生机构对肺结核患者进行健康管理。对本机构内被传染病病原体污染的场所、物品以及医疗废物、医疗污水,应当依照规定实施消毒和无害化处置。

**3. 传染病暴发、流行时可采取的紧急措施** 传染病暴发、流行时,县级以上人民政府应当立即组织力量,按照传染病预防控制应急预案进行防治、控制传染源,切断传染病的传播途径;发生重大传染病疫情,经评估必要时,可以采取紧急措施(表 2-38)。

表 2-38 控制传染病暴发、流行的紧急措施

| 序号 | 具体措施 |
|---|---|
| 1 | 限制或者停止集市、影剧院演出或者其他人群聚集的活动 |
| 2 | 停工、停业、停课 |
| 3 | 封闭或者封存被传染病病原体污染的公共饮用水源、食品以及相关物品 |
| 4 | 控制或者扑杀、无害化处理染疫动物 |
| 5 | 封闭可能造成传染病扩散的场所 |
| 6 | 防止传染病传播的其他必要措施 |

　　医疗机构、疾病预防控制机构、检验检测机构应当按照传染病检验检测技术规范和标准开展检验检测活动，加强检验检测质量控制。患甲类传染病、炭疽死亡的，应当将其尸体立即进行卫生处理，就近火化；患其他传染病死亡的，必要时应当将其尸体进行卫生处理后火化或者按照规定深埋。对尸体进行火化或者深埋应当及时告知死者家属。为了查找传染病病因，医疗机构在必要时可以按照国务院卫生健康主管部门、疾病预防控制部门的规定，对传染病患者尸体或者疑似传染病患者尸体进行解剖查验，并应当及时告知死者家属。对尸体进行解剖查验应当在符合生物安全条件的场所进行。

### (六)医疗救治

　　1.医疗机构应当对传染病患者、疑似患者提供医疗救护、现场救援和接诊治疗，按照规定填写并妥善保管病历记录以及其他有关资料；应当按照规定设置发热门诊，加强发热门诊标准化建设，优化服务流程，提高服务能力；应当实行传染病预检、分诊制度；对传染病患者、疑似患者，应当引导至相对隔离的分诊点进行初诊。

　　2.医疗机构不具备相应救治能力的，应当将传染病患者、疑似患者及其病历记录一并转至具备相应救治能力的医疗机构；转诊过程中，对传染病患者、疑似患者应当采取必要的防护措施。

　　3.医疗机构应当按照传染病诊断标准和治疗要求采取相应措施，充分发挥中西医各自优势，加强中西医结合，提高传染病诊断和救治能力；因重大传染病疫情医疗救治紧急需要，医师可以按照国家统一制定的诊疗方案，在一定范围和期限内采用药品说明书中未明确的药品用法进行救治。

### (七)法律责任

　　1.疾病预防控制机构违反《传染病防治法》规定，有表 2-39 中情形之一的，由县级以上人民政府疾病预防控制部门责令改正，给予警告或者通报批评，对直接负责的主管人员和其他直接责任人员依法给予处分，并可以由原发证部门依法吊销有关责任人员的执业证书。

表 2-39　疾病预防控制机构违反《传染病防治法》的情形

| 情形 | 具体内容 |
| --- | --- |
| 1 | 未依法履行传染病监测、疫情风险评估职责的 |
| 2 | 未依法履行传染病疫情报告职责，隐瞒、谎报、缓报、漏报传染病疫情，或者干预传染病疫情报告的 |
| 3 | 未主动收集传染病疫情信息，或者对传染病疫情信息和疫情报告未及时进行分析、调查、核实的 |
| 4 | 发现传染病疫情或者接到传染病疫情报告时，未依据职责及时采取本法规定的措施的 |
| 5 | 未遵守国家有关规定，导致因使用血液制品引起经血液传播疾病的发生的 |

2.医疗机构违反《传染病防治法》规定的常见情形及处理方式(表 2-40)。

表 2-40　医疗机构违反《传染病防治法》的情形及处理方式

| 情形 | 处理方式 |
| --- | --- |
| 医疗机构有下列情形之一的:<br>(1)未按照规定承担本机构的传染病预防控制工作、感染控制任务或者责任区域内的传染病预防工作;<br>(2)未按照规定报告传染病疫情,隐瞒、谎报、缓报、漏报传染病疫情,或者干预传染病疫情报告;<br>(3)未按照规定对本机构内被传染病病原体污染的场所、物品以及医疗废物、医疗污水实施消毒或者无害化处置 | 由县级以上人民政府疾病预防控制部门责令改正,给予警告或者通报批评,可以并处十万元以下罚款;情节严重的,可以由原发证部门或者原备案部门依法吊销医疗机构执业许可证或者责令停止执业活动,对直接负责的主管人员和其他直接责任人员依法给予处分,并可以由原发证部门责令有关责任人员暂停六个月以上一年以下执业活动直至依法吊销执业证书 |
| 医疗机构有下列情形之一的:<br>(1)发现传染病疫情时,未按照规定对传染病患者、疑似患者提供医疗救护、现场救援、接诊治疗、转诊,或者拒绝接受转诊;<br>(2)未遵守国家有关规定,导致因输入血液、使用血液制品引起经血液传播疾病的发生 | 由县级以上人民政府卫生健康主管部门依照前款规定给予行政处罚,对直接负责的主管人员和其他直接责任人员依法给予处分 |
| 医疗机构未按照规定对使用的医疗器械进行消毒或者灭菌,或者对按照规定一次性使用的医疗器械使用后未予以销毁、再次使用的 | 依照有关医疗器械管理的法律、行政法规规定追究法律责任 |

3.采供血机构未按照规定报告传染病疫情,隐瞒、谎报、缓报、漏报传染病疫情,或者干预传染病疫情报告的,由县级以上人民政府疾病预防控制部门责令改正,给予警告或者通报批评,可以并处十万元以下罚款;情节严重的,可以由原发证部门依法吊销采供血机构的执业许可证,对直接负责的主管人员和其他直接责任人员依法给予处分,并可以由原发证部门责令有关责任人员暂停六个月以上一年以下执业活动直至依法吊销执业证书。采供血机构未执行国家有关规定,导致因输入血液引起经血液传播疾病发生的,由县级以上人民政府卫生健康主管部门依照前款规定给予行政处罚,对直接负责的主管人员和其他直接责任人员依法给予处分。非法采集血液或者组织他人出卖血液的,由县级以上人民政府卫生健康主管部门责令停止违法行为,没收违法所得,并处五万元以上五十万元以下罚款。

4.医疗机构、疾病预防控制机构泄露传染病患者、病原携带者、疑似患者或者上述人员的密切接触者的个人隐私或者个人信息的,由县级以上人民政府卫生健康主管部门、疾病预防控制部门依据职责责令改正,给予警告或者通报批评,可以并处五万元以下罚款,对直接负责的主管人员和其他直接责任人员依法给予处分,对有关责任人员依照有关医师、护士管理等法律、行政法规规定追究法律责任。传染病防治中其他未依法履行个人信息保护义务的,依照有关个人信息保护的法律、行政法规规定追究法律责任。

5.任何单位和个人违反《传染病防治法》规定,有下列情形之一的,由县级以上人民政府疾病预防控制部门责令改正,给予警告,对违法的单位可以并处二万元以下罚款,对违法的个人可以并处一千元以下罚款;情节严重的,由原发证部门依法吊销相关许可证或者营业执照:

(1)拒不执行人民政府及其有关部门依法采取的传染病疫情防控措施;

(2)拒不接受和配合疾病预防控制机构依法采取的传染病疫情防控措施;

(3)拒不接受和配合疾病预防控制机构开展的流行病学调查,或者在流行病学调查中故意隐瞒传染病病情、传染病接触史或者传染病暴发、流行地区旅行史;

(4)甲类传染病患者、病原携带者、疑似患者或者上述人员的密切接触者拒绝接受和配合依法采取的隔离治疗、医学观察措施,或者隔离治疗、医学观察的期限未满擅自脱离;

(5)故意传播传染病;

(6)故意编造、散布虚假传染病疫情信息;

(7)其他妨害依法采取的传染病疫情防控措施的行为。

安排传染病患者、病原携带者、疑似患者从事法律、行政法规和国务院疾病预防控制部门规定禁止从事的易使该传染病扩散的工作的,由县级以上人民政府疾病预防控制部门责令改正,给予警告,可以并处二万元以下罚款;法律、行政法规另有规定的,依照其规定。

6.违反《传染病防治法》规定,造成人身、财产损害的,依法承担民事责任;构成违反治安管理行为的,依法给予治安管理处罚;构成犯罪的,依法追究刑事责任。

### 三、《艾滋病防治条例》精髓

#### (一)宗旨、方针

本法宗旨是为了预防、控制艾滋病的发生与流行,保障人体健康和公共卫生。坚持预防为主、防治结合的方针,建立政府组织领导、部门各负其责、全社会共同参与的机制,加强宣传教育,采取行为干预和关怀救助等措施,实行综合防治。

#### (二)国家鼓励和支持的内容

(1)鼓励和支持工会、共产主义青年团、妇女联合会、红十字会等团体协助各级人民政府开展艾滋病防治工作,鼓励和支持妇女联合会、红十字会开展艾滋病防治的宣传教育,将艾滋病防治的宣传教育纳入妇女儿童工作内容,提高妇女预防艾滋病的意识和能力,组织红十字会会员和红十字会志愿者开展艾滋病防治的宣传教育。

(2)鼓励和支持有关组织和个人依照本条例规定,参与艾滋病防治工作,对艾滋病防治工作提供捐赠,对有易感染艾滋病病毒危险行为的人群进行行为干预,对艾滋病病毒感染者、艾滋病患者及其家属提供关怀和救助。

(3)鼓励和支持有关组织和个人对有易感染艾滋病病毒危险行为的人群开展艾滋病防治的咨询、指导和宣传教育。

(4)鼓励和支持开展与艾滋病预防、诊断、治疗等有关的科学研究,提高艾滋病防治的科学技术水平;鼓励和支持开展传统医药以及传统医药与现代医药相结合防治艾滋病的临床治疗与研究。

(5)鼓励和支持开展艾滋病防治工作的国际合作与交流。

### (三)医疗卫生机构、学校等单位的宣传教育职责

(1)医疗卫生机构应当组织工作人员学习有关艾滋病防治的法律、法规、政策和知识;医务人员在开展艾滋病、性病等相关疾病咨询、诊断和治疗过程中,应当对就诊者进行艾滋病防治的宣传教育。

(2)高等院校、中等职业学校和普通中学应当组织学生学习艾滋病防治知识。

(3)计划生育技术服务机构向育龄人群提供计划生育技术服务和生殖健康服务时,应当开展艾滋病防治的宣传教育。

(4)广播、电视、报刊、互联网等新闻媒体应当开展艾滋病防治的公益宣传。

(5)机关、团体、企业事业单位、个体经济组织应当组织本单位从业人员学习有关艾滋病防治的法律、法规、政策和知识,支持本单位从业人员参与艾滋病防治的宣传教育活动。

### (四)预防与控制

**1. 控制吸毒** 县级以上人民政府应当建立艾滋病防治工作与禁毒工作的协调机制,组织有关部门落实针对吸毒人群的艾滋病防治措施。省、自治区、直辖市人民政府卫生、公安和药品监督管理部门应当互相配合,根据本行政区域艾滋病流行和吸毒者的情况,积极稳妥地开展对吸毒成瘾者的药物维持治疗工作,并有计划地实施其他干预措施。

**2. 推广使用安全套** 县级以上人民政府卫生、市场监督管理、质量监督检验检疫、广播电影电视等部门应当组织推广使用安全套,建立和完善安全套供应网络。省、自治区、直辖市人民政府确定的公共场所的经营者应当在公共场所内放置安全套或者设置安全套发售设施。

**3. 加强公共场所的健康管理** 公共场所的服务人员应当依照《公共场所卫生管

理条例》的规定,定期进行相关健康检查,取得健康合格证明;经营者应当查验其健康合格证明,不得允许未取得健康合格证明的人员从事服务工作。

**4. 医疗机构及个人的预防与控制**(表 2-41)

表 2-41　医疗机构及个人的预防与控制要求

| 机构 | 要求 |
| --- | --- |
| 医疗卫生机构和出入境检验检疫机构 | 应当遵守标准防护原则,严格执行操作规程和消毒管理制度,防止发生艾滋病医院感染和医源性感染 |
| 疾病预防控制机构 | 应当按照属地管理的原则,对艾滋病病毒感染者和艾滋病患者进行医学随访 |
| 血站、单采血浆站 | 应当对采集的人体血液、血浆进行艾滋病毒检测;不得向医疗机构和血液制品生产单位供应未经艾滋病病毒检测或者艾滋病病毒检测阳性的人体血液、血浆 |
| 血液制品生产单位 | 应当在原料血浆投料生产前对每一份血浆进行艾滋病病毒检测;未经艾滋病病毒检测或者艾滋病病毒检测阳性的血浆,不得作为原料血浆投料生产 |
| 采集或者使用人体组织、器官、细胞、骨髓 | 应当进行艾滋病病毒检测;未经艾滋病病毒检测或者艾滋病病毒检测阳性的,不得采集或者使用。但是,用于艾滋病防治科研、教学的除外 |
| 进口人体血液、血浆、组织、器官、细胞、骨髓等 | 进口人体血液制品,应当依照药品管理法的规定,经国务院药品监督管理部门批准,取得进口药品注册证书。进口的人体血液、血浆、组织、器官、细胞、骨髓等,禁止用于临床,但可以用于出于人道主义、救死扶伤目的的临床急需,应当依照国境卫生检疫法律、行政法规的有关规定,接受出入境检验检疫机构的检疫。未经检疫或者检疫不合格的,不得进口 |

注:医疗机构应当对因应急用血而临时采集的血液进行艾滋病病毒检测,对临床用血艾滋病病毒检测结果进行核查;对未经艾滋病病毒检测、核查或者艾滋病病毒检测阳性的血液,不得采集或者使用。

### (五)治疗与救助

**1. 艾滋病防治咨询、诊断和治疗服务**　医疗机构应当为艾滋病病毒感染者和艾滋病病人提供艾滋病防治咨询、诊断和治疗服务,不得因就诊的病人是艾滋病病毒感染者或者艾滋病病人,推诿或者拒绝对其其他疾病进行治疗。

**2. 告知服务**　对确诊的艾滋病病毒感染者和艾滋病病人,医疗卫生机构的工作人员应当将其感染或者发病的事实告知本人;本人为无行为能力人或者限制行为能力人的,应当告知其监护人。

**3. 母婴保护**　医疗卫生机构应当按照国务院卫生主管部门制定的预防艾滋病母婴传播技术指导方案的规定,对孕产妇提供艾滋病防治咨询和检测,对感染艾滋病病毒的孕产妇及其婴儿,提供预防艾滋病母婴传播的咨询、产前指导、阻断、治疗、产后访视、婴儿随访和检测等服务。

2-16　如何保护艾滋病患者权利

**4. 艾滋病防治关怀、救助措施**(表2-42)

表 2-42　政府对艾滋病防治关怀、救助的措施

| 措施 | 具体内容 |
|---|---|
| 1 | 向农村艾滋病病人和城镇经济困难的艾滋病病人免费提供抗艾滋病病毒治疗药品 |
| 2 | 对农村和城镇经济困难的艾滋病病毒感染者、艾滋病病人适当减免抗机会性感染治疗药品费用 |
| 3 | 向接受艾滋病咨询、检测的人员免费提供咨询和初筛检测 |
| 4 | 向感染艾滋病病毒的孕产妇免费提供预防艾滋病母婴传播的治疗和咨询 |
| 5 | 生活困难的艾滋病病人遗留的孤儿和感染艾滋病病毒的未成年人接受义务教育的,应当免收杂费、书本费;接受学前教育和高中阶段教育的,应当减免学费等相关费用 |
| 6 | 对生活困难并符合社会救助条件的艾滋病病毒感染者、艾滋病病人及其家属给予生活救助 |
| 7 | 创造条件,扶持有劳动能力的艾滋病病毒感染者和艾滋病病人,从事力所能及的生产和工作 |

## (六)注意事项

(1)任何单位和个人不得歧视艾滋病病毒感染者、艾滋病病人及其家属。

(2)艾滋病病毒感染者、艾滋病病人及其家属享有的婚姻、就业、就医、入学等合法权益受法律保护。

(3)居民委员会和村民委员会应当协助地方各级人民政府和政府有关部门开展有关艾滋病防治的法律、法规、政策和知识的宣传教育,发展有关艾滋病防治的公益事业,做好艾滋病防治工作。鼓励和支持居民委员会、村民委员会以及其他有关组织和个人推广预防艾滋病的行为干预措施,帮助有易感染艾滋病病毒危险行为的人群改变行为。

(4)国家实行艾滋病自愿咨询和自愿检测制度。县级以上人民政府卫生主管部门指定的医疗卫生机构,应当按照国务院卫生主管部门会同国务院其他有关部门制定的艾滋病自愿咨询和检测办法,为自愿接受艾滋病咨询、检测的人员免费提供咨询和初筛检测。

(5)未经本人或者其监护人同意,任何单位或者个人不得公开艾滋病病毒感染者、艾滋病病人及其家属的姓名、住址、工作单位、肖像、病史资料以及其他可能推断出其具体身份的信息。

(6)艾滋病病毒感染者和艾滋病病人应当履行的义务:①接受疾病预防控制机构或者出入境检验检疫机构的流行病学调查和指导;②将感染或者发病的事实及时告知与其有性关系者;③就医时,将感染或者发病的事实如实告知接诊医生;④采取必要的防护措施,防止感染他人。艾滋病病毒感染者和艾滋病病人不得以任何方式故意传播艾滋病。

(7)各级人民政府应当根据艾滋病防治工作需要,将艾滋病防治经费列入本级财

政预算。地方各级人民政府应当制定扶持措施,对有关组织和个人开展艾滋病防治活动提供必要的资金支持和便利条件。有关组织和个人参与艾滋病防治公益事业,依法享受税收优惠。

### (七)法律责任

(1)医疗机构未依照《艾滋病防治条例》规定履行职责,有下列情形(表2-43)之一的,由县级以上人民政府卫生主管部门责令限期改正,通报批评,给予警告;造成艾滋病传播、流行或者其他严重后果的,对负有责任的主管人员和其他直接责任人员依法给予降级、撤职、开除的处分,并可以依法吊销有关机构或者责任人员的执业许可证件;构成犯罪的,依法追究刑事责任。

表2-43　医疗卫生机构违反《艾滋病防治条例》的常见情形及处理方式

| 情形 | 具体内容 |
| --- | --- |
| 1 | 未履行艾滋病监测职责的 |
| 2 | 未按照规定免费提供咨询和初筛检测的 |
| 3 | 对临时应急采集的血液未进行艾滋病病毒检测,对临床用血艾滋病病毒检测结果未进行核查,或者将艾滋病病毒检测阳性的血液用于临床的 |
| 4 | 未遵守标准防护原则,或者未执行操作规程和消毒管理制度,发生艾滋病医院感染或者医源性感染的 |
| 5 | 未采取有效的卫生防护措施和医疗保健措施的 |
| 6 | 推诿、拒绝治疗艾滋病病毒感染者或者艾滋病病人的其他疾病,或者对艾滋病病毒感染者、艾滋病病人未提供咨询、诊断和治疗服务的 |
| 7 | 未对艾滋病病毒感染者或者艾滋病病人进行医学随访的 |
| 8 | 未按照规定对感染艾滋病病毒的孕产妇及其婴儿提供预防艾滋病母婴传播技术指导的 |

(2)血站、单采血浆站违反《艾滋病防治条例》的规定,有下列情形之一,构成犯罪的,依法追究刑事责任;尚不构成犯罪的,由县级以上人民政府卫生主管部门依照献血法和《血液制品管理条例》的规定予以处罚;造成艾滋病传播、流行或者其他严重后果的,对负有责任的主管人员和其他直接责任人员依法给予降级、撤职、开除的处分,并可以依法吊销血站、单采血浆站的执业许可证:

①对采集的人体血液、血浆未进行艾滋病检测,或者发现艾滋病检测阳性的人体血液、血浆仍然采集的;

②将未经艾滋病检测的人体血液、血浆,或者艾滋病检测阳性的人体血液、血浆供应给医疗机构和血液制品生产单位的。

(3)医疗卫生机构违反《艾滋病防治条例》规定,公开艾滋病病毒感染者、艾滋病病人或其家属信息的,依照传染病防治法的规定予以处罚。

出入境检验检疫机构、计划生育技术服务机构或者其他单位、个人违反《艾滋病防治条例》规定,公开艾滋病病毒感染者、艾滋病病人或者其家属信息的,由其上级主管部门责令改正,通报批评,给予警告,对负有责任的主管人员和其他直接责任人员依法给予处分;情节严重的,由原发证部门吊销有关机构或者责任人员的执业许可证件。

（4）血站、单采血浆站、医疗卫生机构和血液制品生产单位违反法律、行政法规的规定,造成他人感染艾滋病病毒的,应当依法承担民事赔偿责任。

（5）艾滋病病毒感染者或者艾滋病患者故意传播艾滋病的,依法承担民事赔偿责任;构成犯罪的,依法追究刑事责任。

## 四、伦理规范精髓

传染病具有流行性、区域性、季节性和种类多等特点,一旦防控不到位,容易导致聚集性疫情的暴发,必将严重危害公共卫生安全和人民群众的生命健康。因此,必须坚持正确的伦理学原则,妥善处理好传染病防治过程中的相关伦理原则。

**1.尊重原则**　尊重原则在这里包括两层含义:①不能歧视传染病患者、病毒携带者及其家属。②作为公民,传染病患者或病毒携带者同样享有合法的权益,如享有生命健康权、人身不可侵犯权、基本医疗权、自主权、知情同意权、隐私权、保密权等。在条件许可的情况下,传染病患者有权接受或者拒绝治疗。开除感染了艾滋病病毒职工的行为就是对艾滋病病人的歧视,这种行为侵犯了艾滋病病人的合法权益。

**2.有利原则**　从广义上看,有利原则不仅要求对患者有利(或者不伤害),尽可能减轻或者解除患者的身心痛苦,同时也不能侵害他人或者社会公众的利益,还要有利于医学的发展。因此,要明确个人的权利与责任,将有利于患者与有利于他人及社会的利益有机统一起来,尽可能实现个人隐私保护和公共卫生安全的最优权衡,不能因为尊重病人的要求而侵害他人及社会的利益。例如在传染病防控时,对患者进行隔离治疗,这不仅有利于患者自身的康复(防止病情恶化),也有利于社会公众的健康(防止疾病传播)。

**3.公正原则**　在传染病控制和预防过程中,如何确保公平正义原则得到充分体现,是一个至关重要的问题。首先,信息的公开透明是基础。其次,医疗资源的公平分配是关键。不能因为地区的贫富差异、城乡差距或者社会地位的不同,导致部分人群无法获得必要的医疗救治和防护物资。再者,平等对待每一个个体是公正原则的应有之义。无论个人的身份、职业、种族、性别、年龄如何,都应享有同等的权利和机会。不能因为某些偏见或歧视而对特殊人群采取不公平的防控措施。此外,法律的公正执行也是保证公平正义的重要环节。在传染病防控中,如强制隔离、限制出行等措施的执行必须依法依规,不能随意扩大或滥用权力。

**4. 互助原则**　传染病的防控不只是少数人或者某一部分人的事,需要政府、社会和个人的共同努力,需要全民支持和参与;要团结互助,不歧视、不排斥;要加强传染病防控知识的教育普及,不断提高社会公众的健康意识和对传染病的认知能力、防控能力,动员更多的人主动参与到传染病的防控中,有序有效地开展传染病的控制和预防。

## 五、执业考试提示

执业考试重点关注以下内容:

(1)《中华人民共和国传染病防治法》规定的传染病分类及代表性病种。

(2)各级疾病预防控制机构在传染病预防控制中所履行的职责。

(3)发现不同类型传染病患者或疑似患者应当采取的措施。

(4)传染病防治法的伦理规范及其内涵。

## 【案例分析】

【**资料1**】余某某,女,41岁,多年在外地经商,2000年2月住进××医院。该医院作为非艾滋病定点医疗机构,在对余某某进行血常规检验中初筛艾滋病病毒检测阳性,未及时送有确认权的单位确认,便将初筛检验报告单明示余某某的亲属,××市卫生防疫站在接到传染病报告卡后未上报,而组织人员到购物中心对余某某进行随访调查。后余某某多次去太原、北京等地的权威单位检验,均证明她没有感染艾滋病病毒。为此,她将被告起诉到××法院。该院维权法庭经公开审理认为,被告方的行为违反了《关于艾滋病病毒感染者和艾滋病病人管理意见》规定的严格保密制度,主观上有过失,客观上造成了初筛结果泄密,给原告名誉造成了损害,应承担侵权责任。2000年11月,××省××市人民法院做出一审判决,判令被告××医院赔偿原告余某某精神损失费20000元、经济损失905元;被告××市卫生防疫站赔偿余某某精神损失费6000元。

【**分析**】此案关键是违反了艾滋病保密原则,首先院方在初筛试验阳性时,不该轻易做出诊断,更不该把报告单明示病人家属,只能告知本人。其次,卫生防疫站随访调查,应该私下对病人本人进行,不该去其单位进行。

【**资料2**】2021年4月2日,某地区一例输入性新冠病例被发现后,患者被迅速隔离。而患者的母亲和两个孩子均与患者有过间接接触,既在病毒的威胁之中,也成了潜在的传染源。4月3日一早,该地区政府领导就明确要用最快的速度、最有效的措施保护老人和孩子,阻断传染源。患者有两个孩子,男孩在读初中,4岁的女孩在上幼儿园。如果两个孩子不幸被感染的话,那将对周围的孩子产生巨大威胁,情况非常紧急!防疫人员先火速赶到托儿所抱出小女孩,随后又迅速驱车赶到男孩所在的中学,找到后直接护送回家。就在接回孩子的时候,疾控中心已对他们家进行了彻底的消毒,让老人和孩子在这里接受 3 天医学观察。老人和两个孩子在接受医学观察的 3 天里,感受到了社会各方的关爱。医生们每天都打电话,督促他们测量体温,掌握他们的身体状况。医学观察结果显示,老人和孩子安然无恙,孩子可以复课了。就这样,传染源的阻截战不仅保护老人和孩子度过了感染期,让孩子重新回到了教室,同时也有效地阻截了输入型"新冠"病例在该地区的蔓延。

【分析】 疫情处置中主要坚持了有利和尊重两大传染病防治的伦理原则。有利原则是指全面评价行动的正面与负面后果,分析所谓的收益与风险比,以其比值的高低评价某个公共卫生行动的效用。一项传染病防治行动,有时候不可避免地会牺牲某些个体的某些权益。而恰当的公共卫生行动,一定是社会净受益的最大化。"新冠"防控不力,将会给社会带来极大的负面影响。基于此,该地区卫生部门对患者进行了迅速隔离,并迅速行动寻找密切接触者,即患者的母亲和两个孩子,对他们进行隔离观察,在确保安全后,孩子才重新复课。尊重原则实际上是医学伦理的最基本和最重要的伦理原则,同样适用于公共卫生伦理,其核心是要求尊重每一个人的尊严、自主性、自我决定权、隐私权。尊重原则是医学活动以人为本的体现。在公共卫生事件处置中,人本身是公共卫生活动的目的,而不能成为实现公共卫生目的的工具。本案例中在限制患者及其家属活动时,对其表现了充分的尊重,例如社会关爱、陪伴老人、督促检测等。有利原则和尊重原则是处置公共卫生事件过程中一对重要的伦理原则,旨在保护个人权益与保护公众权益之间寻求一个恰当的平衡点。

# 【知识卡片】

## 中国疾病预防控制中心

中国疾病预防控制中心(Chinese Center for Disease Control and Prevention)简称中国疾控中心,是由政府举办的实施国家级疾病预防控制与公共卫生技术管理和服务的公益事业单位。其使命是通过对疾病、残疾和伤害的预防控制,创造健康环境,维护社会稳定,保障国家安全,促进人民健康;其宗旨是以科研为依托、以人才为根本、以疾控为中心,在国家卫生健康委员会领导下,发挥技术管理及技术服务职能,围绕国家疾病预防控制重点任务,加强对疾病预防控制策略与措施的研究,做好各类疾病预防控制工作规划的组织实施;开展食品安全、职业安全、健康相关产品安全、放射卫生、环境卫生、妇女儿童保健等各项公共卫生业务管理工作,大力开展应用性科学研究,加强对全国疾病预防控制和公共卫生服务的技术指导、培训和质量控制,在防病、应急、公共卫生信息能力建设等方面发挥国家队的作用。

## 标准防护原则

标准防护原则是指医务人员将所有患者的血液、其他体液以及被血液、其他体液污染的物品均视为具有传染性的病原物质,医务人员在接触这些物质时,必须采取防护措施。

## 艾滋病监测与检测

艾滋病监测是指连续、系统地收集各类人群中艾滋病(或者艾滋病病毒感染)及其相关因素的分布资料,对这些资料综合分析,为有关部门制定预防控制策略和措施提供及时可靠的信息和依据,并对预防控制措施进行效果评价。艾滋病检测是指采用实验室方法对人体血液、其他体液、组织器官、血液衍生物等进行艾滋病病毒、艾滋病病毒抗体及相关免疫指标检测,包括监测、检验检疫、自愿咨询检测、临床诊断、血液及血液制品筛查工作中的艾滋病检测。

## 【同步训练】

**一、名词解释**

1.重大传染病疫情　　2.标准防护原则　　3.有易感染艾滋病病毒危险形为的人群

**二、填空题**

1.《中华人民共和国传染病防治法》的宗旨是(　　)、(　　)和消除传染病的发生与流行,保障人体健康和公共卫生。传染病防治实行(　　)的方针,(　　)、(　　)、(　　)、(　　)。

2.医疗机构发现甲类传染病时,应当对传染病患者和病原携带者予以(　　)、(　　),隔离期限根据医学检查结果确定;对疑似患者,确诊前(　　);对密切接触者予以(　　),并采取其他必要的预防措施。

**三、选择题**

1.法定管理的甲类传染病包括霍乱和　　　　　　　　　　　　　　　　(　　)

A.鼠疫　　　　　B.肺结核　　　　　C.新冠肺炎　　　　　D.疟疾

2.采供血机构违反《中华人民共和国传染病防治法》规定,构成犯罪的,将(　　)

A. 由县级以上人民政府卫生行政部门责令改正,通报批评,给予警告

B. 对负有责任的主管人员和其他直接责任人员,依法给予降级、撤职、开除的处分

C. 依法吊销采供血机构的执业许可证

D. 依法追究刑事责任

3.艾滋病的预防与控制不包括　　　　　　　　　　　　　　　　　(　　)

A. 控制吸毒　　　　　　　　　　　B. 推广使用安全套

C. 加强公共场所的健康管理　　　　D. 输血

4.传染病防治的伦理学原则不包括　　　　　　　　　　　　　　(　　)

A. 有利原则　　　B. 和平原则　　　C. 互助原则　　　D.公正原则

**四、简答题**

1.《艾滋病防治条例》的宗旨和方针是什么？

2.艾滋病预防与控制包括哪几个方面？

## 【参考答案】

**一、名词解释：**略

**二、填空题**

1.预防　控制　预防为主　防治结合　分类管理　依靠科学　依靠群众

2.隔离治疗　医学观察　单独隔离治疗　医学观察

**三、选择题**

1.A　2.D　3.D　4.B

**四、简答题：**略

（毛旭清、许贤智）

# 第十四节　食品安全法规及伦理规范

**学习目标**

**1.知识目标**　理解食品安全和食品安全标准等概念；明晰食品安全标准的内容、食品安全伦理的原则和路径。

**2.能力目标**　理解食品安全伦理的意义，能指导公众合理选择卫生安全的食品，促进膳食营养平衡。

**3.素质目标**　增强食品安全责任意识，提升食品安全监督能力。

## 一、概述

### (一)相关概念

**1.食品**　食品是指各种供人食用或者饮用的成品和原料以及按照传统既是食品又是药品的物品，但是不包括以治疗为目的的物品。

**2.食品安全**　食品安全是指食品无毒、无害，符合应当有的营养要求，对人体健康不造成任何急性、亚急性或者慢性危害。

**3. 食品添加剂**　食品添加剂是指为改善食品品质和色、香、味以及为防腐、保鲜和加工工艺的需要而加入食品中的人工合成或者天然物质。

**4. 食品安全标准**　食品安全标准是指为了保证食品安全，对食品生产经营过程中影响食品安全的各种要素以及各关键环节所规定的统一技术要求。

**5. 食品保质期**　食品保质期是指食品在标明的贮存条件下保持品质的期限。

### (二)立法情况

食品是人类维持生命活动不可缺少的物质基础，人体所必需的各种营养素和能量大都通过摄取各种食品而获得。国家高度重视食品安全，1965年卫生部、商务部联合颁发了《食品卫生管理试行办法》，1979年国务院正式颁布了《食品卫生管理条例》。1982年全国人大常委会审议通过了《中华人民共和国食品卫生法（试行）》，标志着我国食品卫生管理工作走上了法治化轨道。1995年10月30日，《中华人民共和国食品卫生法》由第八届全国人民代表大会常务委员会第十六次会议通过实施，2009年2月28日，第十一届全国人大常委会第七次会议通过了《中华人民共和国食品安全法》（简称《食品安全法》），于2009年6月1日施行，《中华人民共和国食品卫生法》同时废止。

2013年，国务院机构改革后，食品安全监管机制有了重大调整，从多部门各管一段，到生产、流通、餐饮环节的监管权责整合。2015年4月24日，新修订的《中华人民共和国食品安全法》经第十二届全国人大常委会第十四次会议审议通过，于2015年10月1日起正式施行。主要修改的内容有：

**1. 禁止剧毒高毒农药用于果蔬茶叶**　在农药管理上，新版《食品安全法》规定：国家对农药的使用实行严格的管理制度，加快淘汰剧毒、高毒、高残留农药，推动替代产品的研发和运用，鼓励使用高效、低毒、低残留农药。增加了"禁止将剧毒、高毒农药用于蔬菜、瓜果、茶叶和中草药材等国家规定的农作物"的规定，体现了我国对剧毒、高毒农药严厉监管的决心。

**2. 保健食品标签不得涉及防病治疗功能**　针对保健食品生产、经营、宣传中存在的问题，新版《食品安全法》明确要求：保健食品声称的保健功能，应当具有科学依据，不得对人体产生急性、亚急性或者慢性危害。保健食品的标签、说明书不得涉及疾病预防、治疗功能，内容应当真实，与注册或者备案的内容一致，载明适宜人群、不适宜人群、功效成分或者标志性成分及其含量等，并声明"本品不能代替药物"。

**3. 婴幼儿配方食品生产全程质量控制**　2008年"三聚氰胺事件"后，婴幼儿食品安全问题成为食品安全领域的焦点。新版《食品安全法》明确，婴幼儿配方食品生产企业应当建立实施从原料进厂到成品出厂的全过程质量控制，对出厂的婴幼儿配方食品实施逐批检验,保证食品安全。特别强调:婴幼儿配方乳粉的产品配方应当经国务院食品监督管理部门注册;注册时,应当提交配方研发报告和其他表明配方科学性、安全性的材料;不得以分装方式生产婴幼儿配方乳粉,同一企业不得用同一配方生产不同品牌的婴幼儿配方乳粉。

**4. 网购食品纳入监管范围**　如今网购已成为我国居民日常消费的主要方式之一。新版《食品安全法》将网购食品纳入监管范围,并明确规定:网络食品交易第三方应当对入网食品经营者进行实名登记,明确其食品安全管理责任;依法应当取得许可证的,还应当审查其许可证。消费者通过网络食品交易第三方平台购买食品,其合法权益受到损害的,可以向入网食品经营者或者食品生产者要求赔偿。网络食品交易第三方平台不能提供入网食品经营者的真实名称、地址和有效联系方式的,由网络食品交易第三方平台赔偿。网络食品交易第三方平台赔偿后,有权向入网食品经营者或者食品生产者追偿。

**5. 生产经营转基因食品应按规定标示**　对于同样广受关注的转基因食品,新版《食品安全法》增加规定:生产经营转基因食品应当按照规定在显著位置进行标示。同时规定,未按规定进行标示的,没收违法所得和生产工具、设备、原料等,最高可处货值金额五倍以上十倍以下罚款,情节严重的责令停产停业,直至吊销许可证。

《中华人民共和国食品安全法》自2015年4月24日修订后,又先后进行了两次修正:第一次修正是根据2018年12月29日第十三届全国人民代表大会常务委员会第七次会议《关于修改〈中华人民共和国产品质量法〉等五部法律的决定》而进行的,因为2018年3月,国务院将有关部门职责进行整合,新组建了国家市场监督管理总局和生态环境部,不再保留国家食品药品监督管理总局和环境保护部,所以2018年的修正主要是配合此次国务院机构改革应运而生;第二次修正是根据2021年4月29日第十三届全国人民代表大会常务委员会第二十八次会议《关于修改〈中华人民共和国道路交通安全法〉等八部法律的决定》而进行的,主要是将第三十五条第一款修改为"国家对食品生产经营实行许可制度。从事食品生产、食品销售、餐饮服务,应当依法取得许可。但是,销售食用农产品和仅销售预包装食品的,不需要取得许可。仅销售预包装食品的,应当报所在地县级以上地方人民政府食品安全监督管理部门备案。"

## 二、法规精髓

### (一)调整对象

根据《食品安全法》规定,该法的调整对象包括:

(1)食品生产和加工(以下称食品生产),食品销售和餐饮服务(以下称食品经营);

(2)食品添加剂的生产经营;

(3)用于食品的包装材料、容器、洗涤剂、消毒剂和用于食品生产经营的工具、设备(以下称食品相关产品)的生产经营;

(4)食品生产经营者使用食品添加剂、食品相关产品;

(5)食品的贮存和运输;

(6)对食品、食品添加剂和食品相关产品的安全管理。

2-17 食品安全
法规精髓

### (二)食品安全风险监测和评估

食品安全风险监测是指通过系统和持续地收集食物性疾病、食品污染以及食品中有害因素的监测数据及相关信息,并进行综合分析和及时通报的活动。国务院卫生行政部门会同有关部门,制定、实施国家食品安全风险监测计划。国务院食品安全监督管理部门和其他有关部门获知有关食品安全风险信息后,应当立即核实并向国务院卫生行政部门通报。省级人民政府卫生行政部门会同同级相关部门,根据国家食品安全风险监测计划,结合本行政区域的具体情况,制定、调整本行政区域的食品安全风险监测方案,报国务院卫生行政部门备案并实施。食品安全风险监测是政府有关部门进行食品安全监督管理不可或缺的技术手段。

食品安全风险评估是指对食品、食品添加剂中生物性、化学性和物理性危害对人体健康可能造成的不良影响所进行的科学评估,包括危害识别、危害特征描述、暴露评估、风险特征描述等。国务院卫生行政部门负责组织食品安全风险评估工作,成立由医学、农业、食品等方面的专家组成的专家委员会进行食品安全风险评估。食品安全风险评估结果由国务院卫生行政部门公布。国务院食品安全监督管理等部门在监督管理工作中发现需要进行风险评估的,应当向国务院卫生行政部门提出风险评估的建议,并提供风险来源、相关检验数据和结论等资料。属于《食品安全法》第十八条规定情形的(表2-44),国务院卫生行政部门应当及时进行食品安全风险评估,并向国务院有关部门通报评估结果。食品安全风险监测的目的是为食品安全风险评估提供客观数据,而食品安全风险评估意见会指导下一步的食品安全风险监测计划的制订和调整,两者是相辅相成的,为食品安全增加了可靠的法律保障。

表 2-44　应当进行食品安全风险评估的情形

| 情形 | 具体内容 |
|---|---|
| 1 | 通过食品安全风险监测或者接到举报发现食品、食品添加剂、食品相关产品可能存在安全隐患的 |
| 2 | 为制定或者修订食品安全国家标准提供科学依据需要进行风险评估的 |
| 3 | 为确定监督管理的重点领域、重点品种需要进行风险评估的 |
| 4 | 发现新的可能危害食品安全因素的 |
| 5 | 需要判断某一因素是否构成食品安全隐患的 |
| 6 | 国务院卫生行政部门认为需要进行风险评估的其他情形 |

### (三)食品安全标准

食品安全标准具有强制性。制定食品安全标准时,应当以保障公众身体健康为宗旨,做到科学合理、安全可靠。

2-18　食品安全标准

**1. 食品安全标准内容**　根据《食品安全法》规定,食品安全标准应当包括如表2-45所示内容。

表 2-45　食品安全标准内容

| 编号 | 具体内容 |
|---|---|
| 1 | 食品、食品添加剂、食品相关产品中的致病性微生物,农药残留、兽药残留、生物毒素、重金属等污染物质以及其他危害人体健康物质的限量规定 |
| 2 | 食品添加剂的品种、使用范围、用量 |
| 3 | 专供婴幼儿和其他特定人群的主辅食品的营养成分要求 |
| 4 | 对与卫生、营养等食品安全要求有关的标签、标志、说明书的要求 |
| 5 | 食品生产经营过程的卫生要求 |
| 6 | 与食品安全有关的质量要求 |
| 7 | 与食品安全有关的食品检验方法与规程 |
| 8 | 其他需要制定为食品安全标准的内容 |

**2. 食品安全国家标准、食品安全地方标准和食品安全企业标准**　根据《食品安全法》规定,食品安全国家标准由国务院卫生行政部门会同国务院有关部门制定、公布,国务院标准化行政部门提供国家标准编号。制定食品安全国家标准,应当依据食品安全风险评估结果,充分考虑食用农产品安全风险评估结果,参照相关的国际标准和国际食品安全风险评估结果,并将食品安全国家标准草案向社会公布,广泛听取食品生产经营者、消费者、有关部门等方面的意见。食品安全国家标准在全国范围内统一适用。

对一些地方特色食品,由于其生产、流通、食用限制在一定区域范围内,目前还没有食品安全国家标准的,可以制定食品安全地方标准,在该区域内统一公布、适用,并报国务院卫生行政部门备案。食品安全国家标准制定后,该地方标准即废止。

企业生产的食品没有食品安全国家标准或者地方标准的,应当制定食品安全企业标准,作为企业生产的依据。国家鼓励食品生产企业制定严于食品安全国家标准或者地方标准的企业标准。企业标准应当报省级卫生行政部门备案,在本企业内部适用。

**3.食品召回制度**　食品生产者发现其生产的食品不符合食品安全标准或者有证据证明可能危害人体健康的,应当立即停止生产,召回已经上市销售的食品,通知相关生产经营者和消费者,并记录召回和通知情况。食品经营者发现其经营的食品不符合食品安全标准或者有证据证明可能危害人体健康的,应当立即停止经营,通知相关生产经营者和消费者,并记录停止经营和通知情况。接到食品经营者通知,得知生产的食品不符合食品安全标准的,食品生产企业认为应当召回的,应当立即召回。食品生产者应当对召回的食品采取补救、无害化处理、销毁等措施,并将食品召回和处理情况向县级人民政府食品安全监督管理部门报告。

食品生产经营者未依照规定召回或者停止经营不符合食品安全标准的食品的,县级以上人民政府食品安全监督管理部门可以责令其召回或者停止经营。

**4.从业人员卫生要求**　食品生产经营者应当建立并执行从业人员健康管理制度。患有痢疾、伤寒、病毒性肝炎等消化道传染病的人员,以及患有活动性肺结核、化脓性或者渗出性皮肤病等有碍食品安全的疾病的人员,不得从事接触直接入口食品的工作。食品生产经营人员每年应当进行健康检查,取得健康证明后方可参加工作。

### (四)特殊食品

特殊食品是指保健食品、特殊医学用途配方食品和婴幼儿配方食品等,国家对其实行严格监督管理。

保健食品声称的保健功能,应当具有科学依据,不得对人体产生急性、亚急性或者慢性危害。依法应当注册的保健食品,注册时应当提交保健食品的研发报告、产品配方、生产工艺、安全性等材料及样品,并提供相关证明文件。国务院食品安全监督管理部门对符合要求的,准予注册;对不符合要求的,不予注册并书面说明理由。保健食品的标签、说明书不得涉及疾病预防、治疗功能,内容应当真实,载明适宜人群、不适宜人群、功效成分或者标志性成分及其含量等,并声明"本品不能代替药物"。

特殊医学用途配方食品应当经国务院食品安全监督管理部门注册。注册时,应当提交产品配方、生产工艺、标签、说明书以及表明产品安全性、营养充足性和特殊医学用途临床效果的材料。

婴幼儿配方食品生产企业,应当对从原料进厂到成品出厂的全过程进行质量控制,对出厂的婴幼儿配方食品实施逐批检验,保证食品安全。其中使用的生鲜乳、辅料等食品原料、食品添加剂等,应当符合食品安全国家标准。企业应当将食品原料、食品添加剂、产品配方及标签等事项向省级人民政府食品安全监督管理部门备案。婴幼儿配方乳粉的产品配方应当经国务院食品安全监督管理部门注册。注册时,应当提交配方研发报告以表明配方科学性、安全性。另外,生产企业不得以分装方式生产婴幼儿配方乳粉,同一企业不得用同一配方生产不同品牌的婴幼儿配方乳粉。生产特殊食品的企业应当建立生产质量管理体系,定期进行自查,保证其有效运行,并向所在地县级人民政府食品安全监督管理部门提交自查报告。

### (五)法律责任

根据《食品安全法》的规定,食品生产经营者如有违法行为,应承担行政责任、民事责任或刑事责任。

**1. 行政责任**　《食品安全法》规定了不同市场主体违反本法时应该承担行政责任的情形。未经许可从事食品生产经营活动或者未经许可生产食品添加剂的,由县级以上人民政府食品安全监督管理部门没收违法所得及违法生产经营的食品、食品添加剂和用于违法生产经营的工具、设备、原料等物品;违法生产经营的食品、食品添加剂货值金额不足一万元的,并处五万元以上十万元以下罚款;货值金额一万元以上的,并处货值金额 10 倍以上 20 倍以下罚款。未对采购的食品原料、食品添加剂、食品相关产品进行检验,未建立并遵守查验记录制度、出厂检验记录制度,进货时未查验许可证和相关证明文件的,责令改正,给予警告;拒不改正的,责令停产停业,直至吊销许可证。被吊销许可证的,直接负责的主管人员 5 年内不得从事食品生产经营管理工作。另外,违反本法规定,编造、散布虚假食品安全信息,构成违反治安管理行为的,由公安机关依法给予治安管理处罚。在广告中对食品作虚假宣传,欺骗消费者,或者发布与批准文件不一致的保健食品广告的,依照《中华人民共和国广告法》的规定给予处罚;社会团体或者其他组织、个人在虚假广告中向消费者推荐食品,导致消费者的合法权益受到损害的,应当与食品生产经营者承担连带责任。

**2. 民事责任**　《食品安全法》规定,造成人身、财产或者其他损害的,依法承担赔偿责任。生产不符合食品安全标准的食品或者销售明知是不符合食品安全标准的食品,消费者除要求赔偿损失外,还可以向生产者或者销售者要求支付价款 10 倍的赔偿金。违反《食品安全法》规定,应当承担民事赔偿责任和缴纳罚款、罚金,其财产不足以同时支付时,先承担民事赔偿责任。承担民事责任的具体条件和方式主要以《产品质量法》和《侵权责任法》等为依据,以损害赔偿为主要责任承担方式。

**3. 刑事责任**　违反《食品安全法》规定,构成犯罪的,依法追究刑事责任。受到刑事处罚或者开除处分的食品检验机构工作人员 10 年内不得从事食品检验工作。具体的刑事责任承担,要依据《刑法》的相关条款执行。尤其是 2011 年通过的《刑事修正案(八)》,加大了对生产销售不符合卫生标准食品罪和生产、销售有毒、有害食品罪的处罚力度。

### 三、伦理规范精髓

#### (一)食品安全伦理内涵

食品安全伦理,属于应用伦理学或实践伦理学范畴,旨在通过伦理学的特殊视角,以由内而外的道德约束(即自律)为依据,对食品的生产、经营、监管和消费等过程、环节进行伦理判断。

#### (二)食品安全伦理应遵循的原则

食品安全伦理应遵循以下三个原则:

**1. 生命健康原则**　食品安全责任主体应以生命健康为准则来处理相关环节的利益与安全之间的关系。

**2. 公平正义原则**　公平正义是经济法的基本原则,也是伦理学的基础。食品安全法律体系必须遵循公平正义原则,并贯穿于政府监管、企业经营、消费者各类行为的始终。

**3. 尊重守信原则**　尊重主要指尊重人的生命健康权等权利,这些权利的保障是食品安全法律体系的目标。诚信是食品安全各环节主体之间相互尊重的重要基础,也是企业伦理的重要体现。

#### (三)构建食品安全伦理的路径

食品安全伦理的根本目的是探寻新形势下保障食品安全的有效路径。构建食品安全伦理,必须坚持多管齐下,才能确保人民群众的身体健康。

**1. 加强市场信用体系建设**　食品行业关系国计民生,维护食品安全是食品生产经营者的社会责任,遵守法律、履行承诺、承担社会责任是食品行业诚信的主要内容。

**2. 推进监管体制机制创新**　体制机制对于事业发展更具全局性和长远性的影响,保障食品安全,必须积极推进食品监管体制机制的改革。

**3. 健全科技与政策支撑体系**　随着经济社会的发展,国内食品消费市场日趋完善,依靠科技和政策解决食品安全问题逐步成为社会共识。

**4. 强化食品安全法律保障**　实践证明,只有不断强化对食品安全问题的依法治理,对危害食品安全行为的依法惩处,才能创造更好的食品安全环境。

#### (四)食品安全伦理的意义

**1. 食品安全伦理能够充实立法的理论基础**　伦理与法律是社会科学的两个方

面,彼此联系,相互作用。忽视法律的伦理学,也将失去人类社会最重要的行为规范的实践支撑。

**2.伦理约束机制可以弥补法律滞后的缺陷**　法律作为行为准则,只能是在行为超过权利界限时,对行为进行约束,对于道德上的恶劣行为,法律没有权力进行干涉,这就是法律的滞后性。食品安全伦理约束机制能够弥补法律规范的这一不足。

**3.食品安全伦理的引导功能**　食品利益相关者之间如何处理利益关系,实际上表达了各利益相关主体自身的价值观念和价值倾向。食品安全伦理对这种价值观念和价值倾向具有重要的引导功能,这种引导功能可以增强食品利益相关者的道德判断力和道德责任感。

## 四、执业考试提示

执业考试重点关注以下内容:

(1)《食品安全法》规定的调整对象、风险监测和评估、食品安全标准内容、特殊食品的规定及违法应承担的法律责任。

(2)食品安全伦理的内涵及原则、路径和意义。

## 【案例分析】

### 某咖啡经营有限公司被罚案

【资料】2022年1月,某咖啡经营有限公司的两家门店被所在区市场监督管理局没收违法所得,并分别罚款69万余元、67万余元。

【分析】经过调查发现,该公司工作人员通过篡改、撤换、撕毁调制的食品原料保质期标签等方式,使用过期食品原料、经营过期食品,此事件反映出该公司为了获得商业利益,不顾人民的生命健康,严重违反了食品安全伦理的首要原则——生命健康原则。

## 【知识卡片】

### 传统饮食以"和"为美

中国传统饮食文化的精妙之处,在于食品烹饪上的和谐精美,具体表现在三个方面:一是中国传统饮食讲究主料与副料的和谐搭配,使营养全面;二是中国传统饮食注意"甘、酸、苦、辛、咸"的五味调和,使味道更美;三是中国传统饮食突出"色、香、味、形、器"的和谐,使外观更美。食品安全伦理建设离不开文化的支持,食品利益相关者应通过对中国优秀传统文化的继承,更好地提高相关人员的道德水平,更好地保障食品安全。

## 【同步训练】

### 一、名词解释

1.食品　　　2.食品安全标准　　　3.食品安全伦理

**二、填空题**

食品安全是指食品（　　　）、（　　　），符合应当有的（　　　），对人体健康不造成任何（　　　）、（　　　）或者（　　　）危害。

**三、选择题**

1.下列有关食品的叙述,错误的是 （　　）

A.一些药食同源的物品属于食品 　　B.食品也包括半成品

C.食品原料不属于食品 　　D.食品不包括以治疗为目的的物品

2.关于食品生产经营人员的卫生要求,错误的是 （　　）

A.临时参加工作的不需要健康证明

B.每年都必须进行健康检查

C.患有伤寒、痢疾的患者不得从事接触直接入口食品的工作

D.取得健康证明后方可参加工作

3.不属于食品安全伦理应遵循之原则的是 （　　）

A.生命健康原则 　　B.公平正义原则

C.尊重守信原则 　　D.物美价廉原则

4.不属于构建食品安全伦理路径的是 （　　）

A.加强市场信用体系建设 　　B.推进监管体制机制创新

C.提高健康的食品文化 　　D.健全科技与政策支撑体系

**四、简答题**

1.食品安全标准的主要内容有哪些?

2.食品安全伦理的意义是什么?

【参考答案】

**一、名词解释:略**

**二、填空题**

无毒　无害　营养要求　急性　亚急性　慢性

**三、选择题**

1.C　2.A　3.D　4.C

**四、简答题:略**

（徐浪静、王仁权）

# 第十五节　医疗废物管理法规及伦理规范

**学习目标**

　　**1. 知识目标**　理解医疗废物的概念和分类,明晰医疗废物管理与处置的法律责任和伦理要求。

　　**2. 能力目标**　能进行医疗废物的集中处置;会对医疗废物进行依法管理,解决伦理冲突问题。

　　**3. 素质目标**　树立"健康中国"行动意识,具备依法处理医疗废物的法律意识和职业素养。

## 一、概述

　　医疗废物是指医疗卫生机构在医疗、预防、保健以及其他相关活动中产生的具有直接或者间接感染性、毒性以及其他危害性的废物。为了加强医疗废物的安全管理,防止疾病传播,保护环境,保障人体健康,2003 年 6 月 6 日国务院颁布了《医疗废物管理条例》,该条例对于医疗废物的收集、运送、贮存、处置以及监督管理等活动进行了规定,于 2011 年 1 月 8 日进行了相关修订。2003 年 10 月 10 日,国务院卫生行政主管部门和环境保护行政主管部门共同制定、发布了《医疗废物分类目录》。2003 年 10 月 15 日,国务院卫生行政部门发布实施了《医疗卫生机构医疗废物管理办法》。2004 年 6 月 1 日,根据《中华人民共和国传染病防治法》《中华人民共和国固体废物污染环境防治法》和《医疗废物管理条例》,国务院卫生行政主管部门和环境保护行政主管部门联合公布实施了《医疗废物管理行政处罚办法(试行)》。根据新修订的《中华人民共和国固体废物污染环境防治法》规定"医疗废物按照国家危险废物名录管理",生态环境部等 5 部门联合印发的《国家危险废物名录(2021 年版)》规定"医疗废物分类按照《医疗废物分类目录》执行",国家卫生健康委和生态环境部对《医疗废物分类目录》(2003 年版)进行修订,形成了《医疗废物分类目录(2021 年版)》,进一步提高了医疗废物分类管理水平,实现医疗废物的无害化、减量化、科学化处置。

## 二、法规精髓

### (一)医疗废物的分类

根据《医疗废物分类目录(2021年版)》,医疗废物分为感染性废物、病理性废物、损伤性废物、药物性废物和化学性废物等5类,具体分类见表2-46。

2-19 医疗废物的分类与处置

表 2-46 医疗废物的分类(2021年版)

| 类别 | 类别说明 |
|---|---|
| 感染性废物 | 是指携带病原微生物具有引发感染性疾病传播危险的医疗废物。包括:①被患者血液、体液、排泄物等污染的除锐器以外的废物;②使用后废弃的一次性使用医疗器械,如注射器、输液器、透析器等;③病原微生物实验室废弃的病原体培养基、标本,菌种和毒种保存液及其容器;其他实验室及科室废弃的血液、血清、分泌物等标本和容器;④隔离传染病患者或者疑似传染病患者产生的废弃物 |
| 病理性废物 | 是指诊疗过程中产生的人体废弃物和医学实验动物尸体等。包括:①手术及其他医学服务过程中产生的废弃的人体组织、器官;②病理切片后废弃的人体组织、病理蜡块;③废弃的医学实验动物的组织和尸体;④16周胎龄以下或重量不足500克的胚胎组织等;⑤确诊、疑似传染病或携带传染病病原体的产妇的胎盘 |
| 损伤性废物 | 是指能够刺伤或割伤人体的废弃的医用锐器。包括:①废弃的金属类锐器,如针头、缝合针、针灸针、探针、穿刺针、解剖刀、手术刀、手术锯、备皮刀、钢钉和导丝等;②废弃的玻璃类锐器,如盖玻片、载玻片、玻璃安瓿等;③废弃的其他材质类锐器 |
| 药物性废物 | 是指过期、淘汰、变质或被污染的废弃的药品。包括:①废弃的一般性药物;②废弃的细胞毒性药物和遗传毒性药物;③废弃的疫苗及血液制品 |
| 化学性废物 | 是指具有毒性、腐蚀性、易燃性、反应性的废弃的化学物品。包括:列入《国家危险废物名录》中的废弃危险化学品,如甲醛、二甲苯等;非特定行业来源的危险废物,如含汞血压计、含汞体温计、废弃的牙科汞合金材料及其残余物等 |

说明:因以下废弃物不属于医疗废物,故未列入此表中。如:非传染病区使用或者未用于传染病患者、疑似传染病患者以及采取隔离措施的其他患者的输液瓶(袋),盛装消毒剂、透析液的空容器,一次性医用外包装物,废弃的中草药与中草药煎制后的残渣,盛装药物的药杯,尿杯,纸巾、湿巾、尿不湿、卫生巾、护理垫等一次性卫生用品,医用织物以及使用后的大、小便器等。居民日常生活中废弃的一次性口罩不属于医疗废物。

### (二)医疗废物的管理制度以及管理机构

医疗废物管理相对人主要为医疗卫生机构和医疗废物集中处置单位,要求相关单位建立相应的管理责任制,有专(兼)职人员落实管理工作,制定应急预案,并对从业人员提供有效的职业卫生防护及必要的免疫接种。

国家推行医疗废物集中无害化处置,鼓励有关医疗废物安全处置技术的研究与开发。

县级以上人民政府负责组织建设医疗废物集中处置设施。国家对边远贫困地区建设医疗废物集中处置设施给予适当的支持。

县级以上各级人民政府卫生行政主管部门,对医疗废物收集、运送、贮存、处置活动中的疾病防治工作实施统一监督管理;环境保护行政主管部门,对医疗废物收集、运送、贮存、处置活动中的环境污染防治工作实施统一监督管理。

### (三)医疗废物管理的一般规定

**1.预防性规定** 医疗卫生机构和医疗废物集中处置单位应当做好的工作见表 2-47。

表 2-47 医疗废物管理的预防性规定

| 编号 | 具体内容 |
|---|---|
| 1 | 建立健全医疗废物管理责任制,其法定代表人是第一责任人,防止因医疗废物导致传染病传播和环境污染 |
| 2 | 设置监控部门或者配备专(兼)职人员,负责检查、督促落实本单位医疗废物管理;应当制定医疗废物安全处置的规章制度和在发生意外事故时的应急方案 |
| 3 | 应当对本单位医疗废物的收集、运送、贮存、处置等工作人员和管理人员进行相关法律和专业技术、安全防护、紧急处理等知识的培训 |
| 4 | 应当为本单位从事医疗废物的收集、运送、贮存、处置等工作人员和管理人员,配备必要的防护用品,定期进行健康检查;必要时对有关人员进行免疫接种,防止其受到健康损害 |
| 5 | 应当依照《中华人民共和国固体废物污染环境防治法》的规定,执行危险废物转移联单管理制度 |
| 6 | 应当对医疗废物进行登记,内容包括医疗废物的来源、种类、重量或者数量、交接时间、处置方法、最终去向以及经办人签名等项目,资料保存三年 |
| 7 | 应当采取有效措施防止医疗废物的流失、泄漏、扩散;发生医疗废物流失、泄漏、扩散时,应采取减少损失的紧急措施,对致病人员提供医疗救护和现场救援;同时向所在地县级以上卫生行政主管部门报告,并向可能受到危害的单位和居民通报 |

**2.禁止性规定**

(1)禁止任何单位和个人转让、买卖医疗废物;禁止在运送过程中丢弃医疗废物;禁止在非贮存地点倾倒、堆放医疗废物或者将医疗废物混入其他废物或者生活垃圾。

(2)禁止邮寄医疗废物;禁止通过铁路、航空运输医疗废物;有陆路的,禁止通过水路运输医疗废物;没有陆路通道必须经水路运输医疗废物的,应当经设区的市级以上人民政府环境保护行政主管部门批准,并采取严格的环境保护措施后,方可通过水路运输;禁止将医疗废物与旅客在同一运输工具上载运;禁止在饮用水源保护区的水体上运输医疗废物。

### (四)医疗卫生机构对医疗废物的管理

医疗卫生机构应当按照表 2-48 所示规定对医疗废物采取相应措施进行管理。

表 2-48 医疗卫生机构对医疗废物管理的规定

| 编号 | 具体内容 |
|---|---|
| 1 | 及时收集本单位的医疗废物,并按照类别分置于防渗漏、防锐器穿透的专用包装物或者密闭的容器内,容器上应当有警示标识和警示说明 |
| 2 | 应当建立医疗废物暂时贮存设施、设备,不得露天存放医疗废物,医疗废物的暂存时间不得超过2天;医疗废物暂时贮存设施、设备应当远离医疗区、食品加工区和人员活动区以及生活垃圾存放场所,并设置明显的警示标识和防渗漏、防鼠、防蚊蝇、防蟑螂、防盗以及预防儿童接触等安全措施,并及时消毒 |
| 3 | 应当使用防渗漏、防遗撒的专用运送工具,按照本单位确定的内部医疗废物运送时间、路线,将医疗废物收集、运送到暂时贮存地点;运送工具在使用后,应当在医疗机构指定的地点进行清洁和消毒 |
| 4 | 应当根据就近处置的原则,及时将医疗废物交由医疗废物集中处理机构处置;医疗废物中病原体的培养基、标本和菌种、毒种保存液等高危险废物,在交医疗废物集中处置单位处置前,应当就地消毒 |
| 5 | 医疗卫生机构产生的污水、传染病患者或者疑似传染病患者的排泄物,应当按照国家规定严格消毒;达到国家规定的排放标准后,方可排入污水处理系统 |
| 6 | 不具备集中处置医疗废物条件的农村,医疗卫生机构应当按照县级人民政府卫生行政主管部门、环境保护行政主管部门的要求,自行就地处置其产生的医疗废物;自行处置医疗废物的,应当符合下列要求:使用后的一次性医疗器具和容易致人损伤的医疗废物,应当消毒并作毁形处理;能够焚烧的,应当及时焚烧;不能焚烧的,消毒后集中填埋 |

### (五)医疗废物的集中处置

**1. 医疗废物集中处置单位**

(1)从事医疗废物集中处置活动的单位,应当向县级以上人民政府环境保护行政主管部门申请领取经营许可证;未取得经营许可证的单位,不得从事医疗废物的处置活动。

(2)设立医疗废物集中处置单位,应当具备下列条件:具有符合环境保护和卫生要求的医疗废物贮存、处置设施或者设备;具有经过培训的技术人员以及相应的技术工人;具有负责医疗废物处置效果检测、评价工作的机构和人员;具有保证医疗废物安全处置的规章制度。

(3)医疗废物集中处置单位的贮存、处置设施,应当远离居(村)民居住区、水源保护区和交通干道,与工厂、企业等工作场所有适当的安全防护距离,并符合国务院环境保护行政主管部门的规定。

**2. 医疗废物的处置**

(1)医疗废物集中处置单位应当至少每2天到医疗卫生机构收集、运送一次医疗废物,并负责医疗废物的贮存、处置;运送医疗废物的车辆应当是运送医疗废物的专用车辆,运送车辆应当达到防渗漏、防遗撒以及其他环境保护和卫生要求;医疗废物运送车辆不得运送其他物品。

(2)医疗废物集中处置单位在运送医疗废物过程中应当确保安全,不得丢弃、遗撒医疗废物;应当安装污染物排放在线监控系统,并确保监控装置经常处于正常运行状态。

(3)医疗废物集中处置单位处置医疗废物,应当符合国家规定的环境保护、卫生标准、处置规范;医疗废物集中处置单位集中处置医疗废物,可以按照国家有关规定向医疗机构收取医疗废物处置费用。

(4)医疗废物集中处置单位应当按照环境保护行政主管部门和卫生行政主管部门的规定,定期对医疗废物处置设施的环境污染防治和卫生学效果进行检测、评价;检测、评价结果存入医疗废物集中处置档案,每半年向有关部门报告一次。

(5)各地区应当利用和改造现有固体废物处置设施和其他设施,对医疗废物集中处置,并达到基本的环境保护和卫生要求;在尚未建成医疗废物集中处置设施期间,有关地方人民政府应当组织制定符合环境保护和卫生要求的医疗废物过渡性处置方案,确定医疗废物收集、运送、处置方式和处置单位。

### (六)医疗废物管理与处置的监督管理

**1. 医疗废物管理与处置的监督管理部门** 县级以上卫生行政主管部门、环境保护行政主管部门应当按照职责分工,对医疗卫生机构和医疗废物集中处置单位进行监督检查。

**2. 医疗废物管理与处置的监督管理部门的职责**

(1)应当对医疗卫生机构和医疗废物集中处置单位从事医疗废物收集、运送、贮存、处置中的环境污染防治工作进行定期监督检查、抽查,必要时可交换监督检查和抽查;发现医疗机构和医疗废物集中处置单位存在隐患时,应当责令立即消除隐患。

(2)卫生行政主管部门、环境保护行政主管部门履行监督检查职责时,有权采取下列措施:①对有关单位进行实地检查、了解情况、现场监测、调查取证;②查阅或者复制医疗废物管理的有关资料,采集样品;③责令违反《医疗废物管理条例》的单位和个人停止违法行为;④查封或者暂扣涉嫌违反《医疗废物管理条例》规定的场所、设备、运输工具和物品;⑤对违法行为依法查处。

(3)发生因医疗废物管理不当导致传染病传播或者环境污染事故,或者有证据证明传染病传播或者环境污染事故可能发生时,卫生行政主管部门、环境保护行政主管部门应当采取临时控制措施,疏散人员、控制现场,并根据需要责令暂停导致或者可能导致传染病传播或者环境污染事故的作业。

(4)医疗卫生机构和医疗废物集中处置单位,对有关部门的检查、监测、调查取证,应当予以配合,不得拒绝和阻碍,不得提供虚假材料。

## (七)法律责任

**1.**医疗卫生机构、医疗废物集中处置单位违反相关法律规定,有下列情形之一的,由县级以上人民政府卫生行政主管部门或者环境保护行政主管部门按照各自的职责责令限期改正,给予警告;逾期不改正的,处 2000 元以上 5000 元以下的罚款:

(1)未建立、健全医疗废物管理制度,或者未设置监控部门或者专(兼)职人员的;

(2)未对有关人员进行相关法律和专业技术、安全防护以及紧急处理等知识培训的;

(3)未对从事医疗废物收集、运送、贮存、处置等的工作人员和管理人员采取职业卫生防护措施的;

(4)未对医疗废物进行登记或者未保存登记资料的;

(5)对使用后的医疗废物运送工具或者运送车辆未在指定地点及时进行消毒和清洁的;

(6)未及时收集、运送医疗废物的;

(7)未定期对医疗废物处置设施的环境污染防治和卫生学效果进行检测、评价,或者未将检测、评价效果存档、报告的。

**2.**医疗卫生机构、医疗废物集中处置单位违反相关法律规定,有下列情形之一的,由县级以上人民政府卫生行政主管部门或者环境保护行政主管部门按照各自的职责责令限期改正,给予警告,可以并处 5000 元以下的罚款;逾期不改正的,处 5000 元以上 3 万元以下的罚款:

(1)贮存设施或者设备不符合环境保护和卫生要求的;

(2)未将医疗废物按照类别分置于专用包装物或者容器的;

(3)未使用符合标准的专用车辆运送医疗废物或者使用运送医疗废物的车辆运送其他物品的;

(4)未安装污染物排放在线监控装置或者监控装置未经常处于正常运行状态的。

**3.**医疗卫生机构、医疗废物集中处置单位有下列情形之一的,由县级以上人民政府卫生行政主管部门或者环境保护行政主管部门按照各自的职责责令限期改正,给予警告,并处 5000 元以上 1 万元以下的罚款;逾期不改正的,处 1 万元以上 3 万元以下的罚款;造成传染病传播或者环境污染事故的,由原发证部门暂扣或者吊销执业许可证件或者经营许可证件;构成犯罪的,依法追究刑事责任:

(1)在运送过程中丢弃医疗废物,在非贮存地点倾倒、堆放医疗废物或者将医

废物混入其他废物和生活垃圾的;

(2)未执行危险废物转移联单管理制度的;

(3)将医疗废物交给未取得经营许可证的单位或者个人收集、运送、贮存、处置的;

(4)对医疗废物的处置不符合国家规定的环境保护、卫生标准、处置规范的;

(5)对污水、传染病患者或者疑似传染病患者的排泄物,未按照规定进行严格消毒,或者未达到国家规定的排放标准,排入污水处理系统的;

(6)对收治的传染病患者或者疑似传染病患者产生的生活垃圾,未按照医疗废物进行管理和处置的。

4. 医疗卫生机构违反相关法律规定,将未达到国家规定标准的污水、传染病患者或者疑似传染病患者的排泄物排入城市排水管网的,由县级以上人民政府建设行政主管部门责令限期改正,给予警告,并处 5000 元以上 1 万元以下的罚款;逾期不改正的,处 1 万元以上 3 万元以下的罚款;造成传染病传播或者环境污染事故的,由原发证部门暂扣或者吊销执业许可证件;构成犯罪的,依法追究刑事责任。

5. 医疗卫生机构、医疗废物集中处置单位发生医疗废物流失、泄漏、扩散时,未采取紧急处理措施,或者未及时向卫生行政主管部门和环境保护行政主管部门报告的,由县级以上人民政府卫生行政主管部门或者环境保护行政主管部门按照各自的职责责令改正,给予警告,并处 1 万元以上 3 万元以下的罚款;造成传染病传播或者环境污染事故的,由原发证部门暂扣或者吊销执业许可证件或者经营许可证件;构成犯罪的,依法追究刑事责任。

6. 医疗卫生机构、医疗废物集中处置单位无正当理由,阻碍卫生行政主管部门或者环境保护行政主管部门执法人员执行职务,拒绝执法人员进入现场,或者不配合执法部门的检查、监测、调查取证的,由县级以上人民政府卫生行政主管部门或者环境保护行政主管部门按照各自的职责责令改正,给予警告;拒不改正的,由原发证部门暂扣或者吊销执业许可证件或者经营许可证件;触犯《中华人民共和国治安管理处罚法》构成违反治安管理行为的,由公安机关依法予以处罚;构成犯罪的,依法追究刑事责任。

7. 医疗卫生机构、医疗废物集中处置单位违反相关法律规定,导致传染病传播或者发生环境污染事故,给他人造成损害的,依法承担民事赔偿责任。

8. 不具备集中处置医疗废物条件的农村,医疗卫生机构未按照相关法律规定的要求处置医疗废物的,由县级人民政府卫生行政主管部门或者环境保护行政主管部门按照各自的职责责令限期改正,给予警告;逾期不改正的,处 1000 元以上 5000 元以下的罚款;造成传染病传播或者环境污染事故的,由原发证部门暂扣或者吊销执业许可证件;构成犯罪的,依法追究刑事责任。

## 三、伦理规范精髓

近年来,我国医疗卫生事业得到了很大的发展,同时也产生了大量的医疗废物,种类也变得越来越复杂。医疗废物具有感染性、毒害性等特点,若处置不当,不仅会造成疾病的传播,直接危害人们的生命健康,而且还会污染土壤和地下水等。树立正确的医疗废物处置伦理观念,是避免医疗废物危害人身健康和污染生态环境的前提。

### (一)实践中应遵循的基本伦理要求

**1.履行分类处置的社会责任**　医疗废物不是普通的生活垃圾,要本着对人类和社会负责任的态度,严格规范开展分类收集管理、处置等一系列工作。对于在医疗机构产生的医疗废物,患者及家属不能私自拿走,更不能随意处置、丢弃。正确处置医疗废物是每一位医护人员的工作职责,医护人员要严格按照《医疗废物分类目录》要求分类投放和收集,并交由专门的医疗废物集中处置机构集中处置,避免流入社会。

**2.体现人与环境的和谐相处**　环境是人类生存发展和健康生活的基本条件。医疗卫生机构和医疗废物集中处置单位及其从业人员要严格按照《医疗废物管理条例》要求,对医疗废物实施无害化、减量化、科学化处置,保障人的生命安全,保护环境不受侵害,促进人和自然、生态环境的和谐相处。

**3.遵循健康优先的伦理要求**　科学规范处置医疗废物事关人的生命安全,事关生态环境保护和人类生存。将医疗废物无害化、减量化、科学化处置,是维护人类生存权、健康权的客观要求,是生命健康优先伦理要求的充分体现,是全面落实健康中国战略,开展健康中国行动的重要保障和支撑。当经济负担和人的生存健康之间产生矛盾时,绝不能因人力、财力的问题而随意处置医疗废物。因此,在设置医疗机构前,要对医疗废物处置条件、设施保障、人员配备等进行严格评估,服从于生命健康要求。

### (二)实践中应处理好的伦理冲突

**1.处理好经济利益和社会利益之间的伦理冲突**　一方面医疗废物可以通过再加工,产生经济效益,另一方面正确处置医疗废物也需要有经费保障。从社会公益角度而言,由于医疗废物具有造成院内感染、疾病传播、环境污染等潜在风险,不能因追求经济效益而随意处置或者转让、买卖医疗废物,要专人管理、专门处置、依法处理,尽量做好无害化处理,避免流入流通市场而带来风险。

**2.处理好患者诉求和必须处理之间的伦理冲突**　在医疗废物中有些是人体的废弃组织,本身的所有权在于患者本人,但是经过医疗处理后成为医疗废物,必须按照医疗废物进行规范处置,不能因为顾及患者本人或家属的情感而让其自行处理。当然,医护人员要做好解释沟通工作。

## 四、执业考试提示

执业考试重点关注以下内容:

(1)依法处置医疗废物。医疗废物是在医疗卫生机构内,因医疗、预防、保健以及其他相关活动而产生的,同时具有直接或者间接感染性、毒性以及其他危害性,必须正确处置。首先,要做好分类管理,按照感染性废物、病理性废物、损伤性废物、药物性废物和化学性废物等五类进行分类处置;其次,落实医疗废物处理责任,医疗卫生机构和医疗废物集中处置单位要建立相应的管理责任制,配备专(兼)职人员,制定应急预案,并对从业人员提供有效的职业卫生防护及必要的免疫接种;再次,做好科学管理,按照就近处置、集中处置和无害化处置原则,减少医疗废物对环境的损害;最后,要避免流入社会,禁止邮寄医疗废物,也禁止任何单位和个人转让、买卖医疗废物。

(2)医患双方都要遵守医疗废物处理相关规定。医疗废物管理是多方的责任,既有医疗废物处理部门,也有医疗机构和患者。依法处理医疗废物,从医护人员的义务来说,要强调对患者生命与健康的责任意识,把对患者负责作为绝对的义务和责任,要树立对患者利益服务的观念,要有高度的责任心和职业素养,能及时按照规定处置医疗废物,为患者创造一个洁净、卫生的就医环境,杜绝在处理中粗心大意造成医疗环境的污染,避免再次伤害患者。同时,患者及家属也要遵守处理医疗废物的相关规定,不能私自夹带医疗废物离开医院,例如患者不能将用过的一次性输液管带出医院。

(3)要落实患者对医疗废物处置的监督权。患者有权利对包括医疗废物处理在内的医院规章制度执行情况进行监督,对医疗废物处置中可能造成的危害后果提出批评和建议,并有权要求医护人员予以改正,对于造成人身损害的,有权追究相关法律责任。

## 【案例分析】

【资料】市民张先生通过3个多月的跟踪调查发现,本市多家医院存在私自倒卖医疗废弃物的现象:有人专门负责把收集到的医疗垃圾运送到废品收购站,废品收购站会把塑料类的医疗垃圾粉碎,卖给塑料制品厂,制成生活用品。

【分析】按照我国有关规定,对医疗垃圾的收集、消毒、焚烧等处理,有着一套非常严格的管理措施。然而,该市多家医院竟然违反有关规定让医疗垃圾回流社会,并且部分医疗垃圾还被二次利用制成生活用品,这种现象确实让人担忧。

医疗垃圾有严格的处理程序和处理手段,造成医疗垃圾随意处理和外流的原因主要有以下三个方面:首先,医疗机构对医疗垃圾的危害性认识不到位;其次,管理不规范,按照有关规定,医疗机构所产生的医疗垃圾必须按照严格的程序和要求进行收集、装运、移交、焚烧处理,但不少医疗机构嫌医疗垃圾污秽肮脏而由临时工负责或者干脆交给物业管理机构负责,而担负着医疗垃圾收集处置任务的部门对其如何管理和处置不去细究,结果导致大量医疗垃圾被随意处置甚至为了一些蝇头小利而回流社会,混入二次利用的废弃物中间,成为让社会担忧的新污染源;最后,因为监管制度执行不到位,也给违规处理医疗垃圾并导致医疗垃圾回流社会创造了机会,在医疗机构垃圾收集、管理、集中装运、焚烧处置等行为中,虽然有具体的规定,但没有科学的责任追究制度,各部门没有具体可行并且能联合发挥作用的联动机制,使医疗垃圾随意处置而成为监管的盲点。

## 【知识卡片】

### 《巴塞尔公约》对医疗废物的管理

《控制危险废料越境转移及其处置巴塞尔公约》(Basel Convention on the Control of Transboundary Movements of Hazardous Wastes and Their Disposal)简称《巴塞尔公约》(Basel Convention),1989 年 3 月 22 日,联合国环境规划署于瑞士巴塞尔召开的世界环境保护会议上通过,1992 年 5 月正式生效。该公约旨在遏止越境转移危险废料,特别是向发展中国家出口和转移危险废料。该公约要求各国把危险废料数量减到最低限度,用最有利于环境保护的方式尽可能就地贮存和处理。中国于 1990 年 3 月 22 日在该公约上签字。根据该公约规定,从医院、医疗中心和诊所的医疗服务中产生的临床废物,从药品的生产和制作中产生的废物、废药物,以及从生物杀伤剂和植物药物的生产、配制和使用中产生的废物等均属于应加控制的废物。2002 年 12 月,《巴塞尔公约》第六次缔约国大会(COP6)在瑞士日内瓦召开,大会通过了"生化及医疗废弃物环境无害管理技术纲领"等多项文件。

## 【同步训练】

### 一、名词解释

医疗废物

### 二、填空题

1.医疗废物分为(　　　　　)、(　　　　　)、(　　　　　)、(　　　　　)和
(　　　　　)等 5 类。

2.医疗废物集中处置单位应当至少每(　　　　　)天到医疗卫生机构收集、运送一次医疗废物,并负责医疗废物的贮存、处置。

### 三、选择题

[1—4题共用题干]××市某区卫生局对辖区内某医院进行卫生监督检查时发现,该医院老年病房二病区一楼护士台伤口清理区域内放置了一个纸箱,纸箱上标有"某某医院二病区"字样,现场发现该纸箱内散放着患者用过的十几个输液瓶、输液皮条,纸箱内未铺设黄色专用包装袋。经过调查,该医院承认因为早晨病房输液患者较多,输液后的输液瓶以及输液皮条护士来不及处理,所以直接放置在纸箱内,医院准备等到输液结束后一并放入专用包装袋中。

1.关于该事件,医疗废物管理责任制的第一责任人是 （　　）

A.医院法定代表人　　B.护理部负责人　　　C.感染科负责人　　D.医务科负责人

2.该医院对医疗废物放置在(　　　)是错误的。 （　　）

A.医疗区　　　　　B.食品加工区　　　　　C.人员活动区　　　　　D.生活垃圾存放场所

3.如果要暂存医疗废物,暂存时间不得超过(　　　)天。 （　　）

A.1　　　　　　　　B.2　　　　　　　　C.3　　　　　　　　　D.4

4.如果要运输这批医疗废物,下列(　　　)说法是错误的。 （　　）

A.禁止邮寄医疗废物

B.禁止在饮用水源保护区的水体上运输医疗废物

C.可以通过铁路、航空运输医疗废物

D.有陆路的,禁止通过水路运输医疗废物

### 四、简答题

简述自行处置医疗废物的要求。

### 五、讨论题

如何理解医疗废物处置中应遵循健康优先的伦理要求?

## 【参考答案】

**一、名词解释:**略

**二、填空题**

1.感染性废物　　病理性废物　　损伤性废物　　药物性废物　　化学性废物

2.2

**三、选择题**

1.A　2.A　3.B　4.C

**四、简答题:**略

**五、讨论题**

[答题要点]生存是人的根本需求,健康是人的生存保障,正确处置医疗废物关系到人的健康,关系到人类的生存,将医疗废物无害化、减量化、科学化处置,才符合人

类生存权、健康权的要求。当经济负担和人的生存健康之间产生矛盾时，不能因人力、财力的问题而随意处置医疗废物。因此，在设置医疗机构前，要进行医疗废物处置的健康评估。执行医疗废物管理相关规定，体现健康优先的伦理要求，是全面实施健康中国战略，开展健康中国行动的重要保障。

（朱晓卓、米岚）

# 第十六节　医学科研法规及伦理规范

**学习目标**

**1. 知识目标**　理解开展涉及人的生命科学和医学研究中伦理审查的宗旨、原则以及相关法规；明晰伦理审查委员会的组成和职责、伦理审查的重点及动物实验的伦理原则。

**2. 能力目标**　明晰伦理审查需要准备的相关材料，会根据医学研究的伦理要求，合理、合规开展医学科学研究。

**3. 素质目标**　遵守医学科研道德规范，增强医学科研的责任意识，遵循医学科研伦理原则，自觉接受伦理审查，体现生命至上。

## 一、概述

医学科研就是利用人类已掌握的知识和工具，用试验研究、临床观察、社会调查分析等方法，探求人类生命活动的本质和规律以及与外界环境的相互关系，揭示疾病发生发展的客观过程，探寻防病治病、增进健康的途径和方法的探索活动。医学科研的主要方法是动物实验和人体试验，这两种方法中均存在不同的伦理争议和伦理问题，需要明确和遵循相应的伦理原则。科研人员必须遵循医学科研的道德要求，自觉加强科研诚信建设，只有这样才能在探求生命运动和疾病发生发展规律中，寻找出保障人类健康、战胜疾病的有效方法和途径。

### （一）相关概念

**1. 涉及人的生命科学和医学研究**　涉及人的生命科学和医学研究是指以人为受试者或者使用人（统称为研究参与者）的生物样本、信息数据（包括健康记录、行为等）开展的研究活动。包括：①采用物理学、化学、生物学、中医药学等方法对人的生殖、生长、发育、衰老等进行研究的活动；②采用物理学、化学、生物学、中医药学、心理学等方法对人的生理、心理行为、病理现象、病因和发病机制,以及疾病的预防、诊断、治疗和康复等进行研究的活动;③采用新技术或者新产品在人体上进行试验研究的活动;④采用流行病学、社会学、心理学等方法收集、记录、使用、报告或者储存有关人的涉及生命科学和医学问题的生物样本、信息数据(包括健康记录、行为等)等科学研究资料的活动。

**2. 伦理审查**　开展涉及人的生命科学和医学研究的二级以上医疗机构和设区的市级以上卫生机构(包括疾病预防控制、妇幼保健、采供血机构等)、高等学校、科研院所等机构是伦理审查工作的管理责任主体,应当设立伦理审查委员会。伦理审查委员会对涉及人的生命科学和医学研究进行伦理审查,一般采取伦理审查委员会会议审查的方式进行,包括初始审查和跟踪审查;受理研究参与者的投诉并协调处理,确保研究不会将研究参与者置于不合理的风险之中;组织开展相关伦理审查培训,提供伦理咨询。

**3. 研究参与者**　研究参与者包括人体研究的受试者,以及提供个人生物样本、信息数据、健康记录、行为等用于涉及人的生命科学和医学研究的个体。人或者人的生物样本包括人体本身以及人的细胞、组织、器官、体液、菌群等和受精卵、胚胎、胎儿。

**4. 知情同意**　知情同意指研究者向研究参与者告知一项研究的性质、目的、可能的受益和风险、可供选用的其他方法以及研究参与者的权利和义务等情况后,研究参与者自愿确认其同意参加该项临床研究的过程,须以签名和注明日期的知情同意书作为文件证明。

### (二)立法情况

1946 年公布的《纽伦堡法典》是关于人体试验伦理准则中最早的国际文件,首次确立了人体试验的十项基本原则,包括研究参与者自愿同意绝对必要、试验需基于动物研究、避免不必要的痛苦等,这些原则成为现代医学伦理的基石,被后续的《赫尔辛基宣言》所继承和发展。《赫尔辛基宣言》于 1964 年 6 月由第 18 届世界医学会大会首次颁布,是关于人体试验的第二个国际文件,比《纽伦堡法典》更加全面、具体和完善。它为涉及人体的医学研究确立了六项基本原则,包括:①研究参与者必须在清醒状态下同意;②研究参与者需要对试验有大致的了解;③试验目的必须是为了未来的医学进步;④试验前应先进行动物实验;⑤如果试验对参与者造成身心伤害,必须立即停止;⑥试验必须在合法监督下进行,且由具备资格的人员执行,并事先规划好对参与者的补偿措施。此外,宣言还强调了"告知后同意"的原则,即所有研究参与者和患者都有权了解试验情况,并有权拒绝或选择其他方案。《赫尔辛基宣言》先后经过多次修订,2024 年 10 月 19 日,第 75 届世界医学会全体大会对宣言进行了全面修订,以确保其在现代医学研究中的适用性和有效性。这次修订不仅仅是对文本的简单更新,而是对医学研究伦理原则的深化和加强。在科技快速发展的背景下,特别是在遗传学研究、人工智能和大数据应用越来越多的情况下,研究伦理面临着新的挑战和机遇。例如,修订中特别强调了保护参与者信息隐私的重要性,要求研究者在收集、处理和存储生物材料及数据时,必须获得明确的知情同意,以防止数据滥用,保障参与者的权益。此外,修订还强调了"全球正义"和"公平性"原则,指出研究成果应公平分配,特别是在不同经济水平和资源配置的国家和地区之间。修订还特别关注对脆弱群体的保护,体现了一个更为细致和动态的视角,认识到脆弱性可能因环境而异,并需要根据具体情况来制定保护措施。

2007 年,我国卫生部颁布了规范性文件《涉及人的生物医学研究伦理审查办法(试行)》;为加强医疗卫生机构涉及人的生物医学研究伦理审查工作的法治化建设,明确法律责任,2016 年 10 月 12 日,国家卫生和计划委员会对试行办法进行修订,颁布了《涉及人的生物医学研究伦理审查办法》,自 2016 年 12 月 1 日起施行,适用范围为开展涉及人的生物医学研究的各级各类医疗卫生机构,详细阐述了违反规定的行政处罚措施。随着我国科技创新投入的持续加大和生物技术发展,高等学校、科研院所也越来越多参与到涉及人的生命科学和医学研究中。2023 年 2 月 18 日,国家卫生健康委员会、教育部、科学技术部、国家中医药管理局联合发布了《涉及人的生命科学和医学研究伦理审查办法》,自发布之日起施行。为进一步规范临床研究,不断加强伦理审查委员会的制度建设和能力建设,在国家卫生健康委员会领导和指导下,国家卫生健康委员会医学伦理专家委员会和中国医院协会牵头建立我国临床研究伦理审查委员会建设和评估指南,通过第三方行业组织推动行业规范发展,并于 2023 年 6 月进行修订并出台《涉及人的临床研究伦理审查委员会建设指南(2023 版)》,与国际国内通用伦理准则保持高度一致性,具有更强的可操作性。

## 二、法规精髓

### (一)伦理审查委员会的组成

**1. 组成方式**　开展涉及人的生命科学和医学研究的二级以上医疗机构和设区的市级以上卫生机构(包括疾病预防控制、妇幼保健、采供血机构等)、高等学校、科研院所等机构应当设立伦理审查委员会。伦理审查委员会的委员应当从生命科学、医学、生命伦理学、法学等领域的专家和非本机构的社会人士中遴选产生,人数不得少于 7人,并且应当有不同性别的委员,民族地区应当考虑少数民族委员。必要时,伦理审查委员会可以聘请独立顾问,对所审查研究的特定问题提供专业咨询意见。独立顾问不参与表决,不得存在利益冲突。伦理审查委员会委员应当具备相应的伦理审查能力,定期接受生命科学和医学研究伦理知识及相关法律法规知识培训;任期不超过

5年,可以连任。伦理审查委员会设主任委员1人,副主任委员若干人,由伦理审查委员会委员协商推举或者选举产生,由机构任命。

**2. 日常管理**  伦理审查委员会委员、独立顾问及其工作人员应当签署保密协议,承诺对伦理审查工作中获知的敏感信息履行保密义务。伦理审查委员会应当接受所在机构的管理和研究参与者的监督。伦理审查委员会应当建立伦理审查工作制度、标准操作规程,健全利益冲突管理机制和伦理审查质量控制机制,保证伦理审查过程独立、客观、公正;应预先制定疫情暴发等突发事件紧急情况下的伦理审查制度,明确审查时限。所在机构应当采取有效措施、提供资源确保伦理审查委员会工作的独立性。

### (二)伦理审查委员会的职责和权力

伦理审查委员会的主要职责是依据法规、伦理准则和相关规定,对涉及人的生命科学和医学研究进行伦理审查,包括初始审查和跟踪审查;受理研究参与者的投诉并协调处理,确保研究不会将研究参与者置于不合理的风险之中;组织开展相关伦理审查培训,提供伦理咨询。伦理审查委员会可以对审查的研究做出批准、不批准、修改后批准、修改后再审、继续研究、暂停或者终止研究的决定,并应当说明理由;应当将伦理审查意见等信息按国家医学研究登记备案信息系统要求如实、完整、准确上传;对已批准实施的研究,应当按照研究者提交的相关报告进行跟踪审查。为保护研究参与者权益,伦理审查委员会有权要求修改研究方案;有权对知情同意征询过程提出要求;当研究项目发生意外伤害或违规行为时,有权要求暂停或者终止研究,有权对研究风险受益比进行重新评估,出具审查意见。

### (三)伦理审查的宗旨

伦理审查委员会对所有涉及人的生命科学和医学研究开展伦理审查的宗旨是,尊重和保护研究参与者的合法权益,促进生命科学和医学研究健康发展,规范涉及人的生命科学和医学研究伦理审查工作。

### (四)伦理审查的程序

《赫尔辛基宣言》第二十三条对伦理审查委员会及审查程序做出了框架性规定:研究开始前,研究方案必须递交至独立的伦理审查委员会进行审议、意见反馈、指导和批准;委员会必须有权监督、建议修改、撤销批准和暂停正在进行的研究;研究人员必须向委员会实体提供信息,特别是关于任何不良事件的信息;未经委员会审议和批准,不得对研究方案进行任何修改;研究结束后,研究者必须向委员会递交结题报告,包括对研究结果和结论的总结。

**1. 伦理审查材料递交**  涉及人的生命科学和医学研究项目的负责人作为伦理审查申请人,在研究项目开展之前须向项目所在医疗机构的伦理审查委员会申请伦理审查,并提交如表 2-49 所示材料。

表 2-49　伦理审查递交材料

| 材料 | 内容 |
|---|---|
| 1 | 伦理审查申请表 |
| 2 | 研究项目负责人信息、研究项目所涉及的相关机构的合法资质证明以及研究项目经费来源说明 |
| 3 | 研究项目方案、相关资料,包括文献综述、临床前研究和动物实验数据等资料 |
| 4 | 知情同意书 |
| 5 | 生物样本、信息数据的来源证明 |
| 6 | 科学性论证意见 |
| 7 | 利益冲突声明 |
| 8 | 招募广告及其发布形式 |
| 9 | 研究成果的发布形式说明 |
| 10 | 研究材料诚信承诺书 |
| 11 | 伦理委员会认为需要提交的其他相关材料 |

**2. 伦理审查内容**　伦理委员会收到申请材料后,应当及时组织伦理审查,重点审查内容见表 2-50。

表 2-50　伦理审查的重点

| 重点 | 内容 |
|---|---|
| 1 | 研究者的资格、经验、技术能力等是否符合研究要求 |
| 2 | 研究方案是否科学、具有社会价值,并符合伦理原则的要求;中医药研究方案的审查,还应当考虑其传统实践经验 |
| 3 | 研究参与者可能遭受的风险与研究预期的受益相比是否在合理范围之内 |
| 4 | 知情同意书提供的有关信息是否充分、完整、易懂,获得知情同意的过程是否合规 |
| 5 | 研究参与者个人信息及相关资料的保密措施是否充分 |
| 6 | 研究参与者招募方式、途径、纳入和排除标准是否恰当、公平 |
| 7 | 是否向研究参与者明确告知其应当享有的权益,包括在研究过程中可以随时无理由退出且不会因此受到不公正对待的权利,告知退出研究后的影响、其他治疗方法等 |
| 8 | 研究参与者参加研究的合理支出是否得到了适当补偿;研究参与者参加研究受到损害时,给予的治疗、补偿或者赔偿是否合理、合法 |
| 9 | 是否有具备资格或者经培训后的研究者负责获取知情同意,并随时接受有关安全问题的咨询 |
| 10 | 对研究参与者在研究中可能承受的风险是否有预防和应对措施 |
| 11 | 研究是否涉及利益冲突 |
| 12 | 研究是否涉及社会敏感的伦理问题 |
| 13 | 研究结果是否发布,发布方式、时间是否恰当 |
| 14 | 研究是否违反法律法规、规章及有关规定的要求 |
| 15 | 需要审查的其他重点内容 |

**3. 伦理审查的标准**　伦理审查委员会批准研究的基本标准如下:

(1)研究具有科学价值和社会价值,不违反法律法规的规定,不损害公共利益;

(2)研究参与者权利得到尊重,隐私权和个人信息得到保护;

（3）研究方案科学；

（4）研究参与者的纳入和排除的标准科学而公平；

（5）风险受益比合理，风险最小化；

（6）知情同意规范、有效；

（7）研究机构和研究者能够胜任；

（8）研究结果发布方式、内容、时间合理；

（9）研究者遵守科研规范与诚信。

### （五）《涉及人的生命科学和医学研究伦理审查办法》第四十六条规定

医疗卫生机构的研究者违反本办法规定，有下列情形之一的，由县级以上地方卫生健康主管部门对有关机构和人员依法给予行政处罚和处分：

（1）研究或者研究方案未获得伦理审查委员会审查批准擅自开展研究工作的；

（2）研究过程中发生严重不良反应或者严重不良事件未及时报告伦理审查委员会的；

（3）违反知情同意相关规定开展研究的；

（4）未及时提交相关研究报告的；

（5）未及时在国家医学研究登记备案信息系统上传信息的；

（6）其他违反本办法规定的情形。

其他机构按照行政隶属关系，由其上级主管部门处理。

### （六）《涉及人的生命科学和医学研究伦理审查办法》第四十七条规定

机构、伦理审查委员会、研究者在开展涉及人的生命科学和医学研究工作中，违反法律法规要求的，按照相关法律法规进行处理。

### （七）《涉及人的生命科学和医学研究伦理审查办法》第四十八条规定

县级以上人民政府有关行政部门对违反本办法的机构和个人作出的行政处理，应当向社会公开。机构和个人严重违反本办法规定的，记入科研诚信严重失信行为数据库，按照国家有关规定纳入信用信息系统，依法依规实施联合惩戒。

### （八）《涉及人的生命科学和医学研究伦理审查办法》第四十九条规定

机构和个人违反本办法规定，给他人人身、财产造成损害的，应当依法承担民事责任；构成犯罪的，依法追究刑事责任。

## 三、伦理规范精髓

### （一）医学科研人员的道德规范

人类从事医学科研活动的目的是揭示生命、健康与疾病发生发展的内在机制，探索战胜疾病、保障人类健康的有效方法和途径,提高人类的健康水平和生命质量。但是,由于科学工作的探索性和不确定性,现代医学科研活动受到来自各方面利益的影响和干扰,这就要求医学科研人员必须遵循一定的道德规范,以确保医学科研工作健康、有序地进行。

**1. 尊重科学,严谨治学**　在医学科研实验中,实验材料、数据等是否客观、精确、可靠,直接影响着科研的进展及其结论的正确性,在实际运用时还可能影响到病人的生命健康和人身安全,医学科研人员必须尊重科学、尊重事实,坚持实事求是和严谨治学的态度。

**2. 动机纯正,勇于创新**　纯正的动机能激励研究者发扬勇于创新、直面挑战、百折不挠、奋斗不息的精神。医学科研的目标是繁荣医学,造福人类。医学科研的复杂性、艰巨性要求科研人员不贪图名利和富贵,始终遵循医学科研伦理道德规范,坚持救死扶伤、防治疾病、增进健康的纯正科研动机。

**3. 谦虚谨慎,团结协作**　医学科研具有一定的继承性,需要以前人的研究成果作为基础,同时还需要与生物学、物理学、化学、计算机科学、心理学、伦理学、社会学等多学科的协同互动。这就需要医学科研人员始终秉持谦虚谨慎、团结协作的精神来开展科研工作。

### (二)伦理审查原则

涉及人的生命科学和医学研究应当具有科学价值和社会价值,不得违反国家相关法律法规,必须遵循国际公认的伦理准则,不得损害公共利益。

**1. 保护原则**　首先要保护研究参与者的健康和人身安全,研究的科学和社会利益不得超越对研究参与者人身安全与健康权益的考虑,研究风险受益比应当合理,使研究参与者可能受到的风险最小化,这是涉及人的生命科学和医学研究最重要、最核心的伦理要求。具体包括:必须以充分确认对动物无明显毒害作用的动物实验为基础;确保试验方案设计、试验程序严谨科学;人体试验的全过程都要有充分、有效的安全防护措施以处置各种不良事件;必须有严格的审批监督程序,必须在具有相当学术水平和临床经验丰富的医学科研工作者的亲自参与和指导下进行;试验结束后必须做出科学报道。其次要切实保护研究参与者的隐私权,对研究参与者个人信息和试验资料采取有效的保密措施,包括生活秘密、私生活空间及私生活的安宁状态。临床试验禁止采用实名制;研究参与者全名不得出现在病历报告、记录及相关文件中;通常以姓的拼音及入选编号组成的代码替代;除研究者之外,相关信息仅限于伦理委员会委员及监管部门相关工作人员在符合规定的情况下进行传阅。再次要对涉及儿童、孕产妇、老年人、智力障碍者、精神障碍者等特定群体的研究参与者予以特别保护;对涉及受精卵、胚胎、胎儿或者可能受辅助生殖技术影响的,予以特别关注。

**2. 尊重原则** 尊重和保障研究参与者或者研究参与者监护人的知情权和参加研究的自主决定权,严格履行知情同意程序,不允许使用欺骗、利诱、胁迫等手段使研究参与者或者研究参与者监护人同意参加研究,允许研究参与者或者研究参与者监护人在任何阶段无条件退出研究。

(1)尊重研究参与者的自我决定权。这是对研究参与者人格完整性的尊重。研究参与者的自我决定权是指具有行为能力的研究参与者享有在较充分的相关信息基础上,就试验的相关事项(是否参加试验、是否退出试验等)独立做出决定的权利。做到事前无胁迫,事后无不利影响。

(2)全面维护研究参与者的知情权。应如实告知关于试验的基本信息,在内容上至少包括:研究目的和方法(例如双盲法、对照组、随机抽样等);研究的持续时间;合理预期的受益;可预见的风险和不适;有益的替代治疗方法;研究参与者资料的保密程度;研究者为研究参与者提供医疗服务责任的大小;对因研究而导致的伤害所提供的免费治疗;对因研究而导致的残疾或死亡的赔偿义务;研究参与者拒绝参加研究及随时退出研究的权利等。在程序上至少做到:给研究参与者足够的时间和机会,鼓励他们提出问题;确保研究参与者真正知情同意,与研究参与者保持联系;避免欺骗、不正当影响及恐吓研究参与者等现象出现;只有在研究参与者充分了解研究相关信息之后,方可征求研究参与者是否参加研究的意见;如果研究条件以及步骤有了实质性的改变,每位研究参与者的知情同意书应重新修改。

**3. 公正原则** 应当公平、合理地选择研究参与者,入选与排除标准具有明确的科学依据,公平合理分配研究受益、风险和负担。

(1)分配公正。研究参与者的选择与排除都要依据科学的入选与排除标准;研究设计应尽量采用随机双盲对照,以保证不同组别的随机分配;研究结果产生的利益在人群中应得到合理的分配。

(2)程序公正。招募研究参与者的程序公正;研究参与者随机分组过程要保证公正;试验方案、知情同意书、招募广告都要经过伦理委员会审查。

(3)回报公正。免除或者减轻研究参与者因参与研究而承担的经济负担,比如交通费、营养补偿费、相关检查费用等;研究参与者如因参与研究而受到伤害时,有权得到对该伤害的免费医疗,并得到经济或其他方面的援助,以公平地补偿对他们造成的损伤、丧失能力或残疾;如果研究参与者由于参与研究而死亡,他们的家属有权得到赔偿;研究参与者不得被要求放弃赔偿的权利。

**4. 接受监督原则** 涉及人的生命科学和医学研究本身包含着尖锐的伦理矛盾,化解矛盾、克服干扰,一方面依赖于研究者的自律,另一方面依赖于对研究者加以他律。这种他律的机制就是伦理审查。所有涉及人的生命科学和医学研究都必须接受伦理审查委员会的监督。任何单位或者个人均有权举报涉及人的生命科学和医学研究中的不端行为。

### (三)动物实验的伦理原则

现代医学和行为学研究表明,动物与人类相似,是有感情的,它们在受到伤害或疼痛刺激时,也会表现出痛苦的表情和反应;特别是高等脊椎动物是具有情感、记忆、认知和初级表达能力的。法国科学家彭加勒曾说过:即使对低等动物,生物学家必须仅仅从事那些实际上有用的实验,同时在实验中必须用那些尽量减轻疼痛的方法。医者仁心,对待动物也不应例外。

在国际伦理规范中,传统的保护实验动物的"3R"伦理原则是英国学者于 1959 年在《人道实验技术的原则》一书中提出来的,我国《关于善待实验动物的指导性意见》认可并解释了"3R"伦理原则,即替代(replacement)＞减少(reduction)＞优化(refinement)。1985 年,美国芝加哥"伦理化研究国际基金会"在此基础上增加了责任(responsibility),形成了"4R"伦理原则。

**1. 替代** 替代是指使用没有知觉的实验材料代替活体动物,或使用低等动物替代高等动物进行试验,并获得相同实验效果的科学方法。常用的替代方法分为相对替代和绝对替代。相对替代是使用比较低等的动物或者动物的细胞、组织、器官替代动物;绝对替代就是在实验中不使用动物,而是使用数理化方法模拟动物进行研究和实验,其中最常见的是计算机模型。

**2. 减少** 减少就是在动物实验时尽量减少动物的使用量,使用较少量的动物获取同样多的试验数据或使用一定数量的动物能获得更多的试验数据的科学方法。

**3. 优化** 优化是指在必须使用动物进行实验时,尽量减少非人道程序对动物的影响范围和程度,通过改善动物的生存环境,精心地选择设计路线和实验手段,优化实验操作技术,尽量减少实验过程对动物机体和情感造成伤害,减轻动物遭受的痛苦和应激反应。

**4. 责任** 责任要求人们在生物学实验中增强伦理意识,呼吁实验者对人类和动物都要有责任感。不仅要加强从业人员的技术培训和考核,更要加强动物实验中的人文教育,培养医学人文素养,不把动物仅仅看作是工具,而是视为真正的生命,对其施与负责任的实验操作。

涉及动物实验的科研论文也要求获得动物伦理审查委员会的伦理审查,要求作者详细介绍实验动物的品种、数量、选取原则,以及对实验动物的麻醉方法,介绍尽量减轻动物的恐惧和疼痛的操作方法。为实验动物画好休止符,是对生命的尊重,也是对科学的敬畏,只有在道德和法律层面上都合乎规范,才是完整的实验。

### 四、执业考试提示

执业考试重点关注以下内容：

（1）医学科研伦理审查坚持的保护研究参与者、尊重研究参与者、公正与接受监督四大原则，每条原则的内涵与要求都是医学科研人员及执业考试者应该重点学习的内容。

（2）为了今后医学科研项目申报工作的顺利进行，也应当明晰科研项目伦理审查的要求，向单位伦理审查委员会递交相关材料。

（3）医学科研法律责任的有关内容也应进行重点关注。

2-20　医学科研
伦理案例分析

## 【案例分析】

【资料】从 2016 年 6 月开始，贺某私自组织有境外人员参加的项目团队，蓄意逃避监管，通过他人伪造伦理审查书，非法招募 8 对夫妇志愿者（艾滋病病毒抗体男方阳性、女方阴性）参与实验。为规避艾滋病病毒携带者不得实施辅助生殖的相关规定，策划他人顶替志愿者验血，将安全性、有效性未经严格验证的人类胚胎 CRISPR 基因编辑技术用于辅助生殖医疗，最终有 2 名志愿者怀孕，生下双胞胎女婴"露露""娜娜"。2018 年 11 月 26 日，宣布全球首例免疫艾滋病基因编辑婴儿（即能天然抵抗艾滋病）在中国诞生。

【分析】2018 年 11 月 27 日，"首例免疫艾滋病基因编辑婴儿"诞生的消息引爆了国内外科学界，其中的科学伦理问题也引发了公众的关注。该行为严重违反国家有关规定，实施国家明令禁止的以生殖为目的的人类胚胎基因编辑活动，严重违背伦理道德和科研诚信，在国内外造成恶劣影响。利用基因编辑的方法去除或修改胚胎的致病基因，目的是治疗和预防疾病，且基因编辑是唯一的解决途径，被认为在伦理上是可以得到一定的辩护；但科学界对人类胚胎 CRISPR 基因编辑技术的准确性及其带来的脱靶效应争议很大，即便挑选的"正确"胚胎发育成熟，只是可以抵抗 HIV 病毒的一种，随着 HIV 病毒变异，感染机制的改变，预防所有 HIV 感染是根本不可能的。HIV 感染者可以通过各种成熟的出生前阻断方法生产一个健康的孩子，从基因上加以干涉是不必要也不必需的。最重要的一点是，该项技术潜在的危害性，与免疫系统整体相关，两个孩子未来抵御其他疾病风险的能力，以及对他们其他生理和心理的影响均无法确定。医学伦理审查委员会要对所有涉及人的医学研究进行审查，主要关注在伦理上有没有充分保护研究参与者的权利和健康，保证他们知情同意的有效性，研究在科学上是否有价值和可行性。然而，该研究的性质和目的显然不是这样，方案设计的科学性和合理性均不符合要求，不具有任何社会价值，从伦理学角度看，其风险受益比不可接受，该事件影响到已出生人的法律权益、健康利益及社会利益,研究的弊远大于利,违背了人体试验最重要、最核心的伦理原则:未将研究参与者的安全、健康和权益放在首位。贺某的行为不仅严重违背了伦理道德和科研诚信,也严重违反了国家有关规定,在国内外造成恶劣影响。事发后,法院根据被告人贺某的犯罪事实、性质、情节和对社会的危害程度,依法判处其有期徒刑三年,并处罚金人民币三百万元。

## 【知识卡片】

### 人体试验

人体试验也称涉及人的生命科学的医学研究,一般是指以人作为研究对象所进行的科学研究,是医学研究成果从动物实验到临床应用的唯一中介,是医学实验不可缺少的必要环节。第一,由于种属的差异性,动物实验并不能完全取代人体试验,经动物实验所获得的研究成果必须经过人体试验进行最后验证,以确定其在临床中的应用价值;第二,人有不同于动物的心理活动和社会特征,人的某些特有的疾病不能用动物复制出疾病模型,这类研究就更离不开人体试验。如果取消人体试验,而把只是经过动物实验研究的药物和技术直接、广泛地应用于临床,那么就等于拿所有的患者做实验,这实际上是对广大民众的健康和生命不负责任。

医学人体试验可以得到伦理学辩护,是因为科学所追求的不仅仅是理论知识的积累,它最终会在整体上使更多的人和社会受益。人体试验以提高诊断、治疗和预防技术水平为目标,达到了解疾病的病因与发病机制,从而更好地维护与增进人类健康,促进医学发展。因此,人体试验不仅是必然的、必要的,而且可以得到伦理的辩护和支持。

## 【同步训练】

### 一、名词解释

1.伦理审查　　　　2.知情同意

### 二、填空题

1.伦理审查委员会对涉及人的生命科学和医学研究项目做出以下审查决定:
(　　　　)、(　　　　)、(　　　　)、(　　　　)、(　　　　)、(　　　　)。

2.动物实验的"4R"伦理原则是(　　)、(　　)、(　　)和(　　)。

### 三、单项选择题

1.医学科研伦理审查的四大原则是　　　　　　　　　　　　　　　(　　　)

A.保护研究参与者、尊重研究者、公正、接受监督

B.保护研究参与者、尊重研究参与者、公正、接受监督

C.保护研究者、尊重研究参与者、公正、接受监督

D. 保护研究者、尊重研究者、公正、接受监督

**四、多项选择题**

1. 以下哪些项目符合涉及人的生命科学和医学研究？　　　　　　　　　（　　）

A. 收集既往诊疗患者的检验结果进行分析研究

B. 新技术研发后需要在人体上进行实验性研究的项目

C. 课题立项内容是针对疾病的病因和发病机制、预防的研究

D. 对人的心理现象进行研究的项目

2. 下列哪些伦理规范文件涉及人的生物医学研究？　　　　　　　　　（　　）

A.《纽伦堡法典》

B.《赫尔辛基宣言》

C.《涉及人的生物医学研究伦理审查办法》

D.《涉及人的临床研究伦理审查委员会建设指南(2023版)》

E.《涉及人的生命科学和医学研究伦理审查办法》

**五、简答题**

1. 医学科研伦理审查的尊重研究参与者原则的主要内涵是什么？

2. 医学科研伦理审查的公正原则主要体现在哪些方面？

【参考答案】

**一、名词解释：略**

**二、填空题**

1. 批准　不批准　修改后批准　修改后再审　继续研究　暂停或终止研究的决定

2. 替代　减少　优化　责任

**三、单项选择题**

1. B

**四、多项选择题**

1. ABCD　2. ABCDE

**五、简答题：略**

（余洁）

# 第十七节 医疗质量管理法规及伦理规范

**1. 知识目标** 理解医疗质量的概念,明晰医疗质量管理的核心制度。

**2. 能力目标** 能运用常用的医疗质量管理工具,理解质量环(PDCA 循环)的步骤及特点。

**3. 素质目标** 提升医疗质量及关爱生命健康意识,能在工作中持续改进医疗质量,自觉遵守医疗质量管理办法。

## 一、概述

### (一)相关概念

**1. 医疗质量** 医疗质量是指在现有医疗技术水平及能力、条件下,医疗机构及其医务人员在临床诊断及治疗过程中,按照职业道德及诊疗规范要求,给予患者医疗照顾的程度,主要包括诊断准确率、治疗有效率、患者满意度等方面。

**2. 医疗质量管理** 医疗质量管理是指按照医疗质量形成的规律和有关法律、法规要求,运用现代科学管理方法,对医疗服务要素、过程和结果进行管理与控制,以实现医疗质量系统改进、持续改进的过程。

**3. 护理质量管理** 护理质量管理是在医疗质量管理的基础上衍生出来的,是指按照护理质量形成的过程和规律,对构成护理质量的各要素进行计划、组织、协调和控制,以保证护理工作达到规定的标准和满足服务对象需要的活动过程。

**4. 医疗质量安全核心制度** 医疗质量安全核心制度是指在诊疗活动中对保障医疗质量和患者安全发挥重要的基础性作用,医疗机构及其医务人员应当严格遵守的一系列制度。根据《医疗质量管理办法》规定,医疗质量安全核心制度共18 项。

### (二)立法情况

医疗质量直接关系到人民群众的健康权益和对医疗服务的切身感受。全面加强医疗质量管理,持续改进医疗质量,保障医疗安全,是卫生健康事业改革和发展的重要内容和基础,对当前构建分级诊疗体系等改革措施的落实和医改目标的实现具有重要意义。

为进一步规范医疗服务行为,更好地维护人民群众健康权益,保障医疗质量和医疗安全,2016 年 9 月 25 日,国家卫生和计划生育委员会颁布了《医疗质量管理办法》,自 2016 年 11 月 1 日起施行;2018 年 4 月 18 日,国家卫生健康委员会颁布了《医疗质量安全核心制度要点》;2023 年 2 月 22 日,国家卫生健康委员会修订并颁布了《医疗质量控制中心管理规定》。为深入推进健康中国建设,全面提升医疗质量安全水平,保障人民群众健康权益,国家卫生健康委员会、国家中医药管理局决定联合在全国开展为期三年的全面提升医疗质量行动,于 2023 年 5 月 26 日下发《全面提升医疗质量行动计划(2023－2025 年)》,期望通过三年行动,在全医疗卫生行业进一步树立质量安全意识,完善质量安全管理体系和管理机制,巩固基础医疗质量安全管理,提升医疗质量安全管理的精细化、科学化、规范化程度。

## 二、法规精髓

### (一)医疗质量管理相关制度

**1. 建立国家医疗质量管理与控制制度**　国家卫生行政部门建立国家医疗质量管理与控制体系,完善医疗质量控制与持续改进的制度和工作机制。各级卫生行政部门组建或者指定各级、各专业医疗质量控制组织(简称质控组织),落实医疗质量管理与控制的有关工作要求。国家级各专业质控组织在国家卫生行政部门指导下,负责制订全国统一的质控指标、标准和质量管理要求,收集、分析医疗质量数据,定期发布质控信息。省级和有条件的地市级卫生行政部门组建相应级别、专业的质控组织,开展医疗质量管理与控制工作。

医疗机构应当建立本机构全员参与、覆盖临床诊疗服务全过程的医疗质量管理与控制工作制度,严格按照医疗质量管理控制工作要求,积极配合质控组织开展工作,促进医疗质量持续改进,及时、准确地报送本机构医疗质量安全相关数据信息。

**2. 建立医疗机构医疗质量管理评估制度**　将医疗质量管理情况纳入医疗机构考核指标体系,县级以上卫生行政部门可以根据当地实际情况,组织或者委托专业机构,利用信息化手段开展第三方评估工作,定期在行业内发布评估结果。医疗机构应当成立医疗质量管理专门部门或设立医疗质量管理工作小组或指定专(兼)职人员,负责本机构的医疗质量管理工作。

**3. 建立医疗机构医疗安全与风险管理制度**　医疗机构和医务人员应当主动上报医疗质量(安全)不良事件,促进信息共享和持续改进。医疗机构应当建立医疗质量(安全)不良事件信息采集、记录和报告相关制度,并作为医疗机构持续改进医疗质量的重要基础工作。

**4.建立医疗质量安全核心制度体系**　医疗机构及其医务人员在临床诊疗工作中,要严格执行18项医疗质量安全核心制度。这18项安全核心制度主要包括首诊负责制度、三级查房制度、会诊制度、分级护理制度、值班和交接班制度、疑难病例讨论制度、急危重患者抢救制度、术前讨论制度、死亡病例讨论制度、查对制度、手术安全核查制度、手术分级管理制度、新技术和新项目准入制度、危急值报告制度、病历管理制度、抗菌药物分级管理制度、临床用血审核制度、信息安全管理制度。

### (二)医疗质量管理责任主体

医疗机构是医疗质量的责任主体。医疗机构医疗质量管理实行院、科两级责任制。医疗机构主要负责人是本机构医疗质量管理的第一责任人;临床科室以及药学、护理、医技等部门(以下称业务科室)主要负责人是本科室医疗质量管理的第一责任人。医疗机构应当提高医疗安全意识,建立医疗安全与风险管理体系,完善医疗安全管理相关工作制度、应急预案和工作流程,加强医疗质量重点部门和关键环节的安全与风险管理,落实患者安全目标。医疗机构应当提高风险防范意识,建立完善相关制度,利用医疗责任保险、医疗意外保险等风险分担形式,保障医患双方合法权益;制定防范、处理医疗纠纷的预案,预防、减少医疗纠纷的发生;完善投诉管理,及时化解和妥善处理医疗纠纷。

### (三)医疗质量管理工具

医疗质量管理工具是指为实现医疗质量管理目标和持续改进所采用的措施、方法和手段,如全面质量管理(TQC)、质量环(PDCA循环)、品管圈(QCC)、疾病诊断相关组(DRGs)绩效评价、单病种管理、临床路径管理等。

2-21　医疗质量管理工具——PDCA循环

**1.质量环(PDCA循环)**

(1)PDCA循环的概念　PDCA循环(PDCA cycle)是计划(plan)、执行(do)、检查(check)、处理(action)四个阶段的循环反复过程,是一种程序化、标准化、科学化的管理方式。PDCA循环是由美国著名质量管理专家沃特·阿曼德·休哈特(Walter A. Shewhart)首先提出,后由爱德华·戴明(Edwards Deming)采纳、宣传和普及,故又称"戴明环"(Deming cycle)。PDCA循环的过程就是发现问题和解决问题的过程。这种方法作为质量管理的基本方法,广泛应用于医疗和护理领域的各项工作中。

(2)PDCA循环的步骤　每一次PDCA循环都要经过4个阶段、8个步骤,见表2-51。

表 2-51　PDCA 循环的步骤

| 阶段 | 步骤 |
|---|---|
| 计划阶段 | 第一步:分析质量现状,找出存在的质量问题<br>第二步:分析产生质量问题的原因或影响因素<br>第三步:找出影响质量的主要因素<br>第四步:针对影响质量的主要原因研究对策 |
| 实施阶段 | 第五步:按照预定的质量计划、目标、措施及分工要求付诸实际行动 |
| 检查阶段 | 第六步:根据计划要求,对实际执行情况进行检查,寻找和发现计划执行中碰到的问题并进行改进 |
| 处理阶段 | 第七步:把成果和经验纳入有关标准和规范之中,巩固已取得的成绩,防止不良结果再次发生<br>第八步:把没有解决的质量问题或新发现的质量问题转入下一个 PDCA 循环,为制订下一轮循环计划提供资料 |

原有的质量问题解决了,又会产生新的问题,问题不断产生又不断被解决,PCDA循环不停地运转,这就是质量管理不断前进的过程。

(3)PDCA 循环的特点　①系统性:PDCA 循环作为科学的工作程序,从结构看循环的 4 个阶段是一个有机的整体,缺少任何一个环节都不可能取得预期效果。②关联性:PDCA 循环各个循环彼此关联,相互作用。护理质量管理是医院质量管理循环中的一个子循环,与医疗、医技、行政、后勤等部门质量管理子循环共同组成医院质量管理大循环。而各护理单元又是护理质量管理体系中的子循环。整个医院运转的绩效,取决于各部门、各环节的工作质量,而各部门、各环节必须围绕医院的方针目标协调行动。因此,大循环是小循环的依据,小循环是大循环的基础。通过 PDCA 循环把医院的各项工作有机地组织起来,达到彼此促进、持续提高的目的(图 2-3)。③递进性:PDCA 循环作为一个持续改进模型,从结果看是阶梯式上升的。每次循环,都要有新的目标,都能解决一些问题,就会使质量提高一步,接着又制订新的计划,开始在较高基础上的新循环。这种阶梯式的逐步提高,使管理工作从前一个水平上升到更高一个水平(图 2-4)。

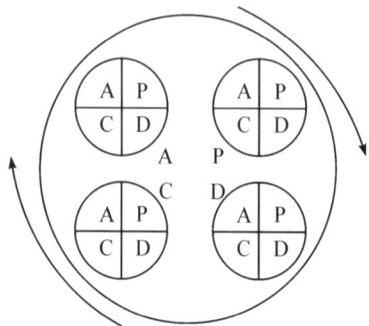

图 2-3　PDCA 循环关联性示意

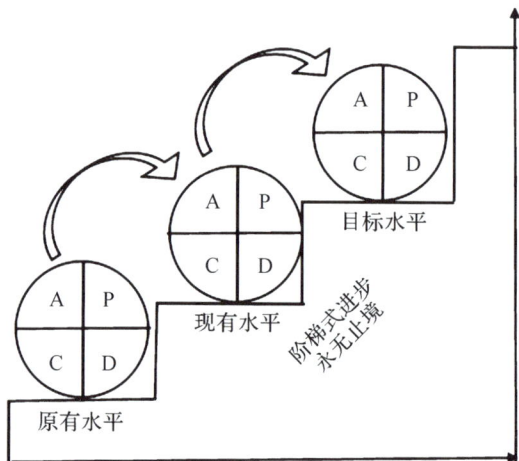

图 2-4　PDCA 循环递进性示意

**2. 临床路径**

(1)临床路径概念 临床路径(clinical pathway)是由临床医师、护士及支持临床医疗服务的各专业技术人员共同合作为服务对象制定的标准化诊疗护理工作模式,同时也是一种新的医疗护理质量管理法。

(2)临床路径与护理 临床护理路径是针对特定的群体,以时间为横轴,以各理想护理措施为纵轴的日程计划表,是有预见性地进行工作的依据。护理在临床路径中的作用与地位是不容忽视的。护士是执行临床路径团队的核心成员之一,在临床路径管理模式下,医护关系发生了根本的变化,由从属配合关系变为平等合作关系;护理活动也是临床路径活动的重要内容。在执行临床路径过程中,护理活动可归纳为监测评估、检验、给药、治疗、活动、饮食、排泄护理、护理照顾、护理指导、出院计划、评价等项目(图2-5)。临床路径的实施有助于规范医疗护理行为,减少变异,降低成本,提高服务质量。

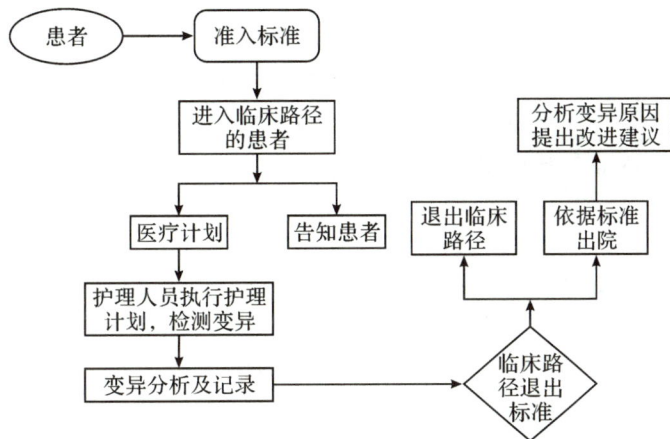

图 2-5 临床路径实施流程

**3. "品管圈"活动** "品管圈"(quality control circle)活动是指由同一工作现场内、工作性质相类似的基层人员组成工作小组,在自我和相互启发下,活用各种质量控制(quality control,QC)手法,全员参与,对自己的工作现场不断进行维持与改善的活动。"品管圈"是全面质量管理的重要工具,强调自我启发,相互启发;强调自我检讨,自主管理,解决自己工作现场的问题;中层以上干部扮演支持、鼓励、关心、辅导等角色;强调全员参与,共同讨论,集思广益的效果。"品管圈"活动的重要精神是尊重人性,共同制作,集思广益,全面开发全员的脑力资源,鼓励成员多动脑,多提出改善意见,营造愉快的工作环境。

**(四)法律责任**

1. 医疗机构开展诊疗活动超出登记范围、使用非卫生技术人员从事诊疗工作、违规开展禁止或者限制临床应用的医疗技术、使用不合格或者未经批准的药品、医疗器械、耗材等开展诊疗活动的,由县级以上卫生行政部门依据国家有关法律法规进行处理。

2.医疗机构有下列情形之一的,由县级以上卫生行政部门责令限期改正;逾期不改的,给予警告,并处三万元以下罚款;对公立医疗机构负有责任的主管人员和其他直接责任人员,依法给予处分:①未建立医疗质量管理部门或者未指定专(兼)职人员负责医疗质量管理工作的;②未建立医疗质量管理相关规章制度的;③医疗质量管理制度不落实或者落实不到位,导致医疗质量管理混乱的;④发生重大医疗质量安全事件隐匿不报的;⑤未按照规定报送医疗质量安全相关信息的;⑥其他违反《医疗质量管理办法》规定的行为。

3.医疗机构执业的医师、护士在执业活动中,有下列行为之一的,由县级以上卫生行政部门依据《执业医师法》《护士条例》等有关法律法规的规定进行处理;构成犯罪的,依法追究刑事责任:①违反卫生法律、法规、规章制度或者技术操作规范,造成严重后果的;②由于不负责任延误急危患者抢救和诊治,造成严重后果的;③未经亲自诊查,出具检查结果和相关医学文书的;④泄露患者隐私,造成严重后果的;⑤开展医疗活动未遵守知情同意原则的;⑥违规开展禁止或者限制临床应用的医疗技术、不合格或者未经批准的药品、医疗器械、耗材等开展诊疗活动的;⑦其他违反《医疗质量管理办法》规定的行为。其他卫生技术人员违反规定的,根据有关法律、法规的规定予以处理。

## 三、伦理规范精髓

(1)医疗机构应当加强医务人员职业道德教育,发扬救死扶伤的人道主义精神,坚持"以患者为中心",尊重患者权利,履行防病治病、救死扶伤、保护人民健康的神圣职责。

(2)医务人员应当恪守职业道德,认真遵守医疗质量管理相关法律法规、规范、标准和医疗机构医疗质量管理制度的规定,规范临床诊疗行为,保障医疗质量和医疗安全。

(3)医疗机构及其医务人员应当遵循临床诊疗指南、临床技术操作规范、行业标准和临床路径等有关要求开展诊疗工作,严格遵守医疗护理质量安全核心制度,做到合理检查、合理用药、合理治疗。

(4)医疗机构应当加强医疗护理质量管理,完善并实施医疗护理相关工作制度、技术规范和医疗护理指南;加强医务人员队伍建设,创新管理方法,持续改善医疗护理质量。

(5)医疗机构应当加强药学部门建设和药事质量管理,提升临床药学服务能力,推行临床药师制,发挥药师在处方审核、处方点评、药学监护等合理用药管理方面的作用。临床诊断、预防和治疗疾病用药应当遵循安全、有效、经济的合理用药原则,尊重患者对药品使用的知情权。

（6）医疗机构应当加强医院感染管理，严格执行消毒隔离、手卫生、抗菌药物合理使用和医院感染监测等规定，建立医院感染的风险监测、预警以及多部门协同干预机制，开展医院感染防控知识的培训和教育，严格执行医院感染暴发报告制度。

（7）医疗机构应当加强病历质量管理，建立并实施病历质量管理制度，保障病历书写客观、真实、准确、及时、完整、规范。

（8）医疗机构及其医务人员开展诊疗活动，应当遵循患者知情同意原则，尊重患者的自主选择权和隐私权，并对患者的隐私保密。

## 四、执业考试提示

执业考试重点关注以下内容：

（1）医疗质量的概念和医疗质量管理的重点制度。

（2）医疗机构医疗质量管理实行院、科两级责任制。医疗机构主要负责人是本机构医疗质量管理的第一责任人；临床科室以及药学、护理、医技等部门主要负责人是本科室医疗质量管理的第一责任人。

（3）医疗质量管理常用工具的内涵及特点。

## 【案例分析】

【资料】2021年12月13日20:30，某医院普通外科21床患者李某呼叫值班护士为其更换腹腔冲洗液，值班护士魏某随即予以处理，20:50护士魏某巡视病房至21床患者李某处，发现李某表情痛苦，强迫体位，检查发现腹腔冲洗管路连接的是250毫升脂肪乳液，立即停止冲洗，更换冲洗液体并报告值班医生和护士长，作进一步处理。事后调查发现有70毫升脂肪乳液被输入腹腔导致腹膜炎。经科室积极救治，10天后患者痊愈出院。据调查，该科编制床位35张，实际展开床位48张，护士12人，主要收治胃肠疾病患者，其中晚期癌症患者占50%，以高龄患者为主。2021年12月13日当日手术8台，其中大手术6台，当晚值班护士1名，实习护生1名，治疗护理工作繁重。晚值班护士魏某当日早晨下大夜班后，立即回家陪伴病重祖母，一直未休息，当晚接班不久后又得知祖母病故，此时魏某没有向护士长报告此情况而继续坚持值班。此外，该患者的腹腔引流管、股静脉置管管道标识已模糊不清，病房加床多，输液架少，故将静脉用液体和腹腔冲洗用液体同挂于一输液架上。

结合本节所学理论，你认为出现这起质量缺陷的原因有哪些？应该如何处理？

【分析】分析护理规章制度是否健全？是否执行到位？综合所学理论，找出相关的护理质量管理方法，如PDCA循环法，帮助护士、护士长正确解决护理质量管理问题以杜绝再发生类似质量缺陷。

## 【知识卡片】

### JCI 认证

JCI(Joint Commission International)是联合委员会国际部的简称,创建于 1998 年,是美国医疗机构认证联合委员会(Joint Commission on Accreditation of Healthcare Organization,JCAHO)的国际部,也是世界卫生组织(World Health Organization,WHO)认可的全球评估医院质量的权威评审机构。JCI 认证是一种医院质量管理和改进的有效手段,属于国际医院质量评审方法。JCI 标准的最大特点是以满足服务对象的全方位合理需求作为主要的依据,其理念是最大限度地实现医疗服务"以患者为中心",并建立相应的政策、制度和流程以鼓励持续不断的质量改进,规范医院管理,为患者提供周到、优质的服务。

中国拥有世界上最大的医疗服务体系,在医院评审方面也进行了卓有成效的探索。20 世纪 80 年代末至 90 年代末,在全国范围内普遍开展的医院分级管理与医院评审工作,就是在总结我国三级医疗网和文明医院建设经验的基础上,借鉴国外医院评审经验建立起来的中国医院评审制度。2002 年,中国同美国医疗机构认证联合委员会(JCAHO)领导人就中国翻译出版《联合委员会国际部医院评审标准》(第二版)中文版达成共识。2003 年 9 月,由中华医院管理学会组织翻译的《联合委员会国际部医院评审标准》(第二版)正式出版。同时,卫生部委托中华医院管理学会修订了我国医院评审标准,并在北京四家三级医院进行了医院评审试点。2005 年,卫生部结合我国通过 JCI 评审认证医院的成功经验,与中国医院评审实践相结合,以"医院管理年"为契机颁布《医院管理评价指南(试行)》,成为医院评审标准的雏形。2011 年颁布的《三级综合医院评审标准(2011 年版)》的特点是:在制定时突出以患者需求为导向,更加关注患者就医的感受,以"质量、安全、服务、管理、绩效"为重点,监测指标是以过程(核心)质量指标与结果质量指标并重的模式展现。

JCI 标准的管理模式强调以患者为中心,它的意义不仅是提供一套医院服务质量管理标准,更是协助医院进行科学管理,只要医院按照标准进行管理及持续改进,对医院的各项工作都将有很好的提升作用。医疗机构必须建立连续监测患者安全的系统,以构建零风险的就医环境为最终目标。根据 JCI 提供的方法,以满足患者安全需求为出发点,建立患者安全监测指标及意外事件报告程序,对医疗服务细节的安全进行评估,可有效地防止不良事件的发生。

## 【同步训练】

### 一、名词解释

1.医疗质量管理　　　　2.PDCA 循环

**二、填空题**

1. 医疗质量管理常用的工具有（　　　　　）、（　　　　　）、（　　　　　）、（　　　　　）、（　　　　　）、（　　　　　）。

2. PDCA循环的特点有（　　　　　）、（　　　　　）和（　　　　　）。

**三、选择题**

1. 以下哪项不是护理质量管理的任务？　　　　　　　　　　　　　　　　（　　　）

　A. 建立质量管理体系　　　　　　　　B. 进行全面质量控制

　C. 评价与持续改进　　　　　　　　　D. 加强思想教育

2. 以下哪项不是制定护理质量标准的原则？　　　　　　　　　　　　　（　　　）

　A. 科学性　　　　　　　　　　　　　B. 实用性

　C. 创新性　　　　　　　　　　　　　D. 先进性

3. PDCA循环中的第三步是　　　　　　　　　　　　　　　　　　　　（　　　）

　A. 分析现状　　　　　　　　　　　　B. 找出主要原因

　C. 研究对策　　　　　　　　　　　　D. 分析原因

4. "品管圈"活动的主要精神是　　　　　　　　　　　　　　　　　　（　　　）

　A. 提高领导的管理能力　　　　　　　B. 开发员工的脑力资源

　C. 保证病房的整洁　　　　　　　　　D. 提高患者的满意度

5. 属于护理不良事件的是　　　　　　　　　　　　　　　　　　　　（　　　）

　①烫伤　②跌倒　③用错药　④患者丢失　⑤开错医嘱

　A. ①②③④⑤　　　　　　　　　　　　B. ②③④

　C. ①②③④　　　　　　　　　　　　　D. ①②④

**四、简答题**

1. 医疗质量安全核心制度有哪些？

**【参考答案】**

**一、名词解释**：略

**二、填空题**

1. 全面质量管理（TQC）　质量环（PDCA循环）　品管圈（QCC）　疾病诊断相关组（DRGs）绩效评价　单病种管理　临床路径管理

2. 系统性　递进性　关联性

**三、选择题**

1. D　2. C　3. B　4. B　5. C

**四、简答题**：略

（史路平）

# 第十八节　医院管理规章制度及伦理

## 学习目标

**1. 知识目标**　理解医院规章制度的重要性,明晰医院常见规章制度的核心内容。

**2. 能力目标**　熟练掌握重要的医疗和护理管理规章制度,能严格按照规章制度要求规范开展医疗和护理工作。

**3. 素质目标**　树立工作标准意识,能自觉遵守并维护医院规章制度,具有较高标准化、规范化和科学化工作能力。

## 一、概述

医院规章制度是医院管理的准则,是医疗实践活动的经验总结。医院规章制度明确了岗位职责范围,使工作程序和工作方法条理化和规范化,这对于提高工作效率、保证医疗质量、防止差错事故的发生起着重要作用。

医院规章制度包括医疗规章制度和护理规章制度,具体包括医疗安全与服务管理、医疗管理、护理管理、特殊临床科室及医技科室管理、药事管理、医院感染管理等制度。本节主要简述与医疗和护理相关的规章制度。

## 二、法规精髓

### (一)医疗规章制度

医疗卫生行政部门为加强医疗质量管理,规范医疗服务行为,保障医疗安全,实现以患者为中心的服务理念,制定了一系列医疗规章制度(表2-52～表2-56)。医疗规章制度是医疗活动执行程序的保障,是促进医院管理规范化、科学化的重要措施。

表 2-52　医疗安全报告制度

| 编号 | 具体内容 |
|---|---|
| 1 | 县级以上地方卫生行政部门(含中医药管理部门)负责本辖区内医疗质量安全信息报告管理工作 |
| 2 | 立即实施层级报告制度:科室值班人员(30分钟内)——科室主任(负责人)——相关职能部门或总值班——院长/分管副院长 |

| 编号 | 具体内容 |
|---|---|
| 3 | 院长/分管副院长必须在规定时间内向核发其《医疗机构执业许可证》的卫生行政管理部门报告：一般医疗质量安全事件应当自事件发现之日起15日内上报有关信息；重大医疗质量安全事件应当自事件发现之时起12小时内上报有关信息；特大医疗质量安全事件应当自事件发现之时起2小时内上报有关信息 |
| 4 | 报告内容：包括当事医务人员的姓名、性别、科室、专业、职务或专业技术职务任职资格；患者姓名、性别、年龄、国籍、就诊或入院时间、简要诊疗经过、目前状况；重大医疗过失行为发生的时间、经过、采取的医疗救治措施；患方的要求等 |

表 2-53　医疗风险登记制度

| 编号 | 具体要求 |
|---|---|
| 1 | 各科室医疗风险收集人（科室主任、护士长各指定1名医生和护士）将收集到的医疗风险信息及时记录在《医疗风险登记本》的"医疗风险描述栏"中 |
| 2 | 医疗风险描述应按"3C"法描述，即有原因、结果和发生的背景（时间、地点、风险发生的对象是患者还是医务人员等，例如：某月某日，某患者做CT检查时，患者未待他人搀扶即起床，从CT检查床上坠倒在地，造成股骨颈骨折） |

2-22　临床危急值处理流程

表 2-54　临床"危急值"报告流程

| 编号 | 具体流程 |
|---|---|
| 1 | 医技人员报告流程：发现"危急值"——立即报告主管医生或护士——再发送检查报告 |
| 2 | 病区报告流程：医技科室工作人员——责任（值班）护士——主管（值班）医生——对病情进行处置并记录。记录内容包括检查日期、患者姓名、就诊卡号或住院号、检查项目及结果、报告人、报告时间、处理情况等 |
| 3 | 门诊报告流程：医技科室检出"危急值"后，应立即通知患者，同时向该患者的门诊医生报告"危急值"。如联系不上患者，报告门诊部（夜间、双休日、节假日汇报总值班），并负责跟踪落实，做好相应记录。医生须将诊治措施记录在门诊病历中 |
| 4 | 体检中心报告流程：医技科室检出"危急值"后，应立即向体检中心报告。体检中心接到"危急值"报告后，需立即通知患者，并帮助患者联系合适的医生，给予该患者必要的诊治。体检中心负责跟踪落实并做好相应记录 |

表 2-55    急诊"绿色通道"管理规定

| 编号 | 具体内容 |
|---|---|
| 1 | 绿色通道服务的范围:①直接危及生命的各科室急危重疾病(如脑梗死、心肌梗死、多发伤、复合伤、各种原因引起的循环呼吸骤停、休克、昏迷、大出血、严重心律失常、急性重要脏器功能衰竭等)。②无家属陪同且需要急诊处理的患者。③无法确定身份(如智障且无陪同人员等)且需要急诊处理的患者。④突发事件,对社会影响力较大事件中的患者。⑤见义勇为的受伤者 |
| 2 | 绿色通道救治的基本要求:①以抢救生命为原则,先救治,后结算。②由接诊医生决定是否开通绿色通道。一旦开通绿色通道,即实行"二先二后"的规定(即先救治处置,后挂号交费;先入院抢救,后交费办手续)。③急诊科医生接诊"绿色通道"患者时,应根据初步的病情判断,尽快下达建立静脉通道、监测生命体征、进行各种救治措施及各种相关检查的口头或书面医嘱。急诊科护士核对后及时执行。④严格执行首诊负责制。⑤各科室值班人员应保持通信畅通,接到急诊科会诊或其他紧急请求后,必须于 10 分钟内到达急诊科或请求地点。⑥对需做各种急诊辅助检查的危重患者,必须由护理人员陪同,必要时与医师共同护送,准备必要的抢救设施和药品,边抢救、边检查。⑦对需住院、紧急手术等治疗的患者,急诊科应及时与相关科室联系,根据病情准备必要的抢救设施和药品,由护士护送或与医师共同护送,并与接收科室进行患者病情及病历资料的当面交接工作。⑧急诊药房取药窗口,接到盖有"绿色通道"专用章的医嘱单时,应在 5 分钟内完成取药工作。⑨各辅助检查科室须及时接受标本和患者。各项急诊检查项目应在 30 分钟内出具报告结果;有关科室在完成检查出具结果之后,须及时电话告知相关科室。⑩凡需多个科室协同抢救的患者,原则上由对患者生命威胁最大的疾病专科科室收治。如有争议,急诊科主任有权裁决,或由医务处(或总值班)决定。对突发公共事件(如交通事故、中毒等),有 3 名以上患者的重大抢救时,应在紧急救治的同时,立即报告医务处或总值班,启动突发公共卫生事件应急预案 |

2-23    急诊绿色
通道管理规定

表 2-56    病历保管制度

| 编号 | 内容 |
|---|---|
| 1 | 门(急)诊病历由患者负责保管,但住院时应附在住院病历后,出院时连同出院记录交患者保管。住院患者死亡后其门诊病历归入住院病历内由医院统一保管。急诊留观病案及死亡病历由病案统计科保管 |
| 2 | 患者在住院期间的住院病历由所在病区负责集中、统一保管 |
| 3 | 如病历不慎丢失,当班护士和经管医师应在第一时间内上报科室主任(或诊疗组长)、护士长,科室应于 12 小时内上报医务处和护理部,医务处和护理部在上报分管领导的同时,积极协助科室采取适当补救措施,同时对责任科室、责任人按照规定给予相应的处罚 |
| 4 | 患者出院或死亡后,病历由责任护士按规定排列装订整齐,并放置在专门的抽屉内加锁保管 |
| 5 | 经管医师在收到住院患者检查检验结果和相关资料后应在 24 小时内归入或者录入住院病历 |
| 6 | 严格病历管理,任何人不得随意涂改病历,严禁伪造、隐匿、销毁、抢夺、窃取病历 |

### (二)护理管理制度

护理管理制度是为了维护正常的护理工作秩序,保证国家各项医疗卫生政策顺利执行及各项医疗护理工作正常开展,依照法律、法规、政策制定的具有法规性与约束力的制度(表2-57～表2-62)。护理管理制度是要求护理工作者共同遵守的办事规程或行为准则,旨在保障护理安全,提高护理质量,促进患者健康。

表 2-57 医院护理管理的组织原则

| 编号 | 具体内容 |
|------|----------|
| 1 | 等级和统一指挥 |
| 2 | 专业化分工和协作 |
| 3 | 管理层次 |
| 4 | 有效管理幅度 |
| 5 | 职责与权限一致 |
| 6 | 集权与分权相结合 |
| 7 | 任务与目标一致 |
| 8 | 稳定适应 |
| 9 | 精干高效 |
| 10 | 执行与监督分设 |

表 2-58 护理抢救工作制度

| 编号 | 具体内容 |
|------|----------|
| 1 | 抢救工作在科室主任、护士长领导下进行 |
| 2 | 如遇重大抢救,护士长应及时向护理部汇报,并接受护理部的组织、调配和指导 |
| 3 | 当抢救患者的医生尚未到达时,护理人员应立即监测生命体征,严密观察病情,积极抢救。根据病情及时给氧、吸痰、建立静脉通道,必要时立即进行心肺复苏、止血等,并为进一步抢救做准备 |
| 4 | 严格执行各项规章制度。对病情变化、抢救经过、抢救用药等,要详细、及时记录和交班。口头医嘱在执行时应加以复述,抢救后请医生及时补开医嘱 |
| 5 | 护理人员必须熟练掌握各种器械、仪器的性能及使用方法 |
| 6 | 各护理单元应备有抢救车,抢救车内抢救物品、器械、药品应按医院统一规定放置,标记清楚,定位、定量放置,定人保管。检查无误后可用封条(或一次性锁)封存并签名,以保证应急时使用。启用后必须及时补充、清点、检查、封存。每月至少清查一次 |
| 7 | 做好抢救登记及抢救后的处置工作 |

表 2-59　医嘱查对制度

| 编号 | 具体内容 |
|---|---|
| 1 | 处理医嘱时,应查对医嘱是否符合规范,并在确认无误后方可执行 |
| 2 | 医嘱应班班查对。每日必须总查对医嘱一次,并有记录 |
| 3 | 护士接收医嘱打印执行单,须经两人核对无误后方可执行。对有疑问的医嘱,应查清后执行 |
| 4 | 一般情况下不得执行口头医嘱、电话医嘱。在抢救急危重症患者时,医生下达口头医嘱,执行者需复诵一遍;待医生认为无误后方可执行,保留用过的空安瓿,经两人核对后再弃去。抢救结束 6 小时内补记 |

表 2-60　各项检查及标本送检制度

| 编号 | 具体内容 |
|---|---|
| 1 | 护士根据医嘱及检查单,通知患者并告知注意事项,急危重症患者及行动不便者检查时应有人陪送,以确保患者的安全 |
| 2 | 护士应将标签贴于标本盛器上,根据化验单上的化验项目正确留取各种标本。急需检验者,应及时采集和送检标本 |
| 3 | 各项检查及化验均应有送检登记,特殊检查(超声、拍片、脑电图、CT、MRI 等)有送、收登记 |

表 2-61　压疮申报及压疮报告制度

| 编号 | 具体内容 |
|---|---|
| 1 | 患者入院时要做好皮肤评分。评分低于 18 分即要采取相应的预防措施;评分为 13～18 分的,每周或病情变化时有评估及记录;评分≤12 分的需每日评估及记录;评分≤9 分的需班班评估及记录,并于 24 小时内上报相关人员 |
| 2 | 院外(科外)带入压疮在本班内完成上报。院内发生的压疮在 24 小时内完成上报,并按要求及时填写"压疮申报表"。院内发生的压疮在填表上报的同时,护士长需及时完善电子手册中的"护理不良事件报告表" |
| 3 | 由于护理不当造成的压疮或原有压疮程度加重,未及时报告或隐瞒不报按护理质量违规记分办法做相应处理 |
| 4 | 对于压疮患者,科室要积极采取相应处理措施,密切观察皮肤变化,详细准确记录并做好交接班;遇疑难病例提交护理部组织会诊 |
| 5 | "压疮申报表"一式 2 份,一份由科室保存,一份由护理部保存 |
| 6 | 科室压疮质量管理员每月填报"压疮汇总表",科室护士长审核后于每月 5 日前上报片护士长,片护士长于每月 7 日前上报护理部 |

压疮申报流程见图 2-6。

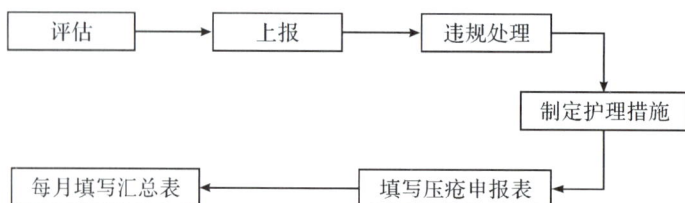

图 2-6　压疮申报流程

表 2-62 患者坠床/跌倒管理制度

| 编号 | 具体内容 |
|---|---|
| 1 | 患者入院或转入 24 小时内,由护士完成坠床/跌倒的风险评估,病情改变(意识、肢体活动改变)立即进行评估。若评分＞4 分,需采取预防措施,在患者床头设置提醒标识,向患者与家属告知并教育安全预防措施,做好护理记录 |
| 2 | 高危坠床/跌倒患者的安全预防措施:① 环境保护措施:病房内有充足的光线;地面干净、不潮湿;危险环境有警示标识;有潜在危险的障碍物要移开;② 做好高危坠床/跌倒患者的标识;③锁好病床、轮椅的轮子,确保安全;④ 睡觉时拉好护栏,离床活动时应有人陪护;⑤ 呼叫器放于患者易取位置,及时回应患者的呼叫;⑥ 避免穿大小不合适的鞋及长短不合适的裤子;⑦引导患者熟悉病房环境;⑧ 当患者头晕时,确保其在床上休息;⑨ 定时进行巡视,教会患者使用合适的助行器具;⑩ 必要时使用合适约束具,以使坠床/跌倒的可能性减至最小 |
| 3 | 如果发生坠床/跌倒事件,按坠床/跌倒的处理流程进行处理,并填写"护理不良事件呈报表",于 24 小时内上报护理部 |

患者坠床/跌倒处理流程见图 2-7。

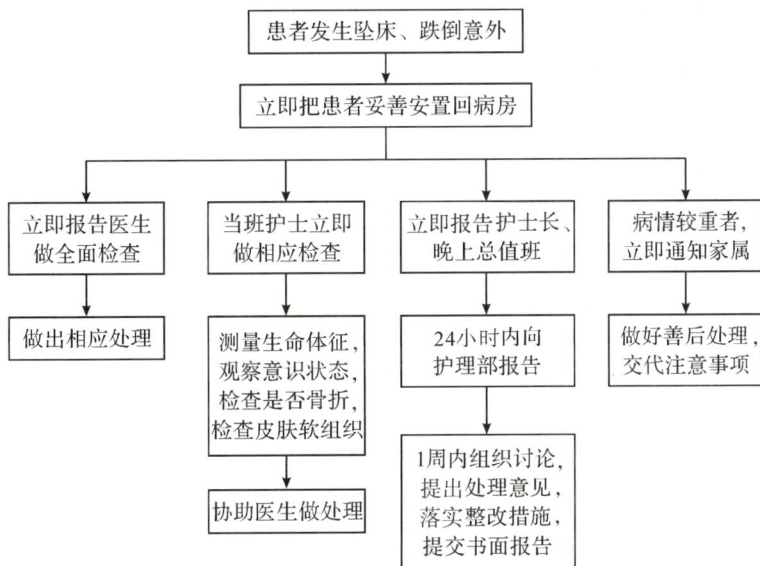

图 2-7 患者坠床/跌倒处理流程

## 三、伦理规范精髓

伦理协商是有效解决医学伦理难题、达成决策共识的重要方式。在医疗实践中,如果遇到重大伦理疑难问题,或者医患之间、患者与其家属之间具有严重的价值观不一致的情况,医师应当善于与患方进行伦理协商,通过充分沟通,逐步达成决策共识。

**1. 履行充分告知义务,尊重患者的自主权** 医师要尊重患者的自主选择权,为患者的知情同意提供充分的条件,例如向患者详细解释病情、告诉患者治疗或不治疗会出现的情况、告诉患者各种可能的解决方案、提出医方认为最佳的解决方案、告诉患者解决方案的注意事项等。通过充分沟通、告知患者相关信息,争取医患双方形成共识。

**2. 正确对待患者及其家属的拒绝** 一般情况下,医师通过患者的知情同意,能顺利执行医师提出又得到患方同意的最佳方案。但是,如果医师确定的最佳方案遭到患者拒绝,如何进行医学伦理难题决策呢?这就要求医师善于了解患方的价值观,与患方进行充分沟通,经过反复讨论努力达成一致意见,最后依据确定的方案采取行动。

具体的策略有:①患者本人和家属的意见都应考虑,这里的家属主要是指配偶、父母、子女等关系最为密切的人员。当患者具有行为能力时,如患者和家属意见无法统一的,则应尊重患者的意见;当患者不具有或丧失决策能力时,把决策权移交给其家属。②当医师的最佳方案遭到行为能力正常患者及其家属拒绝时,应设法了解拒绝的真实理由,然后有针对性地做好沟通解释工作。如果沟通失败,则应尊重患方的决定,同时做好详细和完整的病案记录。

## 四、执业考试提示

执业考试重点关注以下内容:
(1)医院规章制度的核心内容。
(2)医嘱查对制度及其内容。
(3)压疮申报制度、评估内容。

## 【案例分析】

【资料】 患者,王某,女,70岁,诊断:冠心病、心绞痛。拟行支架植入术,术前医嘱:心脏病护理常规、一级护理、病重等。然而,在住院当晚21:00左右,王某因独自上厕所,不小心跌倒,导致心室颤动,昏迷不醒。到23:00左右护士巡视病房,才发现老人意识丧失,倒在厕所里,医院迅速采取急救措施,结果抢救无效死亡。

【分析】 本事件发生原因是护士执行一级护理医嘱有疏漏,护士未按分级护理标准按时巡视,对患者安全评估不足。老年患者为跌倒高危人群,应采取相应护理措施加以防范。70岁高龄的老人未留陪伴,存在安全隐患。针对本案例,护士应该做好以下几点:对患者进行护理风险与安全的评估,并制订出相应的安全防范措施。严格执行医嘱,密切观察患者病情变化、自理能力、行为及行为趋向。训练并教会老人床上使用便器。告知患者起床如厕时使用呼叫器,不得独自如厕。对70岁以上的高龄心脏病患者留陪伴。按规定巡视病房,及时发现状况,为后续抢救赢得时间。

## 【知识卡片】

### 护理行业标准——《护理分级》制定的背景介绍

从20世纪50年代以来,国际上以患者护理需要为依据,提出了患者分类系统,根据患者每天所需要的护理时数,量化护理活动并划分护理等级,达到分析护理人力需求并以此指导护理人力资源配置的目的。在美国,根据患者病情轻重将护理分级分为Ⅰ、Ⅱ、Ⅲ、Ⅳ级。在日本,根据患者病情轻重分为 A、B、C 三度,同时根据患者的生活自由度分为 1～4 级,由 3 度 4 级组合为 12 个类别,分别为 A1～A4,B1～B4,C1～C4 等。如 1 级:禁止自己活动或自己完全不能活动,基本生活行动完全需要帮助;2 级:允许床上活动且自己有床上活动的能力等。

在我国,护理分级制度的探索最早开始于 20 世纪 80 年代,1982 年 4 月 7 日,由卫生部下发的《医院工作制度》(卫医字第 10 号)中提出,患者入院后应根据病情决定护理分级(包括特级护理、一级护理、二级护理和三级护理四个级别),并对每个级别的护理内容做了明确规定。该护理分级存在的问题是:划分依据不够充分,护理级别的划分不能只考虑患者病情的轻重,还应考虑患者的自理程度、需要护士照顾的程度等因素,"以患者为中心"的整体护理模式下,仅以病情为依据确定护理级别显得不够全面;得到护理照顾的患者,收费标准不一致,护理服务的劳动价值体现不足;不能很好地指导临床对护理人力资源进行合理配置。

2013 年 11 月 14 日,由护理专业委员会制定的《护理分级》标准由国家卫生和计划生育委员会发布,并于 2014 年 5 月 1 日开始实施。该《护理分级》标准规定了住院患者护理分级的方法、依据和实施要求,具体是指患者在住院期间,医护人员根据患者病情和(或)自理能力进行评定而确定护理级别;将患者病情和(或)自理能力共同作为判断患者护理级别的依据,补充了患者自理能力分级的技术标准,用测量日常生活活动能力(ALD)的 Barthel 指数得分,确定自理能力等级;重点强调了临床护士应根据患者不同的护理级别提供相应的护理服务;同时,临床医护人员还应根据患者的病情和自理能力的变化动态调整护理分级。该护理分级标准的实施对保障患者的安全、护士岗位的科学管理、丰富优质护理内涵都具有重要的意义。

## 【同步训练】

### 一、填空题

1.医疗风险描述应按"3C"法描述,即有( )、( )、( )。

2.压疮评分低于( )即要采取相应的预防措施:评分为( ),每周或病情变化时有评估及记录;评分( )的需每日评估及记录;评分( )的需班班评估及记录,并于 24 小时内上报相关人员。

3.一旦开通"绿色通道",即实行"二先二后"的规定,即( )、( )、( )、( )。

### 二、选择题

1.急诊"绿色通道"服务范围不包括 ( )

A.心肌梗死患者　　　　　　　　B.无家属陪同且需要急诊处理的患者

C.弱智者需要急诊处理的患者　　　　　　D.孕足月待产且胎位不正者。

2.急诊药房取药窗口,接到盖有"绿色通道"专用章的医嘱单时,应在多长时间内完成取药工作?　　　　　　　　　　　　　　　　　　　　　　（　　）

A.5 分钟　　　　　　B.10 分钟　　　　　　C.15 分钟　　　　　　D.20 分钟

3.各科室值班人员应保持通信畅通,接到急诊科急会诊或其他紧急请求后,必须在多长时间内到达急诊科或请求地点?　　　　　　　　　　　　　　（　　）

A.5 分钟　　　　　　B.10 分钟　　　　　　C.15 分钟　　　　　　D.20 分钟

4.患者新入院或转入的患者,护士需及时完成坠床/跌倒的风险评估,其完成时间为　　　　　　　　　　　　　　　　　　　　　　　　　　　　　　（　　）

A.6 小时内　　　　　B.24 小时内　　　　　C.12 小时内　　　　　D.48 小时内

5.如病历不慎丢失,护士长、科室应上报医务处和护理部,其上报时间为　（　　）

A.6 小时内　　　　　B.24 小时内　　　　　C.12 小时内　　　　　D.48 小时内

6.各辅助检查科室接到"绿色通道"检查时,须及时接受标本和患者,各项急诊检查项目应在多长时间内出具报告结果?　　　　　　　　　　　　　　（　　）

A.15 分钟　　　　　B.10 分钟　　　　　C.20 分钟　　　　　D.30 分钟

【参考答案】

一、填空题

1.原因　结果　发生的背景

2.18 分　13～18 分　≤12 分　≤9 分

3.先救治处置　后挂号交费　先入院抢救　后交费办手续

二、选择题

1.D　2.A　3.B　4.B　5.C　6.D

（史路平）

# 附录

## 附录1 专业教学内容课程设计

| 模块 | 项目 | 主要任务 | 学时 | 知识与技能 | 过程与方法 | 情感、态度与价值观 |
| --- | --- | --- | --- | --- | --- | --- |
| 医学伦理与法规基础 | 医学伦理学概述 | 医学伦理学基础知识 | 2 | 理解医学伦理学概念和基本原则，明晰医学伦理学的研究对象和研究内容，能运用医学伦理学知识指导医药卫生实践 | 观看抗击疫情的宣传视频，分小组讨论交流医务工作者的职责与使命，激发学生学习兴趣 | 提升对医学伦理及卫生法规的整体认知，提高岗位法律意识及职业责任感，增强自觉维护生命健康、关爱患者的意识 |
| | 卫生法学概述 | 卫生法学基础知识 | 2 | 理解卫生法特征和作用、卫生法律关系、卫生法律责任、卫生行政救济等概念，明晰卫生法律关系构成要素、卫生法律责任种类、卫生行政救济方式，能运用卫生法知识指导医药卫生实践 | | |
| 医药卫生人员执业活动相关法规及伦理规范 | 医疗机构管理法规及伦理规范 | 医疗机构管理法规及伦理精髓 | 1 | 理解医疗机构的概念，明晰医疗机构的执业规则和伦理要求，能规范开展执业活动 | 通过案例分析、小组讨论交流等学习方法，强化依法执业的规范意识 | 树立依法执业的规范意识，自觉遵守医疗机构的执业规则及伦理要求 |
| | 医师执业法规及伦理规范 | 医师法及伦理精髓 | 2 | 理解医师的概念、权利、义务和执业规则，明晰医师资格考试、执业注册、考核培训等具体要求，能规范开展诊疗活动 | 通过介绍中国人均寿命的提高、医师队伍的壮大、医疗水平的提高，展示改革开放的伟大成就，提升责任感和使命感 | 自觉遵守医师法，具备依法开展医疗活动的法律及伦理意识，能在诊疗活动中关心关爱患者 |
| | 护士管理法规及伦理规范 | 护士条例及伦理精髓 | 2 | 理解护士的权利、义务和执业规则，明晰护士资格考试、执业注册等具体要求，能规范开展护理活动 | 小组讨论南丁格尔故事，学习南丁格尔精神，讨论护士的权利与义务 | 自觉遵守护士条例，关爱生命与健康，具备开展护理活动的法律及伦理意识 |
| | 药品管理法规及伦理规范 | 药品管理法及伦理精髓 | 2 | 理解新药、处方药等概念，明晰药品的管理监督及法律责任，能指导公众合理选择药品 | 通过介绍屠呦呦研制青蒿素案例，组织小组讨论，培养民族自豪感和荣誉感；选择“假疫苗”等社会热点问题开展讨论，增强诚信意识 | 学习药品管理知识，感悟诚信做人的道德底线；遵守执业标准和业务规范，养成良好的法治观念、药师职业伦理道德与行为准则 |

续表

| 模块 | 项目 | 主要任务 | 学时 | 知识与技能 | 过程与方法 | 情感、态度与价值观 |
|---|---|---|---|---|---|---|
| 卫生执业活动相关法规及伦理规范<br>医药人员相关法规及伦理规范 | 医疗事故处理法规及伦理规范 | 医疗事故处理条例及伦理精髓 | 2 | 理解医疗事故、医疗纠纷的概念,明晰医疗事故的构成要件和分级,具备医疗事故的预防和处置能力 | 通过案例分析,说明医疗事故对患者的危害;通过小组讨论交流,锻炼自主探究的学习能力 | 关爱生命、关爱服务对象,增强医疗护理责任及规范意识;爱岗敬业,提升依法处置医疗事故的能力 |
| | 医疗损害责任法规及伦理规范 | 医疗损害责任及伦理要求 | 2 | 理解医疗损害责任的概念和归责原则,明晰医疗损害责任的类型及医务人员的权利、义务,能合理分析认定医疗损害责任 | 讲述"激素过用"案例,开展小组讨论,加强对医疗安全重要性的认识 | 树立关爱患者、关爱生命、维护健康的强烈意识,能在医疗行为过程中有意识地保护患者,减少医疗损害 |
| | 人口与计划生育法规及伦理规范 | 人口与计划生育法及伦理规范 | 1 | 理解生育调节、三孩政策等概念,明晰生育的权利和义务,会进行计划生育服务和指导 | 讲述三孩政策,说明人口对国家发展的重要性;以任务驱动教学,通过集体讨论、小组互助竞赛,激发学习兴趣 | 树立爱国、关爱健康的情感,具有依法开展计划生育服务的意识 |
| | 母婴保健法规及伦理规范 | 母婴保健法规及伦理规范 | 1~2 | 理解母婴保健、产前诊断等概念,明晰婚前保健、孕产期保健等要求,能独立开展相关服务和指导 | 通过创设情境、角色扮演等过程学习,增强学以致用和沟通交流的能力,培养学生依法开展母婴保健活动的职业素养 | 准确理解母婴保健服务的伦理要求,能在母婴保健活动中关心关爱孕产妇、新生儿和婴儿 |
| | 献血法规及伦理规范 | 献血法及伦理精髓 | 1 | 理解无偿献血制度、输血等概念,明晰无偿献血制度及血液制品管理要求,能对无偿献血进行科学宣教和指导,能按照规定采供血液及血液制品 | 通过案例分析,小组讨论式学习及线上线下混合式学习,锻炼自主探究的学习能力 | 介绍献血对患者的贡献,增强社会责任感;培育依法采供血液及血液制品的法律意识,能在临床采血用血中体现关爱患者的人文素养 |
| | 红十字会法规及伦理规范 | 红十字会法及伦理精髓 | 1 | 明晰红十字会组织的职责及伦理要求,理解红十字会标志的作用,能主动参与红十字救助行动 | 通过案例分析,小组讨论式学习,培养学生参与或组织红十字会救助活动的意识和能力 | 介绍红十字会的公益性,培养学生参加红十字会救助活动的法律意识及伦理规范,提升救死扶伤和人道主义的职业素养 |
| | 精神卫生法规及伦理规范 | 精神卫生法及伦理规范 | 1 | 理解精神卫生的概念、患者权利、告知内容,明晰精神障碍的诊断要求、住院治疗原则,能按照要求规范开展治疗和护理 | 讲述"临床典型"案例对患者的巨大伤害,开展小组讨论,正确理解精神卫生工作要求和规范 | 培养法律意识和规范意识,尊重、理解、关心关爱精神障碍患者 |

| 模块 | 项目 | 任务 | 学时 | 知识与技能 | 过程与方法 | 情感、态度与价值观 |
|---|---|---|---|---|---|---|
| 医药卫生人员执业活动相关法规及伦理规范 | 突发公共卫生事件应急处理法规及伦理规范 | 突发公共卫生事件应急处理条例及伦理规范 | 1～2 | 理解突发公共卫生事件的概念和特征,明晰突发公共卫生事件应急处理的伦理要求和法律责任,会进行突发公共卫生事件应急处理 | 以某城市抗击新型冠状病毒肺炎疫情实例为题材,开展小组讨论,提高对突发公共卫生事件的应对和处理能力 | 树立危机意识,培养学生应急处理突发公共卫生事件的法律素养和伦理意识,会在处理突发公共卫生事件中正确保障公民权利 |
| | 传染病防治法规及伦理规范 | 传染病防治法规及伦理规范 | 1～2 | 理解传染病防治工作的基本要求和报告程序,明晰传染病防治的适用范围和法律责任,能规范开展传染病防治工作 | 讲述艾滋病患者的故事,说明其传染性和危害性;通过案例讨论,学习宣传中国的成功防控模式 | 树立关爱生命、维护健康的意识,自觉遵守传染性防治法和艾滋病防治条例 |
| | 食品安全法规及伦理规范 | 食品安全法及伦理规范 | 1 | 理解食品安全、食品安全标准的概念,明晰食品安全的法律遵循和伦理要求,能指导公众合理选择安全食品 | 讲述"大头娃娃"案例,组织小组讨论,强化对食品安全重要性的认识 | 树立正确的食品安全观,注重日常的膳食营养平衡,能合理选择安全食品 |
| | 医疗废物管理法规及伦理规范 | 医疗废物管理条例及伦理规范 | 1～2 | 理解医疗废物的概念及分类,明晰医疗废物管理与处置的法律责任和伦理要求,能按规定进行医疗废物的集中处置 | 以新型冠状病毒肺炎的传染性和传播途径为例,说明医疗废物规范处置的要求和注意事项,培养综合应用能力 | 树立危机意识和环境保护意识,增强依法处理医疗废物的法律意识和职业素养 |
| | 医学科研法规及伦理规范 | 医学科研的伦理审查及规范 | 2 | 明晰医学科研伦理审查的宗旨、原则和重点,理解医学科研的伦理要求,能合理合规开展医学科研 | 展示"首例免疫艾滋病基因编辑婴儿"案例,结合科研工作的伦理要求开展讨论,帮助学生理解开展医学科研伦理审查的意义 | 强化以人为本理念,自觉遵守医学研究的伦理要求,加强科研诚信建设 |
| | 医疗质量管理法规及伦理规范 | 医疗质量管理要求及伦理 | 1～2 | 理解医疗质量概念,明晰医疗质量管理的核心制度,会运用常用的医疗质量管理工具 | 以新型冠状病毒肺炎的多次传染为例,说明医疗质量管理的重要性 | 坚持生命健康至上,能在工作中持续改进医疗质量,自觉遵守医疗质量管理办法 |
| | 医院管理规章制度及伦理 | 医院管理规章制度及伦理 | 1～2 | 理解医院规章制度的重要性,明晰医院规章制度的核心内容,能严格按照规章制度要求规范开展医疗护理工作 | 以某医院规章制度为例,分析说明健全完备的规章制度是医院健康发展的保障 | 自觉遵守并维护医院规章制度,努力提高标准化、规范化和科学化工作能力 |

备注:由于医药卫生行业对医药卫生人才培养目标总体要求有一定共性,但各专业培养方向及执业范围有一些差异,所以各专业需要根据专业特点选用具体教学内容。

# 附录 2  专业教学内容选用方案

| 教学内容 | 教学时数 | 高职高专护理大类 | 高职高专药学大类 | 高职高专医学大类 | 高职高专其他类 | 中职护理类 |
|---|---|---|---|---|---|---|
| 医学伦理与法规基础 | 4 | √ | √ | √ | √ | √ |
| 医疗机构管理法规及伦理规范 | 1 | √ | √ | √ | √ | √ |
| 医师执业法规及伦理规范 | 2 | | | √ | √ | |
| 护士管理法规及伦理规范 | 2 | √ | | | | √ |
| 药品管理法规及伦理规范 | 2 | √ | √ | √ | √ | √ |
| 医疗事故处理法规及伦理规范 | 2 | √ | √ | √ | √ | √ |
| 医疗损害责任法规及伦理规范 | 2 | √ | √ | √ | √ | √ |
| 人口与计划生育法规及伦理规范 | 1 | √ | √ | √ | √ | √ |
| 母婴保健法规及伦理规范 | 1～2 | √ | √ | √ | √ | √ |
| 献血法规及伦理规范 | 1 | √ | √ | √ | √ | √ |
| 红十字会法规及伦理规范 | 1 | √ | √ | √ | √ | √ |
| 精神卫生法规及伦理规范 | 1 | √ | √ | √ | √ | √ |
| 突发公共卫生事件应急处理法规及伦理规范 | 1～2 | √ | √ | √ | √ | √ |
| 传染病防治法规及伦理规范 | 1～2 | √ | √ | √ | √ | √ |
| 食品安全法规及伦理规范 | 1 | √ | √ | √ | √ | √ |
| 医疗废物管理法规及伦理规范 | 1～2 | √ | √ | √ | √ | √ |
| 医学科研法规及伦理规范 | 2 | √ | √ | √ | √ | √ |
| 医疗质量管理法规及伦理规范 | 1～2 | √ | √ | √ | √ | √ |
| 医院管理规章制度及伦理 | 1～2 | √ | √ | √ | √ | √ |
| 教学时数合计 | 28～34 | 26～32 | 24～30 | 26～32 | 26～32 | 24～30 |

备注:(1)各学校根据专业实际情况确定实施的教学总时数。(2)高职高专其他类专业包括医学影像技术、医学检验技术、医学美容技术、卫生检验与检疫技术、眼视光技术、预防医学、公共卫生管理、卫生信息管理、健康管理、医学营养、老年保健与管理等。

# 附录 3　教材 PPT 精华

| 序号 | PPT 标题及二维码 | 序号 | PPT 标题及二维码 |
|------|------------------|------|------------------|
| 1 | 医学伦理学研究内容 | 7 | 医疗事故中医护人员应该遵循的伦理要求 |
| 2 | 卫生法律关系及责任 | 8 | 医疗损害责任的构成 |
| 3 | 违反《医疗机构管理条例》的常见情形及法律责任 | 9 | 人口与计划生育法律法规 |
| 4 | 医师执业规则 | 10 | 婚前保健及孕产期保健的法律规定 |
| 5 | 护士执业注册条件及有关要求 | 11 | 临床用血的法律法规 |
| 6 | 药品管理法要义解读 | 12 | 红十字会应注意的伦理问题 |

| 序号 | PPT 标题及二维码 | 序号 | PPT 标题及二维码 |
|---|---|---|---|
| 13 | 如何保护精神障碍患者的权利 | 17 | 医疗废物的管理与处置 |
| 14 | 突发公共卫生事件的报告制度 | 18 | 涉及人的生命科学与医学研究的伦理审查 |
| 15 | 传染病防治的法律法规 | 19 | 医疗质量管理工具 |
| 16 | 食品安全法规精髓 | 20 | 护理管理制度 |

# 参考文献

蔡卫忠.最新医疗法律解读与案例精析[M].北京:中国法制出版社,2008.

丁朝刚.卫生法学案例分析[M].重庆:西南师范大学出版社,2008.

国家药品监督管理局.国家执业药师职业资格考试大纲[M].北京:中国医药科技出版社,2021.

李枞,赵明杰.医疗机构伦理的内涵、意义及挑战[J].医学与哲学,2020,41(7):1-5.

李怀珍.护理伦理与法律法规[M].北京:人民卫生出版社,2021.

李文喜,景汇泉.医学伦理学[M].北京:科学出版社,2020.

饶和平.卫生法规与护理管理[M].杭州:浙江大学出版社,2015.

石超明,何振.卫生法学[M].武汉:武汉大学出版社,2014.

王明旭,赵明杰.医学伦理学[M].北京:人民卫生出版社,2020.

张金钟,王晓燕.医学伦理学[M].北京:北京大学医学出版社,2021.

张绍异.护理伦理与法律法规[M].北京:中国医药科技出版社,2018.

中国法制出版社.中华人民共和国民法典:实用版[M].北京:中国法制出版社,2020.

中国法制出版社.中华人民共和国医药卫生法律法规全书:含全部规章及法律解释:2022年版[M].北京:中国法制出版社,2021.

周铁文.药事管理与法规[M].北京:人民卫生出版社,2018.